Sesiones
matinales
de **yoga**

dve
PUBLISHING

Sesiones matinales de **yoga**

Zack Kurland

dve
PUBLISHING

Traducción de Isabel Merino.

Diseño gráfico de la cubierta: © YES.

Fotografías de la cubierta: © Chris Cole/Getty Images; © iStockphoto.

© Editorial De Vecchi, S. A. 2019
© [2019] Confidential Concepts International Ltd., Ireland
Subsidiary company of Confidential Concepts Inc, USA
ISBN: 978-1-64461-428-0

Este libro está dedicado a Blossom,
mi fiel compañero en el yoga matutino.

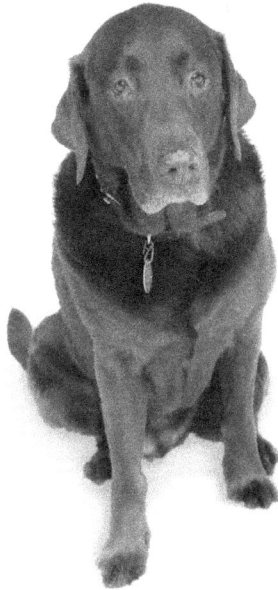

Y a mi esposa, Neena, y nuestro pequeño bebé Ravi.
Nuestra familia y vuestro amor
son la verdadera expresión de mi yoga.

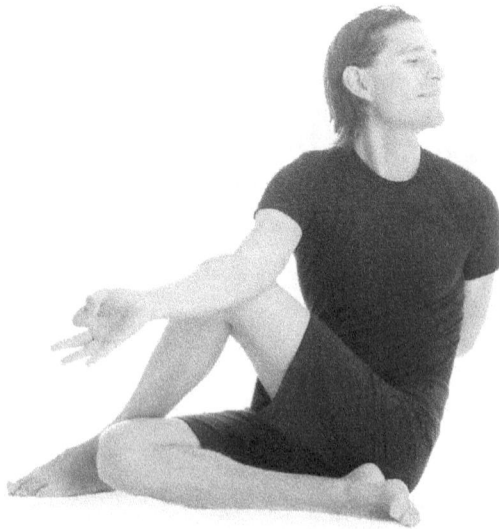

Índice

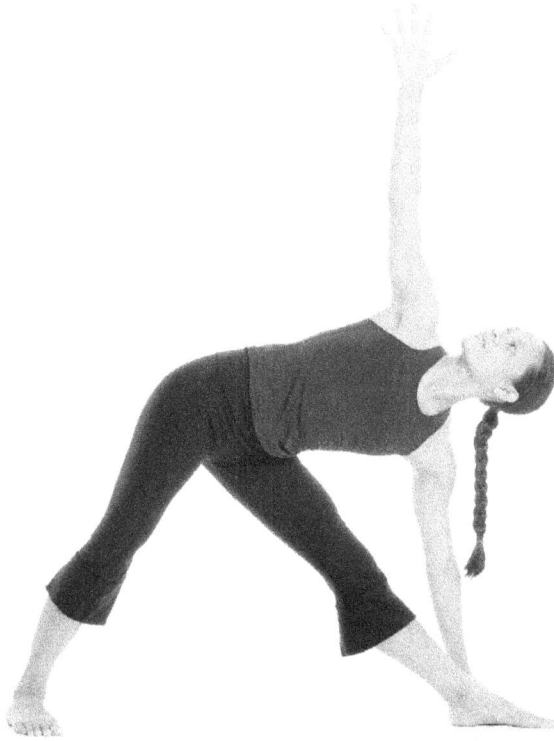

Prólogo

El día empieza en el momento en que abre los ojos y decide iniciar un compromiso con el yoga, la salud y la felicidad. Este libro es la herramienta que le ayudará en su empeño, pues el ejercicio del cuerpo mediante el yoga le aportará grandes beneficios. Este antiguo sistema fue desarrollado durante siglos por las diferentes tradiciones védicas, tántricas y budistas de la India y el Tíbet. Para estas culturas, el yoga era una herramienta que exploraba la naturaleza de la respiración, el cuerpo, la mente y el espíritu como un medio que aportaba libertad y satisfacción personal. ¿Cómo es posible que este antiguo sistema esotérico siga siendo relevante en la vida moderna?

Nuestro cuerpo es el vehículo que nos permite explorar, expresar y sentir la vida. La filosofía yóguica afirma que la salud está directamente relacionada con el nivel de felicidad y libertad. Esto significa que nuestro bienestar físico, mental y emocional incide en nuestra capacidad para crecer y prosperar en todos los aspectos de la vida. El yoga difiere de cualquier otra práctica en el hecho de que engloba todos los aspectos del bienestar. Como programa de entrenamiento nos permite incrementar la fuerza, la flexibilidad y la resistencia, pero su práctica regular también resulta beneficiosa para la salud, el equilibrio, la digestión, la densidad ósea, la capacidad de los pulmones y las funciones endocrinas. Por lo tanto, la salud física y el bienestar mental y emocional están totalmente interrelacionados. Además de incrementar nuestra fuerza, el yoga nos permite liberar estrés y tensión, pues la práctica correcta nos ayuda a procesar la toxicidad acumulada en nuestro organismo y a prevenir, o al menos minimizar, sus efectos negativos. Tanto la salud física como la mental inciden en nuestro estado de ánimo, nuestra calidad de vida y nuestra forma de relacionarnos con los demás y con el entorno.

El yoga nos proporciona las herramientas físicas que nos ayudan a establecer objetivos, concentrarnos y alcanzar nuestras metas. Además, nos aporta confianza, comprensión y compasión, tanto hacia nosotros mismos como hacia los demás. Con el tiempo, estas cualidades se manifestarán en nuestras vidas, incluso cuando no estemos ejercitándonos sobre la colchoneta. También advertiremos un cambio positivo en la calidad de nuestro trabajo, relaciones y visión del mundo.

¿Por qué debemos practicar yoga por la mañana? Porque si iniciamos el día siendo leales a nuestro objetivo de mejorar el bienestar y el desarrollo personal, tendremos más posibilidades de conseguirlo. Sin embargo, no basta con las intenciones. Para tener éxito, es imprescindible que sigamos adelante en nuestro empeño.

Cuando empecé a practicar yoga, asistía a unas clases prácticamente cada tarde, después del trabajo. Me entregué en cuerpo y alma, pero a medida que mis responsabilidades profesionales y personales fueron cambiando, me vi obligado a faltar con frecuencia a estas clases, las cuales no era capaz de recrear en casa, pues carecía de los conocimientos y las herramientas necesarios. Más adelante, tuve la suerte de conocer a un profesor que me diseñó un programa personalizado y me animó a practicar yoga cada mañana. Ahora podía ejercitarme nada más levantarme de la cama y notar sus beneficios sin tener que realizar cambios en mi jornada. Con este libro pretendo simplificar el proceso y proporcionar una base de conocimientos y herramientas útiles para practicar yoga.

La mañana constituye el mejor momento para realizar nuestros ejercicios, ya que hay menos probabilidades de que otras actividades y distracciones interfieran en nuestro compromiso con el yoga. Esta práctica le concederá la oportunidad de maximizar la renovación de su energía y optimizar su salud, su felicidad y su libertad.

El libro que tiene en sus manos es una herramienta que le permitirá reforzar sus conocimientos sobre el yoga basado en la respiración, para que pueda practicarlo en su hogar y mejorar su bienestar, su libertad y su autoconocimiento, sea cual sea su edad, entorno o estado de salud. El yoga le permitirá conocer y sentir su cuerpo plenamente y, por lo tanto, podrá redefinir las fronteras de las limitaciones percibidas a medida que experimente nuevos niveles de salud en los músculos, huesos, órganos y tejidos. El yoga, por medio de su antigua sabiduría, le proporcionará también un rico vocabulario y una perspectiva a través de la cual podrá explorar las energías sutiles y la percepción que se manifiesta y circula por el cuerpo, la mente y el espíritu. El yoga no pretende ser un camino que permita alcanzar un estado externo superior, sino una forma de experimentar la vida en plenitud, con gracia y entusiasmo. El vínculo entre la respiración y el movimiento reduce la rigidez corporal, la obstrucción de energía y la falsa percepción de existir de manera separada al universo. A medida que practique yoga, irá familiarizándose con la energía vital, o *prana*, que se recibe a través de la respiración y activa el cuerpo. Cuando maximice su habilidad para recibir el prana a través de la respiración yóguica y ejercite su cuerpo para hacerlo más fuerte y ágil, su mente se volverá más aguda y adaptable, y su espíritu se volverá más receptivo a la riqueza de sus experiencias vitales.

El capítulo 1, «Cuerpo, respiración y consciencia», presenta las directrices necesarias para iniciar la práctica yóguica. Una de ellas es crear un entorno que le permita dormir relajadamente y despertar sintiéndose fresco. El capítulo 2, «Energía matinal y disposición», le ofrece unas sencillas instrucciones que le indicarán cómo comenzar a practicar yoga y qué dieta debe seguir para incrementar sus beneficios. También aprenderá a crear un entorno físico favorable y a dirigir factores como el estilo de vida y las responsabilidades hacia la familia y las mascotas.

Los conocimientos básicos sobre respiración, movimiento, anatomía, alineación postural y energías sutiles le permitirán acceder a la práctica física que se describe en este libro y que comienza por el saludo al sol del capítulo 3, «Calentamiento». Los saludos al sol le permitirán experimentar la abundante y brillante energía del sol por sí mismo. Al ejecutarlos al inicio del día, logrará conectarse de forma inherente al poder del sol y del entorno, calentar su cuerpo e iluminar su espíritu.

Tras ejecutar el saludo al sol estará listo para profundizar en el programa de ejercicios y experimentar las diferentes series de *asanas* (posturas) y *vinyasas* (secuencias), que se han organizado según su duración: entre 15 y 20 minutos, entre 30 y 40 minutos y entre 50 y 60 minutos. Esto le permitirá practicar yoga de forma regular, y elegir una serie u otra según el tiempo del que disponga. En los capítulos 4, 5 y 6, las series van aumentando e intensificándose de forma gradual para que pueda escoger la secuencia más apropiada y avanzar a su propio ritmo según el tiempo del que disponga y su estado físico. Las series más largas incluyen *pranayamas* (técnicas de respiración) específicos, que aportan una mayor calidad al aspecto mental y a la respiración. Al prestar una atención plena a esta última, podrá acceder a las corrientes de energía que se mueven dentro de nuestro cuerpo y que están presentes en nuestra vida. Para expresar esta corriente vital interna puede realizar su práctica yóguica con el uso de los sonidos, los mantras, las visualizaciones creativas y las técnicas de meditación que se presentan en el capítulo 7, «Visualización y meditación».

El inmenso océano del yoga está bañado por abundantes tradiciones y métodos, y tanto sus profesores como sus inclinaciones personales pueden hacer que se sienta más vinculado a una corriente que a otra. Yo he optado por centrarme en los puntos que tienen todas ellas en común y en los beneficios que comportan los linajes y las tradiciones del yoga. Existen muchos caminos y cada estilo o tradición dispone de sus propios puntos fuertes, que aportan la diversidad que es la sal de la vida. Si la información que contiene este libro se contradice en algún momento con algo que le hayan enseñado, lo único que le pido es que se centre en su propia experiencia y mantenga la mente abierta para determinar y descubrir su verdad interior.

Agradecimientos

En primer lugar, deseo dar las gracias a mi esposa, Neena, por su apoyo, sus ánimos y su paciencia. Mientras estaba embarazada de nuestro hijo Ravi, sacrificó todos nuestros fines de semana para que yo pudiera escribir. Yo no sería nada sin tu amor y tu fe en mí.

Gracias a mi madre por haberme llevado a mi primera y mágica clase de yoga cuando tan sólo tenía nueve años y por haberme acercado de nuevo a esta disciplina quince años después. Dedico un agradecimiento especial a las familias Kurland y Kumar, por su amor y su vida. Siento una enorme gratitud hacia Mohinder, Kanta Devi y los Sharmas, por abrirme sus corazones y compartir su hogar con el verdadero espíritu de la India. También deseo dar las gracias a Revi por compartir su iluminación sobre los antiguos secretos ayurvédicos a través de sus manos sanadoras.

Quisiera dar las gracias también a todos mis maravillosos e increíbles estudiantes, porque me habéis concedido el privilegio de hacer realidad el sueño de compartir mi amor y mi fe por el yoga.

Gracias a Mandy Eastin, mi editora; a Bob Tabian, mi agente literario; a Martin Barnard; y al personal de Human Kinetics, por creer en mí lo suficiente para hacer realidad este proyecto. Thibaut y Jessica Fagonde expresaron su amor por el yoga a través de las fotografías de este libro; Steve Rooney y Kathy y Olof Wahlund mostraron una generosidad infinita al ceder un estudio para realizar las sesiones fotográficas; Melissa Forbes contribuyó con su hermosa pintura *yantra*; Kerry Brown y Lululemon Athletica proporcionar un bello vestuario y me hicieron sentir como una estrella de rock, y Stephanie Creaturo, Blossom Lielani y Paula Tursi dieron vida a los ejercicios que se incluyen en esta obra. Quiero agradeceros a todos vuestra contribución.

Gracias también a Liz Dreyer, Noah Hilsenrad y el personal de Learning Worlds, por diseñar mi maravillosa página web. A todos los profesores del Breathing Project, por su dedicación al yoga. A Mark Whitwell, por ser un auténtico maestro y un verdadero amigo, y a Cyndi Lee y los profesores de OM Yoga, por su comunidad y su esfuerzo por dar vida a las enseñanzas del yoga a diario. Dedico un agradecimiento especial a Michele Band, Ooi Thye Chong, Matt y Renee Goldman, Gordon McCormick, Gail Papp, Ron Rosbruch, Valerie Smaldone y Alan Stuem por su apoyo y sus ánimos. Y, por último gracias a T.K.V. y Kausthub Desikachar por compartir generosamente con el mundo las enseñanzas de T. Krishnamacharya.

1

Cuerpo, respiración y consciencia

El sol, fuente de vida, alimenta a todos los seres vivos con su energía vital. Nos levantamos cuando sale, para afrontar un nuevo día, su energía es la nuestra y, a través del yoga matinal, podemos integrarnos en sus infinitas cualidades como su calidez e iluminación. El cuerpo y la respiración nos permiten experimentar la energía del sol matinal en la piel, los músculos y los huesos. Los antiguos yoguis afirmaban que la mañana era el momento más propicio para la práctica del yoga porque las personas eran más capaces de recibir plenamente el poder del sol y la naturaleza. Esta tradición, que se ha mantenido a lo largo de los siglos, ha fomentado la práctica matinal del yoga.

Al activar la respiración y el cuerpo a través de la consciencia experimentamos el poder de nuestra conexión con el sol de la mañana, sentimos nuestros cuerpos como la manifestación del universo y percibimos la respiración como el puente que se extiende entre nosotros y nuestro entorno. Sin embargo, para disfrutar realmente de los beneficios del yoga matinal debemos disponer de un medio concreto que nos permita avanzar de forma consciente. En el próximo capítulo aprenderemos unos sencillos ejercicios que tienen como objetivo proporcionarnos las herramientas necesarias para que desarrollemos la práctica yóguica sobre una base de comprensión y adaptabilidad. Debemos aprender a explorar y a pulir la calidad de nuestra respiración a través de las técnicas específicas del yoga y, al mismo tiempo, comprender la filosofía clásica sobre la que se asientan. Esta base nos permitirá practicar asanas (ejercicios y posturas) y vinyasas (secuencias de posturas), mientras usamos la respiración como una guía que nos ayudará a iniciar nuestra rutina matinal de yoga y a avanzar en la práctica diaria con satisfacción y fortaleza.

La respiración como profesor

En el yoga suele decirse que «la respiración es vida». Realmente tiene una importancia vital y, de hecho, constituye la verdadera base de la práctica yóguica. Cuando nos centramos en la respiración podemos experimentar el yoga de forma plena y satisfactoria, sea cual sea nuestra edad o estado de salud. La naturaleza de la respiración anima a todos los seres vivos y los vincula entre sí y con el entorno; su exploración nos permite entrar en contacto con las verdades que se ocultan en nuestro interior. La respiración, inmensa como el océano, nos ayuda a superar nuestras limitaciones y a crecer de nuevas maneras a través del yoga.

Si al practicar las asanas nos centráramos únicamente en las formas físicas estándares, pronto tendríamos que enfrentarnos con las limitaciones del puedo o no puedo, bueno o malo y mejor o peor, que nos impondría el exterior. El hecho de que la respiración sea la base del yoga hace que todo el mundo pueda acceder a sus beneficios sin que se imponga un acercamiento estandarizado a las asanas y las formas físicas asociadas con esta práctica. La respiración nos permite experimentar en profundidad las posturas yóguicas y nos indica cuándo debemos descansar. A través de ella y gracias al movimiento rítmico de nuestro pecho podemos cultivar una mente serena. La vinculación de las posturas y los movimientos con la respiración garantiza una práctica segura, previene las lesiones y maximiza los beneficios terapéuticos del yoga. El desarrollo de los movimientos de una postura y el encadenamiento de las transiciones con la respiración aporta fluidez e impide que adoptemos una postura concreta antes de estar preparados para ejecutarla.

Durante años he experimentado un crecimiento constante y una expansión continuada de los límites, tanto en mi práctica personal como en la de mis estudiantes de yoga. La respiración favorece un proceso de apertura en los planos estructural, muscular y energético. Cuando nos rendimos a ella, eliminamos cualquier resistencia que pueda haber en nuestros músculos a la hora de recibir plenamente la energía matinal vigorizante en nuestra siguiente inspiración. La respiración nos permite sumergirnos a mayor profundidad en la práctica del yoga y nos hace ser más abiertos y tolerantes.

Los dos ejercicios de respiración que se describen en el siguiente apartado crean una base sólida que le ayudará a estar atento a la calidad de la respiración y a la relación de esta con el cuerpo y con algunos de los movimientos más sencillos asociados con las asanas. Estas técnicas le permitirán desarrollar una respiración sólida que se irá fortaleciendo a medida que avance en la lectura del libro. Aunque no existe ninguna forma incorrecta de respirar, para optimizar su uso debemos centrarnos en su calidad y duración; además, debemos establecer métodos yóguicos específicos que intensifiquen nuestra experiencia en los ejercicios físicos.

Respirar para la interconexión

Este ejercicio de respiración es un primer paso necesario para dominar la respiración yóguica. Con esta técnica experimentaremos a nivel celular lo que las antiguas enseñanzas conocidas como Yoga Sutra de Patanjali denominaban la *unión del yoga*. Al centrarnos en la respiración seremos capaces de sentir la unión que existe entre esta y nosotros mismos. Las frecuencias más frenéticas de la mente se disiparán y podremos comprender con mayor claridad la verdadera naturaleza de aquello que observamos como nosotros. Este sencillo ejercicio de meditación nos permitirá sentir de forma consciente la unión entre la respiración y el cuerpo como parte de una serie de ejercicios más larga.

1. Túmbese sobre la espalda, cierre los ojos y relájese. Céntrese en el movimiento rítmico de la respiración natural.
2. Empiece a alargar las inspiraciones y a intensificar las espiraciones.
3. Explore los límites de la inspiración y las profundidades de la espiración, sin hacer esfuerzos, durante seis respiraciones.
4. Añada una ligera pausa entre la inspiración y la espiración para crear una respiración en cuatro fases: inspiración, pausa; espiración, pausa. Realice doce veces más este largo y suave ejercicio de respiración.
5. Elimine las pausas entre la inspiración y la espiración, y deje que el flujo de la inspiración se una a la espiración durante seis respiraciones más.
6. Libere su respiración completamente y céntrese de nuevo en el movimiento rítmico de la respiración natural. Preste atención a cómo se siente durante este sencillo pero profundo ejercicio.

Este ejercicio constituye una manera maravillosa de experimentar la respiración en cuatro fases y descubrir su capacidad. Al hacerlo, es posible que cultive un estado mental distinto, ya que cada fase posee características únicas. Al inspirar atraemos la energía del entorno y al contener la respiración en nuestro interior podemos absorberla por completo. La espiración nos permite afirmar nuestro poder y, al mismo tiempo, liberar aquello que ya no necesitamos. Además, al contener la respiración después de espirar podemos relajarnos en el vacío. Por lo tanto, este ejercicio nos permite experimentar de forma tangible la respiración tanto física como mental y emocionalmente. Evite cualquier juicio sobre la calidad o la capacidad de su respiración y permita que esta actúe como un vehículo de cambio a medida que vaya progresando en la práctica del yoga.

Ahora que ya ha aprendido a concentrarse en la respiración y a experimentarla de forma consciente, tiene que saber cómo trabajan juntos esta y el cuerpo. El siguiente ejercicio le ayudará a unir los movimientos del cuerpo con la respiración, como segundo paso para establecer la unión inseparable entre estos y la consciencia. Más adelante, en los capítulos prácticos de este libro, examinaremos con más detalle la dinámica de las asanas mediante secuencias que han sido diseñadas para maximizar los beneficios de la práctica matinal del yoga.

Los antiguos textos yóguicos describen las asanas como posturas físicas que pueden mantenerse con un equilibrio de estabilidad (*sthira*) y tranquilidad (*sukha*). El yoga nos enseña a asegurar la estabilidad y la tranquilidad mediante el uso de la técnica de respiración que acabamos de aprender y de otras que se describen más adelante. Durante la práctica matinal del yoga debemos utilizar la respiración para mantener la interacción entre estabilidad y tranquilidad o fuerza y receptividad. Si lo practicamos de forma regular podremos experimentar los beneficios de la fuerza, la estabilidad, la receptividad y la tranquilidad en nuestro estado físico, mental, emocional y espiritual durante el resto del día.

Considero que el cuerpo refleja la naturaleza de la respiración. Durante la práctica del yoga es importante desarrollar una respiración larga y regular, carente de tensión, para poder ejecutar los movimientos de forma simultánea y establecer una relación directa que nos permita mantener un equilibrio entre estabilidad y tranquilidad. Si la asana nos somete a una gran tensión, es muy posible que la respiración se vea obstaculizada o que nos quedemos sin aliento. Si la respiración o los movimientos son demasiado rígidos, correremos el riesgo de sufrir lesiones y, por lo tanto, de inhibir nuestra capacidad de recepción y chocar con el flujo energético que recorre nuestro organismo. Si no estamos alerta, la asana será torpe y la respiración, superficial. Si esta última o el tono muscular son demasiado suaves, careceremos de la fuerza necesaria para avanzar y mantener una dirección concreta. El objetivo del yoga consiste en establecer y mantener un equilibrio entre características opuestas pero complementarias. A medida que avancemos, veremos cómo la estabilidad y la flexibilidad se manifiestan no sólo en las asanas que practicamos, sino también en nuestro estado mental, tanto en la colchoneta de yoga como fuera de ella.

El siguiente ejercicio de percepción, que se cimenta en el primero, dirige la atención hacia la unidad de la respiración y el cuerpo. Este envuelve los movimientos de forma consciente en la respiración, y refleja así su estabilidad y la facilidad con la que el aire entra y sale de nuestro organismo.

1. Túmbese sobre la espalda y extienda los brazos junto a los costados. (Véase figura 1.1*a*.)

2. Al igual que en el ejercicio anterior, empiece a alargar las inspiraciones y a intensificar las espiraciones.

3. Incorpore una pequeña pausa entre ambas para establecer una respiración en cuatro fases.

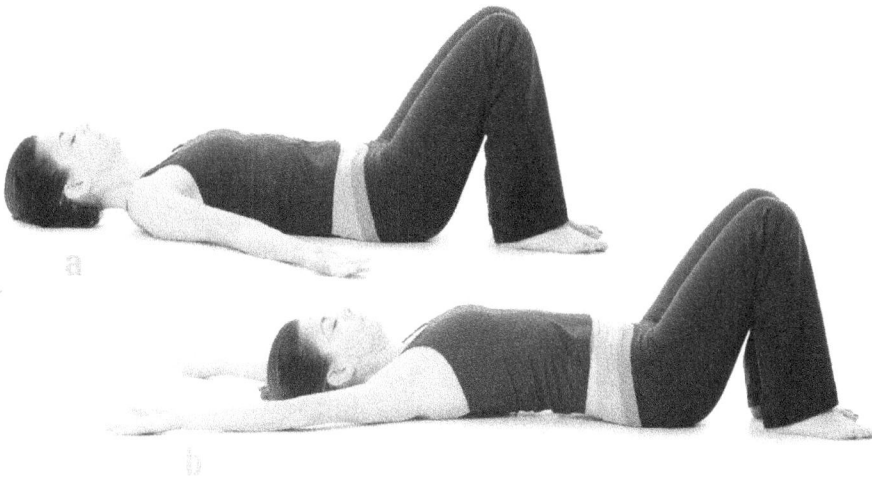

FIGURA 1.1 - Ejercicio de respiración consciente: (*a*) brazos a lo largo del cuerpo; (*b*) brazos por encima de la cabeza alineados con el cuerpo.

4. Comience una nueva inspiración e inicie el movimiento un segundo después: alce los brazos sobre la cabeza y alinéelos con el cuerpo. (Véase figura 1.1*b*.)

5. Comience la siguiente espiración e inicie el movimiento un segundo después: lleve de nuevo los brazos a los costados.

6. Continúe durante seis respiraciones e inicie el movimiento de forma consciente un segundo después de haber comenzado la respiración.

7. A medida que avance en el ejercicio, intente que la respiración sea más larga. Finalícela un segundo o dos después de haber completado los movimientos de los brazos, tanto en la inspiración como en la espiración (es posible que tenga que ajustar el ritmo de estos). Esta práctica crea una envoltura de respiración completa. Mantenga el ejercicio durante diez respiraciones más.

Con este ejercicio hemos creado una estructura en la que los movimientos del cuerpo reflejan tanto la calidad como la duración de la respiración. Más adelante, en este mismo capítulo, analizaremos otros sencillos métodos que permiten incrementar la calidad y la duración de la respiración sin esfuerzo.

Los ejercicios de percepción de la respiración que acabamos de describir proporcionan los cimientos necesarios para desarrollar esta base de estabilidad y facilidad. Uno de mis profesores de yoga solía decir: «Podéis maltratar al cuerpo, pero no podéis engañar a la respiración». Si mantenemos una percepción consciente de la calidad de la respiración para que sea larga, suave y constante, podremos transferir estas características al cuerpo tanto cuando nos movamos como cuando estemos relajados.

Cuando practicamos las asanas, solemos ejecutar varios movimientos repetitivos o dinámicos antes de adoptar una postura estática. Estos establecen la relación respiración-cuerpo y nos preparan para la expresión completa de la asana estática. De este modo, podemos pasar de una vinyasa a otra y mantener las posturas sin esfuerzo y sin riesgo de sufrir lesiones. Si iniciamos una postura cuando nuestros músculos están fríos, experimentaremos rigidez o resistencia. En cambio, si realizamos movimientos dinámicos antes de adoptar una postura estática podremos mantener la unión respiración-cuerpo y conferir mayor profundidad a nuestra práctica yóguica. Ahora que sabemos cómo coordinar la respiración y los movimientos del cuerpo, vamos a aprender a combinar esta con nuestros músculos abdominales para fomentar la fuerza y la estabilidad.

Respirar para mejorar la energía y la digestión

Uno de los beneficios que comporta la práctica matinal del yoga es que, a través de la respiración y los ejercicios físicos, podemos incidir en la cantidad de energía que tenemos al comenzar el día. Las antiguas técnicas descritas en este libro tienen un valor real en nuestro ajetreado modo de vida. Cuando respiramos profundamente y activamos el cuerpo con los movimientos y las posturas, eliminamos la pereza y convertimos la mañana en un momento especial para la práctica del ejercicio, y así procuramos una sensación renovada de placer y anticipación a nuestro despertar.

El yoga es divertido, nos hace sentir bien y nos mantiene animados y despabilados durante todo el día. Esta energía es lo que los yoguis denominan *prana,* la cual fluye por nuestro sistema y nos anima, y se recibe a través de la respiración y la comida. En mi opinión, también tomamos el prana de todo aquello que hay a nuestro alrededor, incluidas las relaciones personales y lo que vemos y oímos. Esta es la esencia de la vida, llamada *rasa* o jugo vital, y resulta necesaria para estar sanos y felices.

De momento vamos a centrarnos en cómo recibimos el prana a través del aire y la comida. La ubicación principal de esta energía son los pulmones y el sistema respiratorio. Nuestro cuerpo recibe el prana a través de la respiración y los alimentos y lo distribuye mediante el sistema circulatorio. En el yoga, el objetivo es maximizar nuestra habilidad para recibir el prana y distribuirlo por el cuerpo de la forma más efectiva posible. El aire y los alimentos que ingerimos crean residuos que deben ser eliminados del cuerpo; en el yoga, esta fuerza de eliminación se denomina *apana.*

El envejecimiento, el estilo de vida, los hábitos y la tensión acumulada pueden crear bloqueos físicos, mentales, emocionales y espirituales en nuestro sistema. Los yoguis consideraban que uno de los factores que más contribuía a dichos bloqueos era la acumulación de residuos en la región del apana del cuerpo, que se localiza principalmente alrededor del bajo vientre. En el yoga, la respiración y los ejercicios físicos proporcionan un medio increíble de liberar los residuos, las toxinas y el estrés acumulado para que podamos gozar de buena salud y recibir, distribuir y asimilar de forma efectiva el prana del aire y la comida que ingerimos. Esto nos permite experimentar los beneficios del yoga a nivel físico, mental y emocional, a través de la mejora en la respiración, la digestión, la asimilación y la eliminación.

Los antiguos yoguis afirmaban que podíamos mantener o recuperar la buena salud si disponíamos de una fuerte capacidad metabólica y digestiva. Imaginaban que esta última era como un fuego interior llamado *agni*, el cual residía principalmente en la sección media del tronco, en los órganos que contienen ácidos y bilis (estómago, hígado, páncreas y vesícula biliar) y se encargan de descomponer y procesar los alimentos y las toxinas. El agni, el fuego digestivo, se reduce con el tiempo debido a la acumulación excesiva de residuos en la región del apana. La fuerza del apana se dirige siempre hacia abajo, en la dirección de la eliminación, salvo en el caso de la respiración, que abandona el cuerpo moviéndose hacia arriba a través de la espiración. Durante este momento, la musculatura del bajo abdomen se activa y lleva los residuos acumulados en la región del apana hacia la sección media, donde reside el agni. Los yoguis consideraban que este exceso era eliminado mediante una combustión interna que aventaba nuestro fuego interno a través de la respiración y que, con el tiempo, incrementaba la fuerza de agni. A medida que la acumulación de residuos del bajo vientre se disipa, nuestro fuego interno aumenta y nos permite eliminar los residuos y absorber el prana de nuestra comida de forma más efectiva. Practicar yoga por la mañana es un método extremadamente eficaz de liberar los residuos y las toxinas acumulados durante el día anterior, lo que nos permite empezar el nuevo día sintiéndonos frescos y listos para recibir nuevos alimentos y energía.

Prestar atención a los músculos abdominales durante la espiración también concede más fuerza y estabilidad a la mitad inferior del tronco. Como resultado, los músculos de la espalda y de la parte superior del tronco no tienen que trabajar tanto y pueden relajarse, lo que nos aporta mayor movilidad y capacidad respiratoria y nos permite recibir nuestro prana de forma más efectiva a través de la respiración. El ejercicio que se presenta a continuación contribuye a incrementar el uso de la musculatura abdominal inferior, a reducir las toxinas y a mejorar el metabolismo y la digestión a través de la respiración yóguica.

1. Túmbese sobre la espalda y apoye una mano en el pecho y la otra en el bajo vientre, justo debajo del ombligo. (Véase figura 1.2.) Respire libremente, centrándose en el movimiento ascendente y descendente de su pecho.

2. Inicie la espiración en el bajo vientre y hágala más profunda, contrayendo el estómago hacia abajo (en dirección a la columna vertebral) y hacia arriba (en dirección a las costillas) y acompañando el movimiento con la mano. Complete la espiración de modo que la mano del pecho sea la última en descender.

3. Inicie la inspiración y prolónguela mediante una expansión de la respiración, mientras las costillas, la parte superior del tronco y la mano superior ascienden. Sienta cómo la presión del aire mueve el estómago hacia abajo y, como resultado, la mano inferior también se eleva.

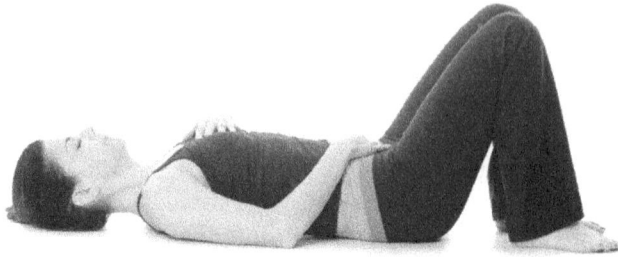

FIGURA 1.2 - Manos apoyadas en el pecho y en el bajo vientre.

4. Realice una ligera pausa entre la inspiración y la espiración, al igual que en la práctica anterior, y mantenga el ejercicio durante unas diez respiraciones.

Esta técnica de respiración, distinta a las que suelen enseñarse de forma habitual en el yoga, tiene el propósito específico de activar la musculatura de la parte inferior del tronco a través de la espiración, con el objetivo de incrementar la fuerza y la estabilidad y llevar la región del apana hacia la sección media, donde reside el agni. Las acciones musculares asociadas con la respiración se producen de forma natural y pueden mejorar la digestión, la asimilación, la capacidad respiratoria, la eliminación de residuos y el apoyo abdominal y espinal.

Ujjayi: la respiración del océano

Ahora que ha aprendido a que su respiración sea más atenta e intencional, está listo para respirar con fuerza durante los ejercicios y las posturas que se presentarán más adelante y que resultan más complejos. La técnica de la respiración yóguica que se describe a continuación utiliza el *ujjayi*, o respiración del océano, para regular esta durante una asana. Además, es un pranayama complementario que puede ejecutarse tanto antes como después de las asanas. *Pranayama* significa extender la fuerza vital a través de la extensión de la capacidad respiratoria. El ujjayi nos permite pulir la calidad y la duración de la respiración y mejorar todos los aspectos de la práctica yóguica que ya hemos tratado. Suele recibir el nombre de *respiración del océano* porque su sonido es similar al de las olas aproximándose y alejándose de la orilla. Para ejecutarla hay que contraer ligeramente la laringe o las cuerdas vocales para crear una suave constricción en la garganta. Sabrá si realiza la respiración ujjayi correctamente si emite el sonido del océano. Este método nos permite controlar la calidad del aliento a través del sonido, además del ritmo de las inspiraciones y espiraciones, al limitar el paso del aire. El ujjayi nos proporciona un apoyo adicional y necesario durante las asanas porque su uso estabiliza la musculatura de la parte superior del tronco. Suele resultar más sencillo aprender esta técnica de respiración durante la espiración, pero con el tiempo conseguirá aplicarla también a la inspiración. El sencillo ejercicio que presentamos a continuación le ayudará a dominar esta técnica.

1. Adopte una posición que le resulte cómoda, ya sea sentado o tumbado. Inspire libremente.

2. Abra la boca como si deseara empañar los cristales de unas gafas para limpiarlos. Contraiga la garganta ligeramente y espire a través de la boca, mientras emite el sonido del mar. Si esto le resulta confuso, diga «ja» en voz alta para iniciar la contracción de las cuerdas vocales y manténgala tras eliminar la vocalización. Practique este ejercicio varias veces y juegue con la contracción de la garganta y la forma de la boca hasta que sea capaz de emitir el sonido del océano.

3. En cuanto sea capaz de iniciar y mantener la contracción de la garganta, intente realizar el mismo sonido durante la inspiración, al respirar por la boca. Si no lo consigue, no se desanime, pues con la práctica será capaz de hacerlo. Mientras sigue respirando por la boca, libérese de toda la tensión innecesaria para que la respiración sea suave y constante, tanto al inspirar como al espirar.

4. Cierre la boca e intente realizar el mismo sonido en la garganta mientras respira por la nariz. Siga practicando hasta que empiece a dominar esta técnica.

Aprender la respiración ujjayi suele constituir un reto, pero con el tiempo será capaz de utilizarla de forma natural. Deseo hacer hincapié en la profundidad que confiere esta técnica a la práctica del yoga. De hecho, son muchos los que afirman que, sin ujjayi, la realización de asanas y vinyasas no forma el yoga. La inspiración ujjayi suele ser la pieza clave que nos permite recibir por completo el prana. Su práctica continuada nos ayuda a incrementar la movilidad y la duración de la respiración sin forzar el cuello ni los hombros. Además, la respiración del océano nos ofrece un punto focal en el que centrar nuestra concentración y nos aporta una paz mental meditativa. Sea consciente de esta presencia durante la práctica matinal del yoga y, en cuanto su mente empiece a divagar, centre de nuevo su atención en la respiración ujjayi. Esta le permitirá controlar la alineación postural durante la ejecución de las asanas, pues toda señal de sobreesfuerzo, tensión o pereza quedará reflejada en el flujo de la respiración. Le sugiero que realice todos los ejercicios presentados hasta ahora usando la respiración ujjayi, para sentir plenamente cómo aumenta su capacidad de concentración y experimentar la relación entre el cuerpo, la mente y la respiración.

El ujjayi pranayama también puede ser una práctica complementaria, anterior o posterior a la ejecución de las asanas, que nos permite minimizar la atención en el cuerpo durante el pranayama y explorar otras características más sutiles de la respiración durante las posturas fijas. Existen diferentes formas de usar el ujjayi pranayama para relajarse, enfocar la energía y potenciar la claridad mental. Podemos practicarlo sentados o tumbados, y contando las respiraciones o haciéndolo libremente. Además, podemos usar bandhas (véase más adelante, en este mismo capítulo) para conferir diferentes niveles de intensidad. Aunque en este libro se describen ciertas prácticas específicas que permiten complementar las asanas matinales, puede utilizar su intuición para explorar las fronteras y el paisaje interno de la respiración, además de su relación con el cuerpo, la mente y el espíritu.

Nadi sodhana: la respiración nasal alterna

Otro pranayama que resulta útil para el equilibrio, la claridad y la paz mental es el nadi sodhana o respiración nasal alterna. Este pranayama, que puede practicarse tanto antes como después de las asanas, se diferencia del ujjayi porque únicamente puede ejecutarse en posición sentada, ya sea en el suelo o sobre una silla. Esto se debe a que es esencial mantener la columna vertebral recta durante todo el ejercicio y utilizar las manos para realizar *mudras,* o gestos manuales, que regulen el uso de las fosas nasales. Los antiguos yoguis consideraban que este pranayama era capaz de equilibrar las polaridades izquierda y derecha, hombre y mujer, y calor y frío, representados en los nadis *ida* y *pingala* que discurren a lo largo de la columna vertebral.

1. Siéntese y adopte una posición que le resulte cómoda. Extienda la mano derecha hacia delante, con la palma mirando hacia arriba, y acerque los dedos índice y corazón en dirección a esta (véase figura 1.3*a*).
2. Acerque la mano derecha a la nariz, apoye el dedo anular en la fosa nasal izquierda y el pulgar en la derecha, justo debajo del puente.
3. Para empezar, realice una respiración completa inspirando y espirando por ambas fosas nasales.
4. Ahora tápese la fosa nasal izquierda con el dedo anular e inspire por la derecha (véase figura 1.3*b*). Contenga el aliento en su interior, usando los dedos anular y pulgar para tapar ambas fosas nasales, a la vez que inclina la barbilla sobre el pecho. Retire el dedo anular y espire por la fosa nasal izquierda. Finalmente, contenga la respiración durante unos segundos.
5. Inspire por la fosa nasal izquierda, tápese las dos fosas nasales y contenga el aliento en su interior durante unos segundos. Destape la fosa nasal derecha y espire. Con esta última instrucción se completa un turno de respiración alterna. Durante el ejercicio, la barbilla debe alzarse sobre el pecho de forma natural mientras inspiramos y espiramos, y mantenerse cerca de este durante las pausas.
6. Repita todo el ciclo seis veces más, el equivalente a doce respiraciones, y complételo espirando a través de la fosa nasal derecha.
7. Lleve la mano al regazo para relajarse, respire libremente y preste atención a cómo se siente.

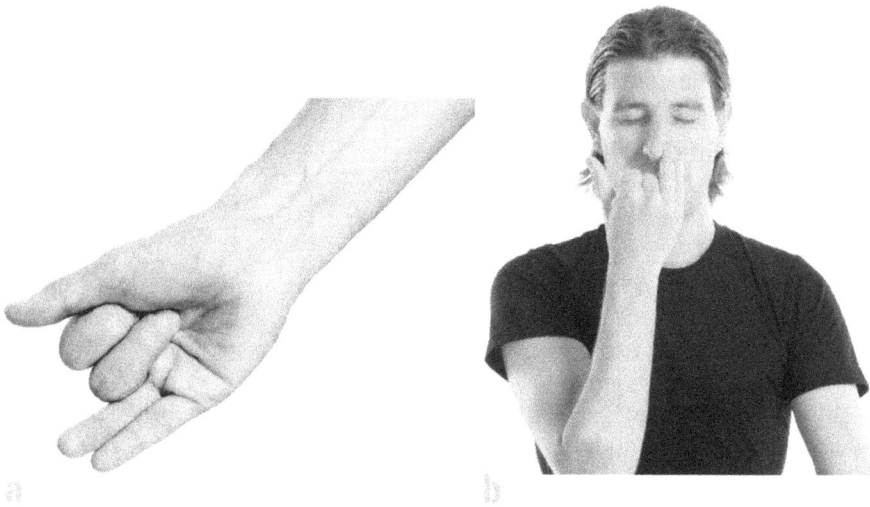

FIGURA 1.3 - Respiración nasal alterna: (*a*) posición de los dedos; (*b*) posición de la mano.

Conciencia del cuerpo

Ya conocemos la importancia de la respiración y su relación con el cuerpo a través de la atención plena. El yoga, como forma de ejercicio, nos ayuda a desarrollarnos a diferentes niveles (físico, mental, emocional y espiritual). Aunque existen otros tipos de prácticas que se centran en más de un área corporal, no se me ocurre ninguna otra forma de ejercicio que se dirija de un modo tan completo al conjunto del cuerpo. La razón por la que millones de personas practican yoga es que les permite cargar las pilas, desarrollarse y cambiar. Los ejercicios y las posturas del yoga (asanas) y las secuencias de posturas (vinyasas) son una forma maravillosa de activar el cuerpo a través de la conciencia, pues nos ayudan a mejorar la fuerza y la flexibilidad y, al mismo tiempo, a desarrollar masa y tono muscular. Las asanas y vinyasas mejoran la movilidad estructural porque, al mover por completo el tronco, las extremidades y la columna vertebral, mantenemos el cuerpo fluido o, lo que es lo mismo, lubricado por el líquido sinovial. Sin embargo, para no dañar la integridad de las articulaciones, los ligamentos, los cartílagos y los tejidos conectivos, es necesario prestar atención a la alineación postural. El hecho de practicar yoga por la mañana contribuirá a aumentar el equilibrio, a mejorar la estabilidad central y a incrementar la resistencia y el vigor. Al pasar con fluidez de una postura o secuencia a otra mejoraremos la coordinación y al centrar la atención en las asanas nos sentiremos físicamente estimulados y, al mismo tiempo, conectados con la tierra a nivel mental y emocional.

Como seres humanos, todos compartimos una misma anatomía y fisiología. Sin embargo, todas las personas somos únicas, pues tenemos un tamaño, una forma, un carácter y una constitución diferentes. Esto significa que cada uno de nosotros debe aproximarse al yoga de un modo individualizado... pero no será necesario volver a inventar la rueda con cada uno, sino que bastará con practicar una postura o secuencia concreta con alguna variación. Las secuencias que se presentan en este libro son herramientas muy eficaces para iniciar la rutina yóguica cada mañana.

Asanas

Las asanas, o posturas físicas, asociadas al yoga son el eje central de los ejercicios matinales y sirven de base para nuestra experiencia y transformación. Las asanas nos permiten explorar cómo se manifiestan la respiración y la energía en los músculos, los huesos, los órganos y los tejidos del cuerpo. Los antiguos yoguis descubrieron que, al emular las formas de los animales y de la naturaleza, podían mantener la salud, desarrollar la forma física y expandir la conciencia. Ya hemos dicho que las asanas deben mantener cierto equilibrio entre la fuerza y la comodidad. Resulta sencillo quedarse atrapado en las formas físicas e intentar realizar las complejas asanas que hemos visto en libros, vídeos e incluso en alguna clase de yoga, pero siempre debemos respetar nuestro estado presente, las necesidades actuales de nuestro cuerpo y los mensajes que nos envía nuestra respiración. Si intentamos realizar asanas complejas, como, por ejemplo, contorsiones o gimnasia exótica, podemos sufrir lesiones. Lo sé por experiencia propia, pues el hecho de haber practicado el yoga de forma incorrecta me ha causado algunas lesiones en la rodilla que han requerido cirugía. Esta es la razón por la que siempre animo a mis estudiantes a practicar las asanas prestando una atención consciente a la respiración y a la orientación de la columna vertebral (este punto se trata en el siguiente apartado).

Las asanas se ordenan en diferentes categorías según su orientación espinal, como podrá ver en las páginas 229-230 de este libro. Algunas asanas deben ejecutarse de pie, otras sentados, otras tumbados boca arriba (decúbito supino), otras tumbados boca abajo (decúbito prono) y otras cabeza abajo. Ciertas asanas pertenecen a más de una categoría, como es el caso de la *pincha mayurasana* (una postura invertida sobre los antebrazos**)**, que es tanto una posición al revés como una inclinación profunda hacia atrás.

Las secuencias de posturas, o el hecho de pasar de una asana a otra, se denominan *vinyasa krama*. Como ya hemos comentado, la mañana es el momento más propicio para practicar yoga, pues nos aporta más energía o *brmhama*. Las vinyasas que se presentan en este libro tienen el propósito de hacer que incrementemos el nivel de actividad desde el mismo instante en que nos levantamos de la cama. Por regla general, las asanas simples nos preparan para las complejas y nos llevan de forma gradual hacia lo que yo denomino asanas culminantes, como son la *urdva danurasana* (postura del arco boca arriba) o la *sirsasana* (postura invertida sobre la cabeza). No cabe duda de que las asanas culminantes son las posturas más desafiantes sobre las que se orienta la práctica yóguica. Las asanas, especialmente las culminantes, llevan a nuestro cuerpo hacia una dirección concreta, tanto a nivel estructural como muscular y energético. Por lo tanto, es necesario adoptar contraposturas que nos permitan liberar cualquier tensión muscular, estructural y emocional acumulada, para que podamos completar la práctica yóguica sintiéndonos equilibrados y libres de dolor. En muchos casos, las contraposturas son una simple cuestión de sentido común, pues pueden ser tan sencillas e intuitivas como abrazar las rodillas contra el pecho o realizar una torsión después haber efectuado una intensa flexión hacia atrás. Las vinyasas que se describen en este libro ofrecen las secuencias de las asanas clásicas, las contraposturas necesarias y ciertas adaptaciones que maximizan la eficacia terapéutica, minimizan el riesgo de sufrir lesiones o incrementan la intensidad para que la práctica yóguica ofrezca un nivel de desafío adecuado. El mejor complemento para estos ejercicios es mantener una relación personal con un profesor de yoga cualificado, pues sus conocimientos y su perspectiva le ofrecerán información y aclaraciones en caso de duda o de confusión.

El yoga y la columna vertebral

Hasta ahora hemos explorado la respiración y el vocabulario energético asociado con el yoga. Las asanas más beneficiosas suelen ser aquellas que se orientan principalmente hacia la columna vertebral, pues es el eje de nuestro cuerpo y acoge el sistema nervioso central. Este emerge del cerebro, se extiende por la columna vertebral y finalmente se ramifica hacia las extremidades periféricas de los brazos y las piernas. Los movimientos del yoga deben activar la columna y facilitar la movilidad y la estabilidad en todas sus direcciones, sin forzarla más allá de su capacidad. Además, la respiración debe utilizarse como un medio que nos permita medir la calidad, la intensidad y la duración de nuestra práctica.

La columna vertebral se extiende desde la base del cráneo hasta el final del coxis. Por su parte, el sistema nervioso central emerge del tronco cerebral, se aloja en las vértebras y se ramifica formando una red inteligente que se extiende por el conjunto del cuerpo. La mayor parte de los músculos más importantes están anclados en la columna vertebral y los órganos internos que se alojan en el sistema muscular y el óseo también se sitúan a lo largo de ella. La respiración y la columna vertebral mantienen una importante relación debido a que el diafragma y las costillas se insertan en la columna. La curvatura y la configuración vertebral se han ido desarrollando durante millones de años para permitir que los humanos seamos los únicos seres vivos que caminamos erguidos. La columna vertebral es estable y también flexible. Como las diversas claves que permiten una práctica profunda, exitosa y satisfactoria del yoga se consiguen cuando orientamos las asanas y vinyasas alrededor del movimiento espinal, debemos explorar la capacidad de movimiento de la columna y experimentar la estabilidad y la movilidad de los hombros, las caderas, las piernas y los brazos como una extensión periférica de la columna vertebral.

La columna está formada por diversas secciones. El cuello posee siete vértebras cervicales y la región dorsal y el tronco medio están formados por doce vértebras torácicas. La espina lumbar posee cinco vértebras y el sacro tiene cinco más. La estructura de las vértebras cambia para conceder mayor movilidad a la parte superior de la columna y más estabilidad a la base. De forma colectiva, las vértebras forman cuatro curvaturas principales a lo largo del plano vertical. La primera curvatura de la región cervical se conoce como *lordosis*; la segunda, situada en la región torácica, es la *cifosis*; la tercera, situada en la espina lumbar, se denomina también *lordosis*, y la cuarta se conoce también como *cifosis*, pero se sitúa en la curva interior de la región sacra. Estas curvaturas existen a diferentes niveles en todos nosotros, pero mediante la práctica del yoga podemos minimizar y, quizá, corregir ciertos desequilibrios, como un pecho hundido o una espalda jorobada, que suelen ser síntomas de tensión, estrés o falta de integridad estructural común en los hombres y mujeres que padecen osteopenia y osteoporosis. Es bastante natural y frecuente que haya curvaturas a lo largo del plano horizontal. Los casos más extremos, como la escoliosis, suelen tener algún componente de irregularidad rotacional y pueden causar incomodidad. El yoga puede contribuir a regular esta tendencia, a minimizar el dolor y a inhibir nuevos desarrollos negativos en individuos en los que la espina tiene una expresión muy particular.

En el yoga existen distintos movimientos que inciden en la columna vertebral:

- **Flexión:** tiene lugar cuando la parte delantera de la columna se acorta. En las asanas se asocia al movimiento de inclinación hacia delante que se realiza durante la espiración.

- **Extensión:** se produce cuando la parte posterior de la columna se acorta. En las asanas se asocia con el movimiento de inclinación hacia atrás que se realiza durante la inspiración.

- **Rotación:** tiene lugar cuando la columna gira sobre el plano axial. En las asanas se asocia con los movimientos de torsión que se realizan durante la espiración.

- **Flexión lateral:** se produce cuando uno de los lados de la columna se alarga. En el yoga se asocia con los movimientos de inclinación lateral que se realizan tanto durante la inspiración como la espiración.

Todas las asanas hacen que la columna ejecute uno de estos cuatro tipos de movimientos o una combinación de ellos. Recuerde que podemos provocarnos lesiones en la columna si la forzamos más allá de su capacidad. Esta es la razón por la que repito con frecuencia a mis alumnos: «Respirad para no maltratar a la columna». Debido a los cambios internos que se producen durante la respiración, tanto de volumen como de presión, la columna necesita más espacio durante la inspiración para que las costillas y la cavidad torácica puedan expandirse. Sin embargo, también podemos intensificar las posturas y los movimientos de la columna durante la espiración. La extensión de la columna que se realiza durante la flexión hacia atrás suele estar asociada con la inspiración, mientras que las inclinaciones hacia delante y las torsiones están más asociadas con la espiración. Durante esta última hacemos que la columna gire, mientras que la inspiración requiere que suavicemos ligeramente la asana para coger aire. Las flexiones laterales suelen ejecutarse durante la espiración, pero en la inspiración podemos sentir cómo se expande el costado al ejecutar este gesto. Estos cuatro tipos de movimiento nos permiten experimentar la inteligencia de la columna vertebral en relación con la naturaleza profunda de la respiración y la musculatura del núcleo corporal.

Estabilidad del núcleo corporal

Cuando activamos la fuerza de la parte inferior del cuerpo a través de la espiración establecemos una primera conexión con la estabilidad del núcleo corporal, del que tanto se habla en yoga y en pilates. En el yoga establecemos la estabilidad del núcleo respirando y activando los músculos en las tres llaves energéticas llamadas *bandhas*. La primera, el *mula bandha,* o llave raíz, se activa en el momento en que iniciamos la espiración en la base del cuerpo usando el suelo pélvico y los músculos abdominales inferiores. Con el tiempo seremos capaces de desarrollar esta conexión y reforzar nuestro apoyo de base. Podemos elegir entre liberar el mula bandha antes de inspirar, como ya hemos hecho en los ejercicios de respiración anteriores, o mantenerlo activo durante la siguiente inspiración. El segundo bandha es el *udayana bandha,* o llave abdominal, y se establece en el diagrama y los músculos abdominales superiores. Este bandha ocurre de forma natural cuando intensificamos la espiración y utilizamos los músculos abdominales superiores y del tronco medio. Podemos experimentar la expresión completa del udayana bandha durante la pausa posterior a la espiración, contrayendo el estómago hacia dentro, a la vez que contenemos la respiración. Activamos el tercer bandha, *jalandhara bandha*, o llave de la garganta, cuando sellamos el paso del aire para mantener el aliento dentro o fuera de nuestro organismo. También podemos utilizarlo extendiendo la parte posterior del cuello e inclinando la barbilla sobre el pecho a la vez que respiramos de forma controlada.

Los tres bandhas constituyen la estabilidad del núcleo y están interrelacionados debido a su orientación alrededor de la respiración y la musculatura del tronco. La aportación de conciencia e intención a la calidad de nuestra energía y respiración en relación con el cuerpo nos permite experimentar una aplicación menos rígida de los bandhas a nivel energético, estructural y muscular. Los bandhas no son una acción muscular aislada que nos imponemos, sino una circunstancia natural del proceso de respiración yóguico, pues están totalmente integrados en él.

El siguiente ejercicio le enseñará a acceder al apoyo central de los bandhas yóguicos a través de la respiración y el compromiso muscular.

1. Túmbese sobre la espalda, flexione las rodillas y apoye los pies en el suelo, alineándolos con las caderas (véase figura 1.4a).
2. Inspire para llenar el pecho de aire y, a continuación, permita que la presión se expanda hacia el bajo vientre. Retenga el aire en su interior. En la pausa posterior a la inspiración experimentará el jalandhara bandha.

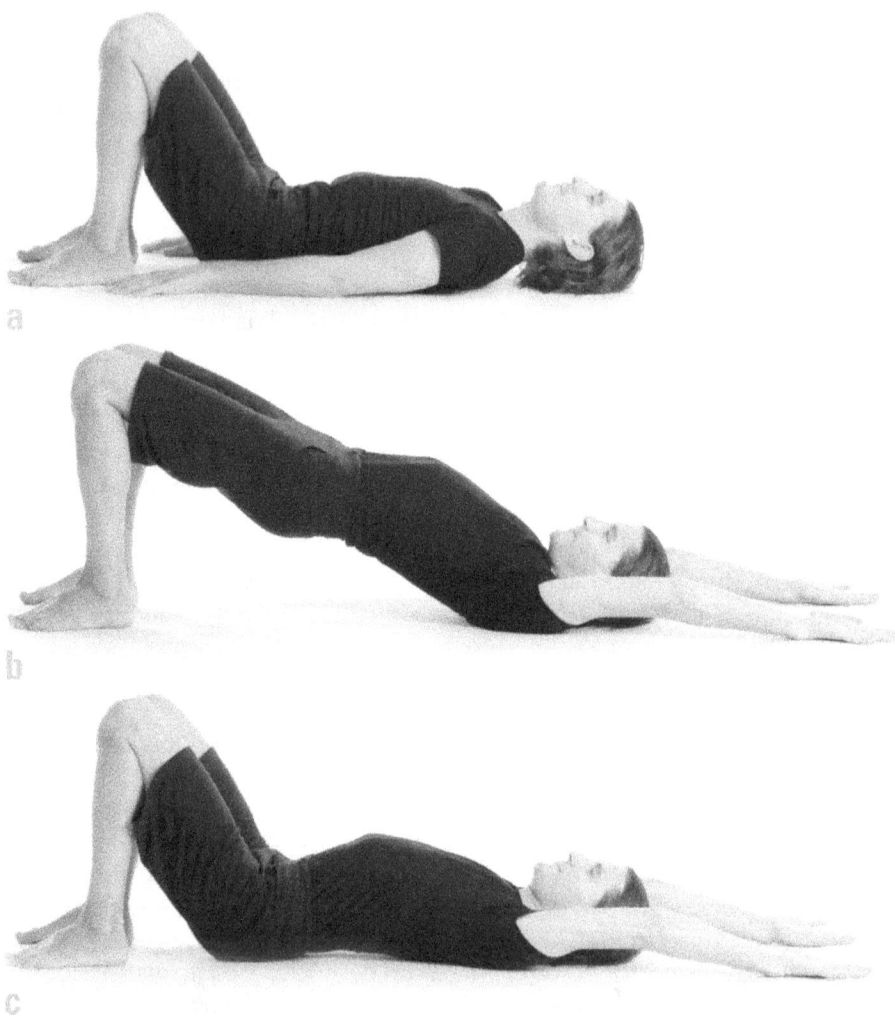

FIGURA 1.4 - Ejercicio badha: (*a*) ehado sobre la espalda; (*b*) subir las caderas y llevar los brazos hacia atrás; (*c*) bajar las caderas.

3. Relaje la garganta y espire activando el mula bandha con los músculos del bajo vientre. Descienda el pecho, mantenga la espiración y contenga la respiración unos segundos. Para mantener el mula bandha, contraiga el bajo vientre.

4. Libere el jalandhara bandha a través de la garganta. Inspire mientras lleva los brazos hacia atrás, los alinea con el cuerpo y levanta las caderas (véase figura 1.4*b*). Mantenga las caderas levantadas y espire, mientras contrae el vientre para activar el mula bandha.

5. Obstruya la garganta para activar el jalandhara bandha. Contenga la respiración y baje las caderas, pero mantenga los brazos en su espalda (véase

1.4*c*). La aspiración que sentirá en la sección media del diafragma es el udayana bandha.

6. Relaje la garganta e inspire.

7. Repita el ejercicio 10 veces, intentando sentir los tres bandhas a través de la respiración y el movimiento.

Existe una conexión directa entre el uso de los bandhas y la mejora del proceso de digestión y de eliminación de residuos. Los antiguos yoguis, en su intento de seguir estos procesos, descubrieron que podían usarse los bandhas para contraer el área del bajo vientre, donde se asienta la región del apana, hacia dentro y arriba, la sede del agni. Esto significa que, como el suelo pélvico se levanta durante el mula bandha y los músculos abdominales superiores y el diafragma se elevan en el udayana bandha, nuestro propio calor interno puede reducir los obstáculos energéticos y físicos del bajo vientre.

Estos bandhas se producen de forma natural, como una extensión de la respiración. Al utilizarlos intencionadamente durante nuestra práctica del yoga, podremos incrementar la fuerza, la estabilidad y la concentración mental. El uso coherente de los músculos abdominales en los bandhas mula y udayana mejorará el desarrollo de la fuerza muscular. El uso de estos bandhas basados en la respiración garantiza una adecuada alineación estructural a través de la activación muscular correcta.

Alineación postural

Cuando practicamos una asana debemos prestar atención a la alineación postural, un tema que puede resultar confuso debido a que existen diversas escuelas de pensamiento que intentan determinar cuál es la alineación más correcta. Esta confusión es una razón más para que practiquemos las asanas y vinyasas centrándonos en la respiración y la orientación de la columna vertebral. Si mantenemos un equilibrio entre *sthiram* (estabilidad) y *sukham* (espacio), podremos advertir si alguna área específica del cuerpo está realizando un esfuerzo excesivo.

Escuche los mensajes que le envían su respiración y su cuerpo. Si siente dolor, relaje la postura o deténgase y descanse. La flexibilidad y la fuerza muscular pueden incrementarse de forma gradual pero, por regla general, el tejido blando de las articulaciones no debe estar sometido a tensiones. Los cartílagos y los ligamentos, especialmente los de las rodillas y los hombros, tienen escasas reservas de sangre y no se curan con facilidad. Con frecuencia, creemos de forma errónea que el ejercicio físico debe causar dolor o tensión; sin embargo, yo prefiero escuchar a mi respiración y respetar las limitaciones, para poder avanzar de forma gradual. Las personas que practican yoga muestran cierta tendencia a forzar las articulaciones para conseguir una falsa sensación de estabilidad. Con el fin de evitarlo, puede incorporar una ligera flexión en las articulaciones, que eliminará la tensión innecesaria en los tejidos blandos y permitirá que la musculatura de los brazos, las piernas y los pies se active de forma natural durante la asana.

Cuando practique posturas erguidas, como por ejemplo la *trikonasana* (el triángulo), no permita que todo el peso corporal recaiga sobre una pierna; tampoco debe hacer que los hombros aguanten todo su peso durante las asanas que se apoyan sobre los brazos, como la *urdva mukha svanasana* (el perro boca arriba). En vez de ello, active la musculatura de las extremidades para establecer un equilibrio energético durante la asana. También debe prestar atención a la tensión ejercida sobre el cuello y la espalda, para evitar flexiones, extensiones o rotaciones excesivas o extremas. Las instrucciones técnicas de las asanas pueden simplificarse ligeramente y también pueden realizarse ajustes intuitivos y variaciones sutiles que creen espacio para la inspiración y activen la musculatura del bajo vientre para estabilizar el núcleo corporal durante la espiración. El hecho de centrarse en la respiración permite que la alineación postural se produzca de forma natural. Aunque sólo lleva un momento adoptar una postura concreta, para mantener su integridad durante la asana es necesario prestar una atención continuada a la relación entre cuerpo y respiración.

Nadis y chakras: el cuerpo sutil de la práctica yóguica

El término que mejor define al yoga es unión. Esto implica que debemos desarrollar una percepción consciente de la manera en que se relacionan las cosas entre sí y establecer un equilibrio entre ellas. Durante las asanas, llevamos la percepción y el equilibrio a la respiración y al cuerpo a través de la atención y el incremento de la fuerza, la estabilidad, la flexibilidad, la concentración, la coordinación y la energía. Por lo tanto, en este sentido, el yoga es una forma de meditación que incide en la calidad mental. Los conocimientos y los ejercicios que se incluyen en este libro proporcionan un armazón sobre el que podemos establecer nuestra práctica matinal del yoga.

Cada asana tiene una calidad energética y un efecto distinto sobre nuestro organismo. Por ello, debemos recurrir a la autoevaluación para determinar qué ejercicios concretos pueden proporcionarnos *langhana* (liberación y relajación), *brmhana* (energía y fuerza) o un equilibrio idéntico entre ambos. Determinar qué es lo que hace que un ejercicio de yoga produzca más langhana o más brmhana tiene que ver con lo que somos, con la duración de una serie concreta, y con la intensidad, los tipos y las secuencias de asanas y ejercicios de respiración. El yoga que se practica por la mañana es inherentemente brmhana debido al sol naciente y al inicio del día. Sin embargo, nuestra práctica matinal del yoga debe ser una combinación satisfactoria y equilibrada de vigor y relajación, pues sólo así podremos empezar el día sintiéndonos relajados y con energía, no agotados y aturdidos. Las series que se describen en este libro han sido diseñadas de forma general para todas aquellas personas que deseen practicar yoga por su cuenta. Cuando las ejecute, recuerde que debe honrar y respetar su individualidad para que la rutina yóguica se adapte realmente a sus necesidades.

Los antiguos yoguis seguían lo que ellos percibían como energía y percepción humana a través de un complejo sistema de conductos llamados *nadis* y *chakras.* De los 72 000 nadis que existen, hay uno supremo y tres muy importantes. Este nadi supremo es el *susumna*, el canal central que discurre a lo largo de la columna vertebral. El *Ida* representa la fría energía femenina (la luna o *ha*) y comienza en la fosa nasal izquierda. Por su parte, el *pingala* representa la cálida energía masculina (el sol o *tha*) y comienza en la fosa nasal derecha. Juntas, estas dos polaridades de izquierda y derecha, femenino y masculino, luna y sol, frío y calor, forman el *hatha yoga*. Estos dos nadis se entrecruzan a lo largo del susumna en los centros de los siete chakras, unos vórtices energéticos que discurren a lo largo del canal central, donde se manifiestan físicamente algunos tipos de energía y de percepción. Los siete chakras son los siguientes:

- *Muladhara:* chakra raíz situado en la base de la columna vertebral. En términos de energía, esta área refleja la estabilidad, el apoyo y la necesidad instintiva de alimento, refugio y supervivencia.
- *Svadhisthana:* el ombligo o la región umbilical. Esta área refleja el sustento, la reproducción y las relaciones.
- *Manipura:* el plexo solar. Esta área, la sede del agni, refleja la combustión, la digestión, la transformación y la capacidad de adaptación al cambio.
- *Anahata:* el chakra del corazón. En términos de energía, esta área refleja nuestra capacidad para abrirnos y conectar, para dar y recibir amor.
- *Vishuddhi:* el chakra de la garganta. Esta área refleja nuestra habilidad para comunicarnos y expresarnos.
- *Ajna:* conocido como el chakra del tercer ojo. Esta área refleja el autoconocimiento inherente y una habilidad de percepción más profunda para comprender la naturaleza universal e interconectada de nuestro ser.
- *Sahasra*: el chakra corona. Esta área refleja la habilidad para superar las limitaciones percibidas y avanzar hacia una comprensión más universal del yo.

En la base del susumna, en el chakra muladhara, se encuentra lo que los yoguis denominaban *kundalini.* Mis profesores lo describían como una obstrucción en la base de la columna en el punto donde el ida y el pingala se unen y entran en el susumna. En teoría, esta obstrucción impide que el prana, la fuerza de vida primaria, pueda fluir por completo por el susumna. Del mismo modo que el fuego digestivo y la fuerza de la espiración permiten minimizar la acumulación de residuos en la región del apana, se puede reducir o eliminar la obstrucción del kundalini al activar la musculatura del bajo vientre y dirigirla hacia el agni, el fuego digestivo, y quemarla. Mientras este proceso tiene lugar, el prana puede fluir con más libertad por el susumna, el canal principal.

Personalmente, prefiero creer que el vocabulario de este antiguo sistema yóguico no es más que un lenguaje metafórico creado para explicar la inteligencia inherente de la columna vertebral y los fenómenos energéticos sutiles que se desarrollan en el sistema humano y que inciden en el cuerpo, la respiración, la mente y el espíritu. Existen diversas obras que examinan en detalle los nadis y los chakras, pero para los propósitos de este libro basta con saber que existimos como seres energéticos dentro de nuestro cuerpo físico. En cada uno de nosotros hay ciertas características y tendencias que resultan más evidentes y dominantes que en otras personas. Si escuchamos a nuestro cuerpo, corazón y mente, dispondremos de la orientación necesaria para beneficiarnos plenamente de la práctica matinal de yoga.

El yoga y otras actividades físicas

Los ejercicios de yoga que se presentan en este libro son perfectos para realizar una aproximación personal al bienestar. Hasta ahora hemos tratado el yoga matinal como una actividad en sí misma que debemos realizar antes de ir al trabajo o de ocuparnos de las tareas diarias pues, para la mayoría, estas actividades consumen gran parte de su jornada. Sin embargo, nuestra práctica del yoga también puede y debe incluir los fines de semana y el tiempo de ocio. No es ningún secreto, ni ninguna sorpresa, que muchos atletas de talla mundial, como los New York Jets, y varias compañías de teatro de primer orden, como el Alvin Ailey American Dance Theater, incorporan la práctica regular del yoga en sus programas de entrenamiento.

Una sesión de yoga puede ser el calentamiento perfecto o la relajación idónea que acompañe a la práctica de cualquier otro tipo de actividad física o recreativa. Por ejemplo, uno de mis estudiantes de yoga adora el golf. Cuando lo conocí, su objetivo principal era mejorar su flexibilidad, pues con el paso de los años la había ido perdiendo y se sentía limitado para realizar tareas cotidianas como agacharse para recoger un bolígrafo del suelo o atarse los cordones de los zapatos. Como la mayoría de los adultos profesionales, pasaba la mayor parte del día sentado en su oficina o en su coche, yendo de casa al trabajo y visitando a los clientes. Sin embargo, su verdadera pasión era el golf, y su partido semanal era su principal fuente de placer y lo único que le permitía aliviar el estrés. Le dije que probara a realizar unos breves ejercicios de yoga antes de su partido semanal para ver qué ocurría, y con gran sorpresa, y de forma inmediata, logró incrementar la movilidad del tronco y la estabilidad de las piernas. Sin embargo, lo que más le sorprendió fue que mejorara tanto su concentración mental, aunque tan sólo practicara yoga durante veinte minutos antes de jugar al golf. Se sentía muy satisfecho, pues había conseguido mejorar su juego con *drives* más largos y un *putt* más preciso. Además, ahora disfrutaba aún más del sencillo placer de pasar una tarde con los amigos al aire libre. Esto es tan sólo un ejemplo de cómo el yoga puede maximizar el placer que nos aportan las actividades recreativas.

Cuando se levante por la mañana, calcule el tiempo del que dispone para realizar una de las series que se detallan en este libro. Estime también la cantidad de energía que necesita conservar, o que ya ha gastado, para elegir tiempo y el nivel de intensidad apropiados. Si va a jugar, o ha jugado, a tenis durante tres horas, no le resultará útil realizar una práctica intensa de una hora. El objetivo del yoga es maximizar el flujo de energía inhibido, o prana, de nuestro organismo, no quedarnos vacíos al realizar un esfuerzo excesivo o incluso sufrir una lesión. Si la actividad física que usted realiza por placer tiene un desgaste físico elevado, le resultará mucho más beneficioso practicar un poco de yoga justo después, a modo de relajación, o incluso al día siguiente.

Otra de mis estudiantes era aficionada al tenis. Rondaba los cuarenta y jugaba al tenis de forma seria y competitiva desde hacía años. El efecto de estos partidos le provocaba tanto dolor en los tendones de la corva y los músculos glúteos que tenía que colocarse latas heladas de refrescos debajo de los muslos y las nalgas para poder sentarse en el coche y conducir de vuelta a casa. Mi consejo inicial fue decirle que dedicara menos horas al tenis o que suavizara su juego, pero su respuesta fue: «¡De ninguna manera!». Su vida social estaba muy vinculada al tenis, de modo que jugar con fuerza y sentirse dolorida después le aportaba una gran satisfacción personal. La solución de practicar yoga, tanto para mitigar su dolor como su miedo a no ser capaz de seguir jugando al tenis, fue más fácil de lo que habíamos imaginado. Cada día, antes de jugar, realizaba un calentamiento de unos quince minutos de duración y, tras el partido, dedicaba otros diez al yoga para realizar unos suaves ejercicios de relajación. ¡En un abrir y cerrar de ojos empezó a disfrutar de las horas posteriores a los partidos de tenis y a gastar mucho menos dinero en la máquina de refrescos!

Animo a mis estudiantes a que practiquen el yoga por las mañanas como una forma de prepararse para la jornada y recuperarse de otras actividades físicas. El yoga resulta muy útil para apoyar cualquier otro tipo de ejercicio que realicemos. Ya sea el tenis, el golf, el surf, el senderismo, la natación o cualquier otra actividad física o recreativa que nos resulte placentera, es conveniente realizar un calentamiento yóguico de unos quince minutos para prevenir las lesiones, además de algunos ejercicios de relajación para evitar las agujetas y la tensión muscular.

Cómo usar los ejercicios de este libro

Para ejecutar las asanas y vinyasas que se presentan en este libro e individualizar la práctica del yoga es necesario prestar atención a la respiración y al cuerpo, respetarlos y permitir que fluyan a su propio ritmo, sin intentar forzarlos ni imponerse limitaciones. Recuerde que algunas asanas y vinyasas serán apropiadas para usted, pero otras no. Esta flexibilidad para percibir y aceptar qué constituye realmente una práctica del yoga adecuada para nosotros y para los demás se conoce como *viniyoga*, o aplicación individualizada y apropiada de las herramientas yóguicas.

Para individualizar su práctica del yoga formúlese las siguientes preguntas, que le ayudarán a tomar decisiones correctas, sensibles y gratificantes sobre su sesión matinal de ejercicios.

1. ¿Cuál es su experiencia con el yoga?
2. ¿Cuál es su nivel actual de forma física?
3. ¿Cuál es su estado de salud?
4. ¿De cuánto tiempo dispone cada mañana para practicar yoga? ¿Y cada semana?

Anote sus respuestas y, a medida que avance en el libro, le resultará más sencillo elegir un punto de inicio apropiado y progresar de forma continuada a medida que su nivel de experiencia aumente y sus necesidades cambien. Este libro proporciona instrucciones claras que le ayudarán a elegir una secuencia inicial de yoga y a avanzar mediante la práctica continuada. Cuanto más constante sea, mayor será la recompensa. Los beneficios del yoga (incremento de la fuerza, la flexibilidad y la concentración, sensación de paz, alivio de dolencias crónicas y agudas) son acumulativos, de modo que una práctica coherente le permitirá experimentarlos. Intente practicar el yoga a diario y, si le resulta imposible, hágalo al menos tres veces por semana.

2

Energía matinal y disposición

En el capítulo anterior hemos hablado sobre las técnicas de respiración, la anatomía espinal básica, la filosofía yóguica, las asanas y los pranayamas. Estos conocimientos nos han permitido establecer una excelente base para el ejercicio del yoga, así que ahora vamos a trasladar estas ideas a la práctica matinal. Cada día nos despertamos y nos levantamos de la cama, a veces frescos y listos para empezar el día, y en ocasiones no, según nuestros estado de ánimo y circunstancias. La lectura de este libro indica que usted ha decidido iniciar sus mañanas con una perspectiva fresca y con el compromiso de ejercitarse. En un abrir y cerrar de ojos, las sesiones matinales de yoga se convertirán en un hábito. Uno de mis profesores solía decir: «La práctica del yoga tiene que ser tan regular como lavarse los dientes o ducharse». ¿Puede imaginar pasarse un día entero sin lavarse los dientes ni ducharse? ¡Por supuesto que no! La práctica del yoga por la mañana nos permite limpiar nuestra energía, pues realizamos ejercicio físico al inicio del día. En este capítulo descubrirá cuándo es el momento más idóneo para asearse, ir al cuarto de baño y realizar actividades como leer, llamar por teléfono o enviar correos electrónicos. También hablaremos sobre la dieta más conveniente y la integración de los ejercicios matinales en nuestro estilo de vida y en el espacio vital que compartimos con la familia. Además, echaremos un vistazo al equipo, los accesorios, la atmósfera y la música que podemos usar para practicar yoga. Y finalmente, describiremos las formas más idóneas de empezar y finalizar la sesión.

Dormir y despertarse

La cantidad y la calidad del sueño son tan importantes como la calidad del momento de despertar. El número de horas necesarias varían de una persona a otra. Algunas necesitan dormir ocho horas cada noche, mientras que otras rinden al máximo con tan sólo cinco o seis. Es importante que determine cuántas horas de sueño necesita para ser capaz de levantarse fresco y descansado; además, debe disponer sus rutinas de la tarde y de la noche de forma que le permitan disfrutar de una noche de descanso reparador. Evite realizar actividades vigorosas que estimulen el cuerpo y la mente, estar delante del ordenador entrada la noche y ver películas o programas violentos o perturbadores antes de acostarse. Una o dos horas antes de irse a la cama empiece a relajarse leyendo, encendiendo alguna vela o tomando una infusión o un vaso de leche caliente. Realice algunos ejercicios de respiración suaves, como los que se describen en el capítulo anterior, o practique un poco de meditación en un lugar tranquilo. Estos rituales funcionan como amortiguadores entre los acontecimientos del día y las horas de sueño y permiten que el cuerpo, la mente y el espíritu se liberen para que pueda tener lugar de forma natural un estado de sueño profundo.

Levántese con el tiempo necesario para poder ejercitarse un poco. Intente practicar yoga durante al menos veinte minutos y alargue las sesiones siempre que disponga de tiempo. Lo ideal es estar bien descansado y elegir ejercicios que puedan ejecutarse sin prisas y de forma satisfactoria, aunque disponga de poco tiempo.

La coherencia, la calidad y la intención son más importantes que la cantidad, puesto que los beneficios del yoga son acumulativos.

En cuanto desconecte la alarma del despertador o se despierte por sí solo, dedique unos momentos a recibir el nuevo día y la luz del sol naciente. Tomar conciencia nada más despertar de nuestra relación con la energía solar nos ayuda a afrontar el nuevo día con una anticipación y un vigor renovados. Resulta sencillo caer en los patrones de negatividad que refuerzan la rutina y la carga de nuestras responsabilidades, así que preste atención a sus pensamientos para observar si se dirigen inmediatamente hacia lo que tiene que hacer durante el día o cualquier preocupación o desafío que esté anticipando. Sea consciente de esta tendencia y lleve de nuevo sus pensamientos a la experiencia inmediata de dónde está exactamente y cómo se siente al despertar. Escuche los sonidos que le rodean y abra los ojos; centre la atención en su despertar y, antes de levantarse, dedique unos instantes a abrazar el nuevo día.

Higiene yóguica matinal

En cuanto se levante de la cama, vaya al cuarto de baño para aliviar sus necesidades y asearse. El *ayurveda,* el antiguo sistema indio de curación natural y la ciencia hermana del yoga, nos enseña que, durante el sueño, nuestro cuerpo libera de forma natural toxinas y residuos que se acumulan en la lengua. Mi profesor de la India insistía en que lo primero que debía hacer después de orinar y antes de beber agua o té era cepillarme suavemente la lengua y lavarme los dientes. Para ello le sugiero que utilice un rascador de lengua de cobre o de acero inoxidable, que podrá encontrar en una tienda de alimentos naturales o en Internet. Ráspese ligeramente la lengua de atrás hacia delante, repita el movimiento dos o tres veces, enjuáguese la boca, escupa y vuelva a enjuagársela. A continuación, límpiese los dientes del modo habitual y lávese la cara con agua templada y jabón natural. Finalmente, suénese la nariz para eliminar cualquier obstrucción que pueda haber en el conducto nasal; para limpiar este de forma regular, sobre todo si tiene problemas en los senos, le sugiero que utilice un bote *neti* con una mezcla de agua salada templada. También podrá encontrar estos botes en una tienda de alimentos naturales o en internet.

Respete sus funciones intestinales y aproveche este momento para aliviarlas. No se preocupe si le lleva cierto tiempo o si necesita tomar una taza de té o de café antes de que surja la necesidad. Si tiene que ir al baño durante la sesión de yoga, hágalo y regrese cuando termine. La práctica yóguica fomenta la eliminación de residuos y suele ayudar a poner en funcionamiento esta área.

Animo a mis estudiantes a que se duchen o se bañen después de ejercitarse. Considero que cuanto menos se haga antes de iniciar la rutina diaria de yoga, más probabilidades habrá de que la sesión se lleve a cabo. Si siente una necesidad imperiosa de ducharse antes de practicar yoga puede hacerlo, siempre y cuando realice después los ejercicios. Sin embargo, ducharse después de practicar yoga le permitirá vestirse y sentarse a desayunar sintiéndose totalmente fresco. También le sugiero que se duche o se bañe antes de comer y que se resista a la tentación de comer inmediatamente después de practicar yoga. Según el ayurveda, nuestro fuego digestivo o agni necesita concentrarse por completo en digerir nuestra comida. Bañarse inmediatamente tras comer puede obstaculizar las energías digestivas del cuerpo y crear fluctuaciones en su temperatura.

Comida y bebida

Antes de practicar yoga tiene que beber casi un cuarto de litro de agua para hidratar el sistema y fomentar la actividad peristáltica natural. Evite beber demasiado, pues durante la práctica del yoga conviene mantener el estómago relativamente ligero. Comer o beber en exceso le provocará una sensación de pereza y, posiblemente, náuseas e indigestión.

Considero útil y, con frecuencia, necesario beber un poco de agua, una taza de té o ambas cosas antes de practicar yoga (si es usted cafetero, puede tomar un café). El líquido apaga la sed y proporciona un impulso energético previo a la práctica del yoga. Para muchos, también será útil poner en marcha los intestinos y aliviar sus necesidades antes de empezar. Recuerde que tanto él té como el café son sustancias estimulantes, aunque también poseen efectos diuréticos. Por esta razón le sugiero que se limite a tomar una taza de café o té (no ambas cosas) antes de comenzar la sesión, pues estimulará su sistema y le ayudará a estar alerta sobre la colchoneta de yoga. Sin embargo, no tiene que beber café o té si no lo considera necesario, puesto que un vaso de agua o un zumo de frutas bastarán para hidratarle y comenzar la práctica del yoga. De hecho, beber un zumo antes de comenzar la sesión es una idea genial, ya que no sólo hidrata el sistema, sino que además ayuda a equilibrar el azúcar en la sangre. Puede añadir un poco de leche al té o al café, pero no beba un vaso de leche entero antes de empezar la sesión, pues podría causarle un incremento de las mucosidades y, por lo tanto, afectar a la respiración y a la sensación de claridad.

Sudar durante la sesión de yoga es bueno, porque ayuda a abrir los poros y a purificar el sistema. Si lo hace, es posible que necesite rehidratarse mientras se ejercita. Beba tantos sorbos de agua como necesite durante la sesión o un vaso entero en cuanto termine. No consuma grandes cantidades de agua porque podría sentir náuseas o provocarse una indigestión, pues recuerde que tendrá que ejecutar flexiones, torsiones y posturas invertidas. La atención sobre nuestras acciones y dieta también forma parte del yoga.

Le recomiendo fehacientemente que no ingiera nada antes de su sesión matinal de yoga y que, después de una comida, espere al menos una o dos horas antes de ejercitarse. Lleva cierto tiempo digerir y empujar hacia el tracto intestinal lo que acaba de ingerir; además, los movimientos asociados con el yoga resultan más cómodos y eficaces cuando se ejecutan con el estómago vacío. Practicar asanas justo después de comer puede provocar una indigestión. Por supuesto, siéntase libre de experimentar, ¡pero después no diga que no estaba avisado! Si tiene los niveles de azúcar bajos, respete sus necesidades. Coma una pieza de fruta o algo muy ligero para estabilizar los niveles de glucosa y eliminar o minimizar cualquier riesgo de sufrir una bajada de azúcar durante la práctica del yoga. En caso de que esto ocurriera, deberá descansar y comer o beber algo para estabilizar los niveles de glucosa antes de proseguir con el ejercicio.

Tras ejecutar la sesión de yoga y ducharse, siéntese a desayunar. Para ello, elija alimentos sanos y nutritivos que le permitan mantener los beneficios obtenidos con la práctica del yoga. ¿Cuál es el desayuno idóneo? Existen diversas opiniones sobre cuál es la dieta yóguica correcta. Mi lema personal es el siguiente: «Ande con cuidado, pero coma lo que necesite». Muchos creen que los yoguis tienen que ser vegetarianos tanto por razones éticas como de salud; sin embargo, son muchas las personas que por su genética, su educación o su estilo de vida, prefieren no serlo. El vegetarianismo no es un requisito necesario para practicar yoga o ser un buen yogui; sin embargo, debemos elegir de forma no dogmática entre una amplia variedad de alimentos y prestar una atención especial a nuestra dieta. Las preguntas que debemos formularnos son las siguientes: ¿qué alimentos son sanos? ¿cuáles nos aportan felicidad y por qué? ¿nos hacemos daño si comemos, o dejamos de comer, ciertos alimentos?

Los alimentos que debe ingerir justo después de practicar yoga y darse una ducha tienen que ser nutritivos pero ligeros. Con el tiempo, el propio ejercicio le informará de forma intuitiva sobre los tipos de alimentos que prefiere su organismo, los cuales deberán aportarle energía y sustento. En las estaciones y los climas más cálidos le sugiero que coma un cuenco de muesli o cereales de grano completo y fruta, acompañados de leche orgánica (de soja o de arroz, si no bebe leche de vaca). En las estaciones o los climas más fríos le recomiendo un cuenco de cereales calientes o harina de avena, endulzados con jarabe. Si no es usted vegetariano, un huevo orgánico, cocido o revuelto con aceite de oliva, y una tostada de grano completo serán una buena fuente de proteínas para empezar el día. Las salsas vegetarianas o el falso bacón de soja serán un complemento perfecto. De vez en cuando, pero no a diario, permítase algo más decadente, como una panecillo con crema o queso de soja, salmón ahumado y tomate fresco, o un pastelito horneado. También puede optar por fruta fresca acompañada de yogur orgánico o kéfir, que contribuye a mantener la salud intestinal. Evite los alimentos excesivamente grasos o aceitosos, como los productos derivados del cerdo, la carne y los quesos fuertes. Estos alimentos empañan las sensaciones de claridad y ligereza adquiridas durante la práctica del yoga. Intente comer únicamente alimentos naturales u orgánicos y evite todos aquellos que hayan sido procesados y refinados químicamente. Entre estos se incluye la comida rápida, la bollería industrial, los refrescos y los pasteles con un alto contenido de azúcar. Somos sumamente conscientes de la toxicidad de los alimentos procesados, pues poseen un nivel muy elevado de grasas y azúcares refinados y, por lo tanto, son perjudiciales tanto para nuestra salud a largo plazo como para nuestro bienestar.

Para complementar su dieta, le sugiero que tome algún suplemento alimenticio que le ayude a mantenerse en forma. Por ejemplo, puede añadir aceite de linaza a los cereales del desayuno, como una fuente de ácidos grasos omega-3 y antioxidantes, para mantener el cuerpo en perfectas condiciones y reforzar el sistema inmunitario. También le recomiendo que utilice un complemento ayurvédico llamado *chywanprash*, un tónico alimenticio que se parece al jamón y sabe como este. Este producto, completamente seguro para el uso general, es rico en hierro y contiene diversas hierbas indias que fomentan la vitalidad, la virilidad, la fuerza y la inmunidad. Además, su ingrediente principal, el *amalaki* (grosella india), le aporta una gran cantidad de vitamina C. Podrá comprarlo en Internet, a través de diversos distribuidores ayurvédicos. Yo tomo una cucharadita después de desayunar, pues este es mi complemento multivitamínico ayurvédico.

Siempre que coma hágalo sentado, mastique bien y sea consciente de cada bocado. La práctica del yoga no tiene lugar únicamente sobre la colchoneta, sino en todas las actividades que realizamos y, entre estas, se incluye cómo, cuándo y qué comemos. Debido a nuestro ajetreado ritmo de vida, con demasiada frecuencia comemos a toda prisa. Concédase aunque sólo sean cinco minutos para disfrutar realmente de su desayuno. La cantidad y la velocidad son tan importantes como qué comemos y cuándo lo hacemos. Tenga en cuenta que una ración será más que suficiente para mantenerse alimentado y en forma hasta la hora de la comida. Comer demasiado y muy deprisa puede reducir los beneficios digestivos y metabólicos que hemos adquirido durante la práctica del yoga. El ayurveda sugiere que una ración de cualquier tipo de alimento tiene que ser aproximadamente la misma cantidad que podemos sujetar entre ambas manos. Recuerde que si masticamos bien los alimentos y comemos despacio, nos aseguraremos de digerir correctamente y absorber lo que ingerimos. Al hacerlo, convertiremos la comida en un ejercicio de atención yóguica y obtendremos más placer de cada bocado. Coma de todo y en cantidades razonables, pues privarse de los nutrientes necesarios que permiten una vida sana y feliz es totalmente contrario a la filosofía yóguica. En cambio, aceptarse a uno mismo es una parte importante del yoga y del desarrollo personal. Ir siempre deprisa o negarse a uno mismo la cantidad necesaria de comida tras realizar una actividad física extenuante como el yoga es perjudicial y peligrosamente agotador.

Espacio y equipo

En la práctica matinal del yoga es importante crear un espacio que contribuya a mantener el compromiso de mejorar la forma física, la conectividad espiritual y el bienestar mental y emocional. Dicho espacio deberá estar integrado en su hogar, para que pueda ejercitarse nada más comenzar el día. Tiene que tratarse de un lugar óptimo para practicar yoga, que disponga de las dimensiones adecuadas y esté libre de desorden o distracciones. Sin embargo, recuerde que deberá ejercitarse en el espacio del que disponga y que habrá de hacerlo en armonía con su familia y sus mascotas, para que todos los miembros del hogar respeten y apoyen su deseo de practicar yoga cada mañana.

• **Espacio físico.** Para practicar yoga, lo único que se necesita es una colchoneta de yoga y un lugar limpio y tranquilo. Para algunos, dicho espacio será toda una habitación dedicada al yoga y la meditación, en la que habrá accesorios, mantas, cojines, correas, bloques y demás; para otros, será simplemente el hueco contiguo a la cama o que queda entre el sofá y la mesita de café. Por lo general, sólo se necesita un lugar lo bastante grande para extender la colchoneta y poder estirar los brazos y las piernas sin chocar contra ningún objeto. Sea cual sea su tamaño o ubicación, procure que este espacio sea especial y reduzca el desorden circundante para que le aporte una sensación de calma interior. Algunas personas disfrutan creando un espacio sagrado en el que incluyen objetos e imágenes de sus seres queridos o de sus profesores. Sean cuales sean sus creencias, siéntase libre de crear un altar personal que le inspire, le aporte paz y refleje su espíritu interior. En los climas más cálidos o durante los meses de verano, saque la colchoneta al jardín y disfrute del sol de la mañana en armonía con la naturaleza. Esté donde esté y tenga el tamaño que tenga, haga de su espacio de yoga un lugar especial, que refleje un profundo compromiso consigo mismo y con su bienestar. Con frecuencia he advertido que, en cuanto empezamos a practicar yoga por la mañana, desarrollamos una conexión más profunda con nuestro entorno. Esta conexión nos informa esencialmente de nuestras opciones y suele impulsarnos a una forma de vida menos desordenada, de modo que puede decirse que el entorno exterior suele ser un reflejo de nuestra calma interior.

• **Aire y luz.** A ser posible, establezca su espacio en un área repleta de aire fresco y luz matinal. Las plantas y las flores también son agradables. Un espacio lleno de luz natural nos permitirá absorber el sol de la mañana y recibir sus beneficios, mientras que el aire fresco y las plantas nos proporcionarán una mayor conexión con la naturaleza y un entorno rico en oxígeno. La luz, el aire y el vínculo con la naturaleza son favorables para el espíritu y permiten una experiencia totalmente inspiradora que, combinada con las endorfinas liberadas durante los ejercicios, contribuyen a aliviar los síntomas de la depresión. Si su espacio disponible tiene un acceso limitado a la luz o al aire fresco, le sugiero que instale un purificador de aire para garantizar que esté libre de toxinas nocivas. Como fuente de luz artificial, puede comprar lámparas o bombillas ultravioletas, que tienen efectos beneficiosos y estimulan el crecimiento de las plantas; estas aportarán a su espacio una fuente de oxígeno natural y una conexión esencial con la naturaleza. Si el lugar donde practica yoga es demasiado ruidoso, plantéese comprar una máquina que emita sonidos de la naturaleza o una pequeña cascada artificial; estos objetos amortiguarán los sonidos del exterior y le proporcionarán un entorno relajante.

• **Música.** Algunas personas disfrutan de la música suave, mientras que otras la consideran una distracción. La que elija estará bien y dependerá de su estado de humor. Simplemente, asegúrese de que esta no desvía su atención hacia los estímulos externos y, por lo tanto, interfiere en su conexión con la respiración y el cuerpo. Personalmente, evito poner música porque me impide centrar la atención en el cuerpo, la respiración, la mente y el espíritu; sin embargo, reconozco que escuchar música es agradable y que puede ayudar a crear una atmósfera relajada. Le sugiero que utilice melodías que animen su espíritu y encajen con sus gustos personales. Practique los ejercicios con y sin música para saber qué prefiere, y permita que sea su estado mental el que le diga cuándo y qué tipo de música le ayuda a crear una atmósfera propicia para disfrutar de la rutina matinal de yoga. Evite aquella música que, por ser demasiado abrasiva o estimulante, le impida establecer una conexión con el cuerpo, la mente y el espíritu. El yoga difiere de otros ejercicios cardiovasculares en el hecho de que es la respiración, y no la música, la que debe guiar el ritmo de los movimientos. Si en su espacio hay ruidos externos que puedan desconcentrarle, la música le ayudará a crear un entorno más propicio para la práctica del yoga.

Después de haber elegido un lugar con las dimensiones adecuadas, limpio, apacible y provisto de luz natural y aire fresco, debemos ocuparnos del equipo básico para practicar yoga. Una de las cosas que me encantan del yoga es su simplicidad, pues para ejercitarse no es necesario disponer de mucho espacio o equipo. A continuación se detallan los accesorios básicos del yoga:

• **Colchoneta de yoga.** Es el artículo esencial de esta lista, pues allí es donde tiene lugar toda la magia. En el mercado existen diferentes modelos entre los que elegir. Le sugiero que pruebe unos cuantos para decidir qué grosor y textura le resultan más cómodos. Sustituirla por una colchoneta de pilates o de uso general no es la opción ideal, pues debe tener una longitud y un grosor que nos permitan sujetarla y mantener ciertas posturas sin resbalar. El precio de las colchonetas varía desde los 15 hasta los 50 euros, según la marca, el grosor y el tipo de material. Para algunas personas, la compra de una colchoneta de yoga de material biodegradable es una prioridad; para otras, los factores decisivos pueden ser el precio, la comodidad o el color. Las colchonetas no requieren grandes cuidados; sólo debe lavarla cada pocas semanas en la lavadora, con agua y jabón y, según el material, podrá secarla en la secadora o tendrá que tenderla.

• **Manta mexicana.** Es el segundo accesorio necesario para la práctica matinal del yoga. La manta es un elemento esencial que nos proporciona apoyo en las posturas arrodilladas, tumbadas, sentadas e invertidas. Protege la columna, las extremidades y los tejidos conectivos de las posibles lesiones que podría causarnos la presión contra la dura superficie de la colchoneta o el suelo.

• **Cojín.** Recomiendo comprar un cojín o *zafu* (o incluso una silla, si es necesario) para los ejercicios de meditación y de pranayama. El cojín le aportará una cómoda base de apoyo para permanecer sentado con la espalda recta y evitará que sienta incomodidad en las caderas, el hueso sacro y la región lumbar.

• **Bloque de madera o espuma.** Disponer de uno o dos bloques de madera o espuma le resultará extremadamente útil, pues le proporcionará una base de apoyo mejor cuando adopte posturas complejas. Los bloques de madera son pesados y recios, mientras que los de espuma son más ligeros, pero se aferran fácilmente a la superficie del suelo o de la colchoneta.

• **Correa.** Le sugiero que compre una correa de yoga que le ayude a ejecutar las asanas y estiramientos que se practican en posición erguida, sentada y tumbada. La correa le permitirá experimentar por completo la expresión física y energética de la postura hasta que adquiera un nivel de experiencia en el que su uso dejará de ser necesario.

Concentrarse y evitar las distracciones

Durante una sesión de yoga resulta sencillo distraerse. La vida siempre encuentra la forma de colocarse en un primer plano y, con frecuencia, sentimos que debemos saltar de la cama y sumergirnos directamente en el bullicio, sin disfrutar ni de un momento para nosotros. Este es el punto en el que el yoga es más desafiante y más necesario. Anteriormente he mencionado que siempre animo a mis estudiantes a centrarse en la calidad del entrenamiento, no en su cantidad ni en su duración. Aplique este mismo principio a su vida y coseche las muchas recompensas que el yoga puede ofrecerle. Sin duda, habrá días que la sesión se le antojará monótona o que tendrá la impresión de que empieza a estancarse. Sin embargo, recuerde que los beneficios sobre la respiración y el cuerpo son acumulativos y duraderos y que, por lo tanto, con el tiempo conseguirá nuevos logros.

Las antiguas enseñanzas de los yoga sutras establecen la necesidad de permanecer concentrados, comprometerse y ser coherentes con la práctica durante largo tiempo, de forma que podamos movernos por las fluctuaciones de la vida con espíritu explorador. Estas mismas enseñanzas reconocen la tendencia del inicio entusiástico de la práctica del yoga y alertan de la tendencia que existe a abandonarla en cuanto se desvanece la excitación inicial. Con frecuencia nos levantamos de la cama y encendemos la televisión o la radio diciéndonos que nos ejercitaremos después, pero acabamos posponiendo la práctica de yoga hasta el día siguiente. Habitualmente echamos un vistazo al correo electrónico, nos conectamos a Internet o leemos el periódico, y nos prometemos a nosotros mismos que practicaremos yoga en cuanto terminemos, pero entonces nos damos cuenta de que el tiempo ha pasado volando y tenemos que irnos enseguida a trabajar. Evite las tentaciones, pues todas las distracciones seguirán estando ahí, esperándole, cuando termine. Además, no se habrá perdido nada si destina parte de su tiempo al yoga. El mundo seguirá girando mientras usted se ejercita. Puede que incluso sea beneficioso evitar quedar atrapado en el bombardeo de los medios y la tecnología, pues la falta de malas noticias será favorable para su renovada perspectiva de optimismo. Dedique los primeros minutos de la mañana a cultivar la paz interior pues, de este modo, cuando se sumerja en el mundo para trabajar o interactuar con su familia se sentirá más centrado y enérgico.

No se angustie demasiado si le interrumpen o tiene que ocuparse de alguna obligación. Estresarse o enfadarse con nuestra pareja, nuestros hijos o aquellos factores externos que escapan a nuestro control no es una actitud yóguica. Conozco a varios fanáticos del yoga que mantienen con un puño férreo su espacio y su práctica... y la verdad es que estoy seguro de que mi mujer habrá dicho lo mismo de mí en alguna ocasión. Sin embargo, es importante que intente mantener una actitud jovial, pues esto despertará el interés de su familia y sus mascotas y, con el tiempo, es posible que se descubra practicando yoga por las mañanas en buena compañía. Yo mismo disfruto, desde hace años, de la compañía de mi perra Blosson, que se sienta en silencio al borde de la colchoneta y, de vez en cuando, ejecuta algunas posturas. Si tiene usted hijos, considero que este espíritu jovial será doblemente importante, pues la mayoría de los niños son incapaces de permanecer sentados en silencio durante demasiado rato. Por lo tanto, tendrá que pedirles amablemente que respeten su espacio y su tiempo, invitarles a jugar a su lado en silencio o animarles a que se unan a usted. Incluirlos en la práctica de ciertas posturas puede aportar creatividad a su rutina. De esta forma, la práctica matinal del yoga se convertirá en una parte del día que usted y todos sus seres queridos recibirán con los brazos bien abiertos.

Ya sabe cómo debe ser el espacio idóneo para practicar yoga y qué equipo se necesita; además, le hemos dado diversos consejos sobre higiene, alimentación, hidratación y horas de sueño. Por lo tanto, ahora vamos a trasladar todos estos conocimientos a la colchoneta para ponerlos en práctica. Con el tiempo, su intuición y la información de la que dispone le permitirán crear una rutina diaria que le resultará profundamente cautivadora y gratificante. Le aseguro que se convertirá en una de las actividades favoritas de su vida, de modo que levántese, beba un poco de agua, té o café, desenrolle la colchoneta y prepárese para ejercitarse.

Antes de empezar, compruebe su cuerpo y su respiración para evaluar cómo se siente. Al establecer una conexión consciente con su ser podrá determinar a diario qué práctica del yoga se adapta mejor a sus necesidades presentes. Preste atención a cualquier tensión que pueda sentir y a la calidad de su energía, pero recuerde que sus músculos estarán tensos debido a la inactividad de las horas de sueño. Los ejercicios de yoga están diseñados para calentar el cuerpo, alargar los sistemas musculares y favorecer el avance gradual y profundo de cada postura y secuencia. Siga las series en orden, pues sólo así tendrá la certeza de estar lo bastante preparado para ejecutar asanas y vinyasas más intensas. Finalmente, recuerde que debe practicar las contraposturas necesarias para completar la sesión de yoga sintiéndose equilibrado y renovado.

Cada día, calcule el tiempo del que dispone para realizar la sesión de yoga sin cargarla de un estrés innecesario. En mi opinión, resulta más beneficioso practicar una serie breve completa que la mitad de otra más larga. Además, le sugiero que se marque un propósito para la práctica de cada día concreto. Por ejemplo, es posible que desee moverse libremente, centrarse en una necesidad física concreta, trabajar las emociones o prepararse mentalmente para el día que tiene por delante. Mientras se ejercita, preste atención a sus pensamientos y sea consciente en la colchoneta, tanto de su cuerpo como de su espíritu. Deje que los pensamientos surjan y se desvanezcan mientras practica las asanas, pero no permita que nublen su atención ni su habilidad para ejecutar los ejercicios. No cometa el error de medir sus avances con unas expectativas irracionales sobre su habilidad para concentrarse. Todos tenemos subidas y bajadas, días buenos y malos, y estas fluctuaciones suelen reflejarse en nuestra práctica del yoga, una herramienta que permite que nos movamos entre estas variaciones mentales y emocionales con gracia y fluidez. Por lo tanto, disfrute de los momentos mágicos y de los logros que conseguirá, tanto durante sus sesiones de yoga matinales como a través de su práctica diaria.

Tras finalizar la sesión, dedique unos momentos a descansar y, a continuación, compruebe su cuerpo y su estado mental, y analícelos. Antes de afrontar el resto del día, disfrute de los resultados obtenidos gracias a sus esfuerzos, saboree y absorba la vibrante energía y benefíciese de la silenciosa calma de su interior.

3

Calentamiento

El eje de toda sesión de yoga matinal son los saludos al sol. Se trata de una serie de asanas interconectadas que se realizan de forma secuencial para otorgar un propósito al inicio de la sesión y para calentar el cuerpo, los músculos, los tejidos conectivos y las articulaciones, con el objetivo de prepararlos para los ejercicios más desafiantes que seguirán. De forma tradicional, en la India se ejecutaba el saludo al sol antes o durante el amanecer, al inicio de la sesión de yoga y mirando hacia el este. Cada variación del saludo al sol, o *surya namascar*, enlaza una serie de movimientos con la respiración, con el propósito de calentar y energizar el cuerpo, la mente y el espíritu. Los saludos al sol, al igual que la mayoría de los ejercicios de calentamiento de cualquier otra actividad física, corrigen el alineamiento de la columna y el conjunto del sistema muscular mediante la ejecución de una serie de movimientos con diversas repeticiones, pues de este modo se garantiza que el cuerpo esté preparado para progresar hacia la siguiente actividad. La diferencia entre el saludo al sol y otros ejercicios de calentamiento es que se trata, en sí mismos, de una serie completa. Habrá mañanas en las que sólo tendremos tiempo de realizar algunas series del saludo al sol elegido, pero esta opción será perfecta para una sesión matinal muy breve que nos aportará grandes beneficios.

Las variaciones de los saludos al sol que presento en este libro se conocen como *mandala vinyasas*. Las mandala vinyasas son secuencias circulares totalmente equilibradas que comienzan y terminan con la misma asana o postura. Los saludos al sol deben realizarse de forma que podamos mantener un vínculo consciente entre la calidad de la respiración y el movimiento durante la ejecución de la vinyasa. Estos constituyen la forma perfecta de comenzar una sesión de yoga matinal porque tienen una naturaleza muy brmhana y permiten energizar el sistema, impulsar la circulación y el ritmo cardiaco e incrementar el calor corporal a fin de prepararse para las siguientes asanas y vinyasas que se practicarán. Sudar un poco es bueno, pero si deja de existir una unión entre la calidad de la respiración y el movimiento, deberá considerar si esa variación concreta del saludo al sol es la que más le conviene en ese momento. Si advierte que su respiración se acelera y es incapaz de sincronizar sus movimientos con ella, descanse un poco y elija una variación que le resulte menos extenuante, hasta que sea capaz de ejecutarla con cierto dominio. Del mismo modo, si sigue sintiéndose torpe después de ejecutar los saludos al sol, es posible que deba considerar una opción más desafiante.

Las vinyasas se construyen paso a paso. Parten de una postura sencilla y van incrementando su complejidad hasta llegar a las posiciones más desafiantes, para que podamos experimentar una práctica del yoga realmente apropiada. Esta es la razón por la que he decidido incluir en este libro diferentes variaciones del saludo al sol, desde las sencillas vinyasas preparatorias que se ejecutan en posición arrodillada, hasta otras que resultan más retadoras, entre las que se incluyen los estiramientos de brazos, las posturas erguidas y los saltos. Para simplificar las vinyasas, las variaciones preparatorias que se ejecutan en posición arrodillada se presentan de forma independiente a las posturas erguidas. Para progresar adecuadamente, practique estas variaciones en el orden secuencial indicado y vaya incorporando otras nuevas a medida que progrese. En cuanto se sienta cómodo con una variación, podrá avanzar a la siguiente. Cuando haya progresado en su práctica, siéntase libre de practicar las variaciones más sencillas siempre que desee realizar una sesión de yoga más calmada o tonificante. En el yoga no se avanza de manera lineal, sino por medio de la habilidad de usar todas las herramientas en nuestro beneficio, según las necesitemos y nos resulten apropiadas.

Saludo al sol arrodillado

El saludo al sol arrodillado es una gran introducción al yoga matinal y pueden disfrutarlo todos los yoguis, sea cual sea su nivel de experiencia. A mí me gusta utilizarlo como punto inicial de las secuencias del saludo al sol, pues las asanas preparatorias nos permiten avanzar hacia otras variaciones más complejas, entre las que se incluyen aquellas que se practican en posición erguida y las que se apoyan sobre los brazos. Los ejercicios preparatorios arrodillados A-D tienen como objetivo preparar nuestro cuerpo y, gradualmente, permitirnos avanzar hacia las vinyasas arrodilladas completas. En cuanto sea capaz de ejecutar una con maestría, avance hasta la secuencia arrodillada surya namascar completa. Respete sus necesidades personales y mantenga en todo momento la unión entre la respiración y el cuerpo para evitar la realización de sobreesfuerzos. Utilice la respiración del océano, o ujjayi, y realícela por la nariz, de forma suave, prolongada y constante. Los movimientos del cuerpo deberán sincronizarse con la duración de la respiración.

Para empezar, practique la primera vinyasa preparatoria y vaya avanzando de forma gradual hasta que sea capaz de ejecutar el saludo al sol arrodillado completo. Practique la siguiente serie de ejercicios colocando una manta en el centro de la colchoneta para proteger sus rodillas.

Ejemplo preparatorio arrodillado A

Como postura inicial ejecutaremos una asana simple y construiremos la vinyasa arrodillada uniendo la respiración con los movimientos del tronco, las caderas y los hombros. El establecimiento de esta base de comprensión nos permitirá avanzar hacia las siguientes fases, ligeramente más complejas, del saludo al sol.

Para comenzar el ejercicio, apóyese sobre las manos y las rodillas, con las palmas planas sobre el suelo y los brazos alineados con los hombros.

1. Inspire, eleve el tórax y levante ligeramente la mirada.
2. Espire, flexione la columna y lleve las caderas a los talones para adoptar la postura del niño (véase página 65), a la vez que apoya la cabeza en el suelo y se relaja.
3. Inspire y vuelva a apoyarse sobre las manos y las rodillas, eleve el tórax y levante ligeramente la mirada.

Repítalo seis veces, concentrándose en la unión de respiración y movimiento.

Ejemplo preparatorio arrodillado B

En esta variación incluiremos la postura del perro cabeza abajo (véase página 66) para desarrollar fuerza en los brazos e incrementar la flexibilidad de las piernas.

Para comenzar, apóyese de nuevo sobre las manos y las rodillas, con las palmas planas sobre el suelo y los brazos alineados con los hombros.

1. Inspire, eleve el tórax y levante ligeramente la mirada.
2. Flexione los dedos de los pies y espire. A continuación, extienda los brazos y levante las caderas para adoptar la postura del perro cabeza abajo. Abra bien las manos para que todos los dedos y el perímetro de la palma estén en contacto con el suelo, y estírese hacia arriba a través de los brazos y la parte superior de la espalda. Finalmente, lleve los talones hacia el suelo, manteniendo las rodillas desbloqueadas o ligeramente flexionadas, a la vez que levanta las caderas.
3. Inicie la inspiración y lleve de nuevo las rodillas al suelo, a la vez que eleva el tórax y levanta ligeramente la mirada.
4. Inicie la espiración y curve la columna, lleve las caderas hacia los talones, vuelva a la postura del niño y apoye la cabeza en el suelo para relajarse.

Repita la vinyasa entre seis y ocho veces.

Ejemplo preparatorio arrodillado C

En esta variación se incorpora la postura del perro boca arriba (véase página 73) para expandir el tórax y activar la musculatura superior y los hombros mediante una enérgica flexión hacia atrás. Intensifique la extensión de la parte delantera del cuerpo manteniendo una sólida unión con el suelo a través de las manos, los brazos, las piernas y los pies.

Una vez más, apóyese sobre las manos y las rodillas, con las palmas planas sobre el suelo y los brazos alineados con los hombros.

1. Inspire, eleve el tórax y alce ligeramente la mirada.
2. Flexione los dedos de los pies y espire a la vez que extiende los brazos y levanta las caderas para adoptar la postura del perro boca abajo.
3. Manteniendo los dedos de los pies flexionados, y con los brazos rectos y desbloqueados, inspire y desplácese hacia delante, a la vez que baja las caderas y expande el tórax para adoptar la postura del perro boca arriba. A continuación, levante ligeramente la mirada, mueva las piernas para proteger la región lumbar y mantenga los hombros rectos.
4. Inicie la espiración y estire los brazos para adoptar de nuevo la postura del perro boca abajo, a la vez que inclina la barbilla sobre el pecho.
5. Inspire y lleve de nuevo las rodillas al suelo, a la vez que eleva el pecho y levanta ligeramente la mirada.
6. Espire y estire los dedos de los pies, flexione la columna, lleve las caderas hacia los talones para adoptar la postura del niño y apoye la cabeza en el suelo para relajarse.

Repita esta vinyasa seis veces.

Ejemplo preparatorio arrodillado D

Ahora añadiremos una flexión hacia atrás y realizaremos unos sencillos movimientos de brazos para expandir los hombros y el tórax, con el objetivo de aliviar cualquier tensión que pueda haberse acumulado durante las asanas y las vinyasas apoyadas sobre los brazos que acabamos de ejecutar.

Para empezar, adopte la postura del niño, coloque las manos en la región lumbar con las palmas hacia arriba y relaje los hombros.

1. Inspire y empiece a incorporarse sobre las rodillas, a la vez que levanta los brazos sobre los costados y la cabeza y eleva el tórax hacia la barbilla en jalandhara bandha.
2. Espire, adopte la postura del niño y lleve los brazos hacia los costados y apoya las manos en la región lumbar, con las palmas hacia arriba.

Repita esta vinyasa seis veces.

Saludo al sol arrodillado completo

Después de practicar paso a paso cada una de las vinyasas preparatorias, podemos unir estas asanas para ejecutar el saludo al sol arrodillado completo. Esta versión resulta perfecta para aprender a combinar la respiración y los movimientos con ejercicios desafiantes y activos, pero sin incluir las transiciones a asanas erguidas. La secuencia se orienta principalmente hacia el tronco, a medida que la base de apoyo pasa de las rodillas a las manos y los pies, y resulta útil para calentar el cuerpo y movilizar la columna, las caderas y los hombros. Además, permite que nos concentremos fácilmente en la relación entre el cuerpo y la respiración. De nuevo, debe colocar una manta en el centro de la colchoneta para proteger las rodillas.

Apóyese sobre las manos y las rodillas, con las palmas planas sobre el suelo y los brazos alineados con los hombros.

1. Inspire, eleve el tórax y levante ligeramente la mirada.
2. Flexione los dedos de los pies y espire, a la vez que extiende los brazos y levanta las caderas para adoptar la postura del perro boca abajo.
3. Manteniendo los dedos de los pies flexionados, inspire y desplácese hacia delante para adoptar la postura del perro boca arriba, bajando las caderas, elevando el tórax y levantando ligeramente la mirada.
4. Espire, extienda los brazos y levante la espalda para volver a adoptar la postura del perro boca abajo.
5. Inspire y lleve las rodillas al suelo, a la vez que eleva el tórax y levanta ligeramente la mirada.

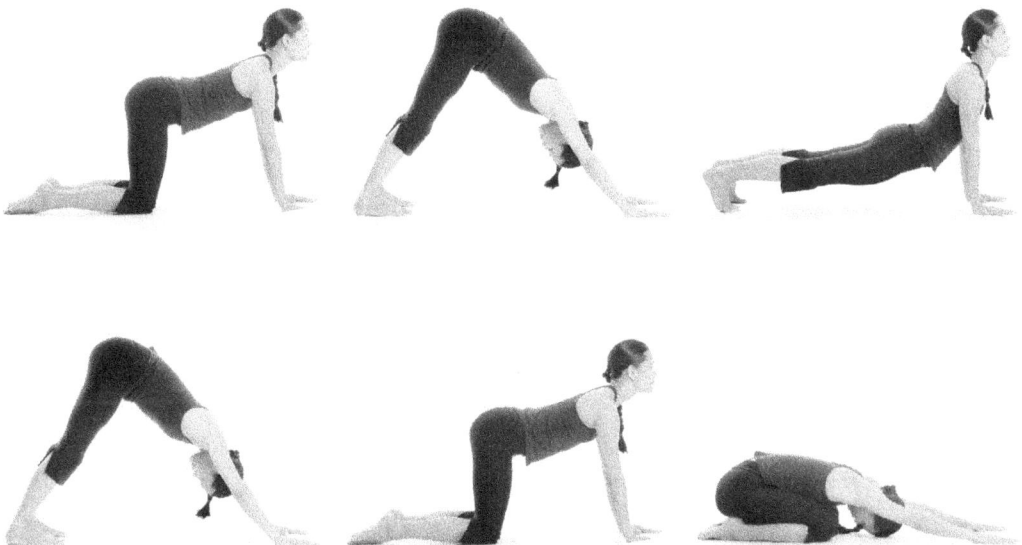

(continúa)

(continuación)

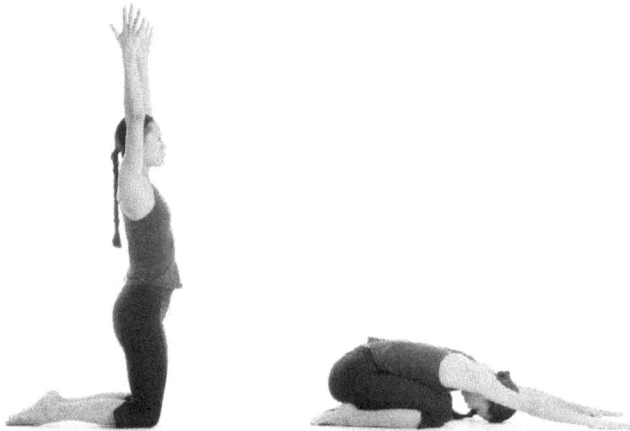

6. Estire los dedos de los pies, lleve las caderas hacia los talones para adoptar la postura del niño y apoye la cabeza en el suelo para relajarse.

7. Inspire e incorpórese sobre las rodillas, a la vez que levanta los brazos por delante del cuerpo para llevarlos por encima de la cabeza.

8. Espire mientras vuelve a bajar los brazos por delante del cuerpo, lleve las caderas hacia los talones y adopte de nuevo la postura del niño.

Repita la secuencia completa seis veces.

Saludos al sol erguido

Existen varias secuencias que se conocen como *surya namascar* o *saludo al sol clásico,* las cuales añaden una asana erguida a los saludos al sol arrodillados que ya hemos aprendido. A continuación se presentan tres variaciones de saludos al sol que podrá practicar por separado, aunque estas vinyasas también se incluyen en las series de yoga que se describen en capítulos posteriores. Al igual que las secuencias arrodilladas, es necesario que practique y domine estas variaciones simplificadas antes de pasar a las versiones más complejas. Es esencial establecer una unión entre la respiración y el cuerpo. Utilice la respiración del océano, o ujjayi, por la nariz de forma suave, prolongada y constante. La respiración deberá iniciar los movimientos y estos tendrán que reflejar la calidad de aquella.

Saludo al sol A

El saludo al sol A comienza y termina con la postura de la montaña, o *tadasana,* e incorpora las zancadas como transición entre las asanas aprendidas en el saludo al sol arrodillado.

Como postura inicial, póngase de pie sobre la colchoneta mirando hacia delante, con los brazos en los costados y los pies paralelos y alineados con las caderas.

1. Inspire, levante ligeramente la mirada y alce los brazos sobre los costados y la cabeza, con las palmas separadas, paralelas y mirándose entre sí.

2. Espire, flexione las piernas y lleve las manos al suelo; apóyelas junto a los pies y relaje por completo el cuello. Si es necesario, flexione ligeramente las rodillas para permitir que la columna se curve de forma natural y asegúrese de distribuir el peso de forma uniforme en la parte frontal de su cuerpo.

3. En la pausa posterior a la espiración, eche el pie derecho hacia atrás y apoye la rodilla derecha en el suelo.

4. Inspire, baje las caderas y elévese sobre las puntas de los dedos de las manos, a la vez que expande el tórax y levanta ligeramente la mirada.

5. Espire, lleve la pierna izquierda hacia atrás y apoye la rodilla izquierda en el suelo, junto a la derecha, a la vez que flexiona los codos para llevar el pecho y la barbilla hacia el suelo.

6. Inspire, baje las caderas y deslícese hacia delante, a la vez que levanta la cabeza, el cuello y pecho para adoptar una postura baja de la cobra (véase página 75).

7. Flexione los dedos de los pies y espire, a la vez que extiende los brazos y levanta las caderas para adoptar la postura del perro boca abajo durante una respiración completa.

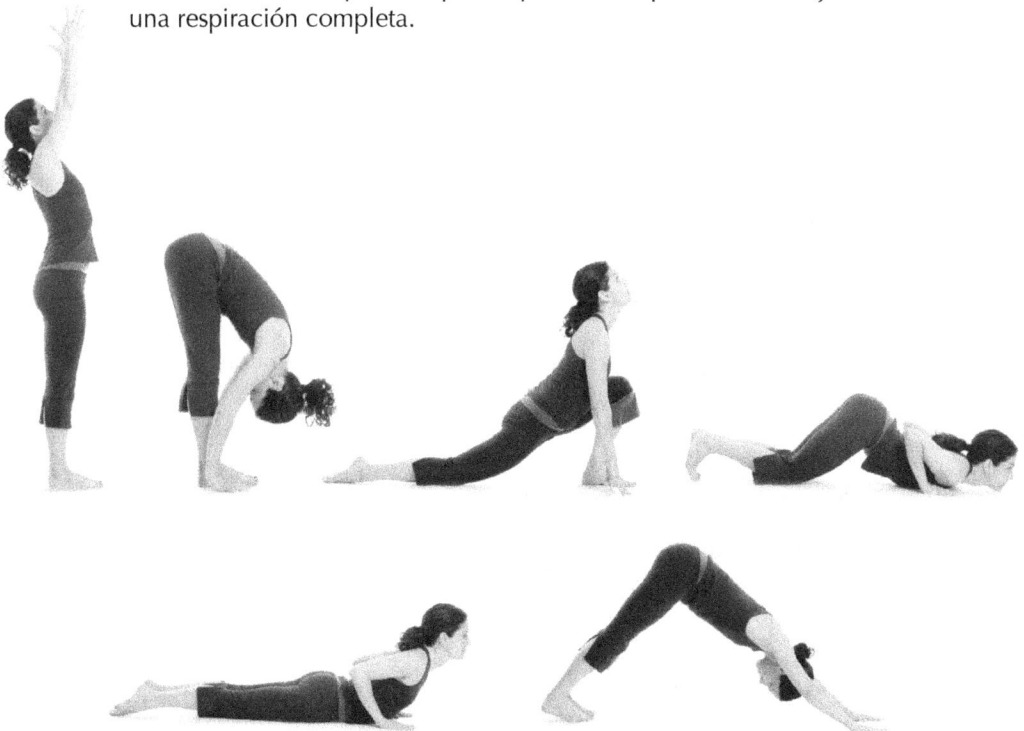

(continúa)

(continuación)

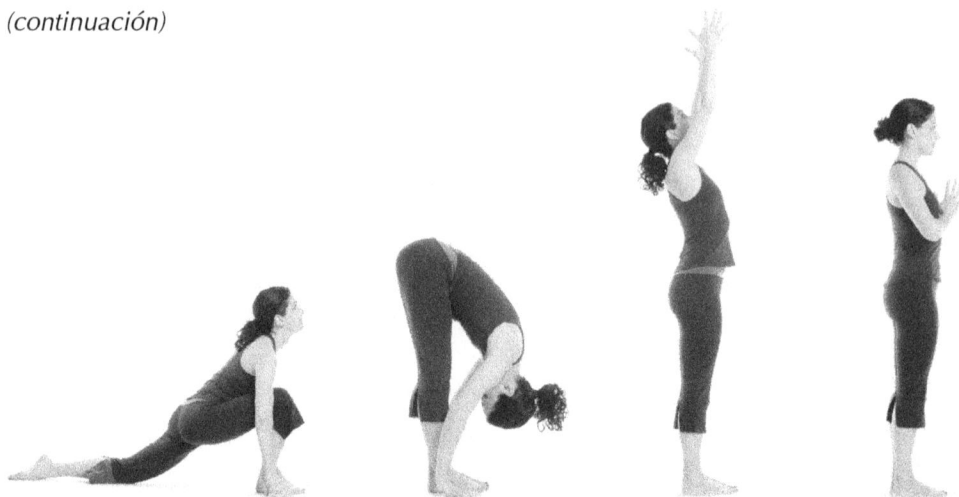

8. Durante la siguiente espiración, adelante el pie derecho para situarlo entre ambas manos.

9. Inspire, baje las caderas, elévese sobre las puntas de los dedos, expanda el tórax y levante ligeramente la mirada.

10. Espire y adelante el pie izquierdo para situarlo entre ambas manos, manteniendo las rodillas ligeramente flexionadas y el cuello relajado.

11. Inspire y levante los brazos sobre los costados y la cabeza, con las palmas separadas, paralelas y mirándose entre sí, y levante ligeramente la mirada.

12. Espire y lleve las palmas juntas hacia el corazón.

Saludo al sol B

El saludo al sol B se distingue de las vinyasas previas en que la zancada arrodillada se sustituye por la postura del guerrero y la transición a la cobra arrodillada queda reemplazada por la más desafiante y enérgica postura del palo o *chaturanga dandasana*. A medida que progresemos en la práctica, seremos capaces de levantarnos, calentar el cuerpo y desarrollar energía, fuerza y resistencia.

Como postura inicial, sitúese delante de la colchoneta, con los brazos en los costados y los pies paralelos y alineados con las caderas.

1. Inspire y, mirando hacia arriba, levante los brazos sobre los costados hasta que las palmas se reúnan sobre la cabeza.

2. Espire, flexione las piernas, lleve las manos al suelo y apóyelas a los lados de los pies. Relaje completamente el cuello.

3. En la pausa posterior a la espiración, lleve el pie derecho hacia atrás, colóquelo en un ángulo de 45 grados y flexione la rodilla izquierda.

4. Con la rodilla izquierda flexionada, inspire y levante los brazos sobre los costados y la cabeza para adoptar la postura del guerrero (véase página 111).

5. Espire, lleve las manos a ambos lados del pie izquierdo y eche la pierna izquierda hacia atrás para adoptar la postura de la tabla. (Mantenga los dedos de los pies flexionados, los brazos rectos y estire el cuerpo desde el tronco hasta los talones.) Flexione los codos para adoptar la postura del palo o chaturanga dandasana (véase página 181).

6. Inspire y desplace las caderas hacia delante para adoptar la postura del perro boca arriba; expanda el tórax y levante ligeramente la mirada.

7. Espire, extienda los brazos y levante las caderas para adoptar la postura del perro boca abajo. Manténgala durante cuatro respiraciones.

8. Conteniendo la respiración, adelante el pie derecho y sitúelo entre las manos, flexione la rodilla derecha y coloque el talón izquierdo en un ángulo de 45 grados.

9. Inspire y levante los brazos sobre los costados y la cabeza para adoptar la postura del guerrero.

10. Espire y sitúe las manos a ambos lados del pie derecho.

11. Conteniendo la respiración, adelante el pie izquierdo para reunirlo con el derecho, entre ambas manos, flexione ligeramente las rodillas y relaje el cuello.

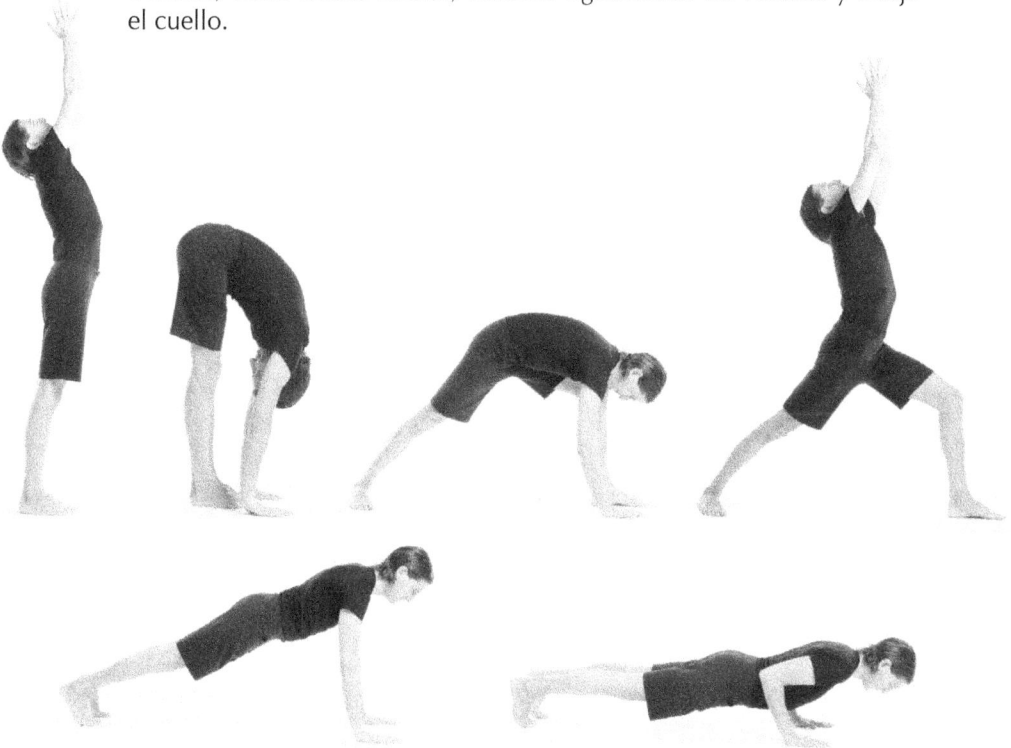

(continúa)

(continuación)

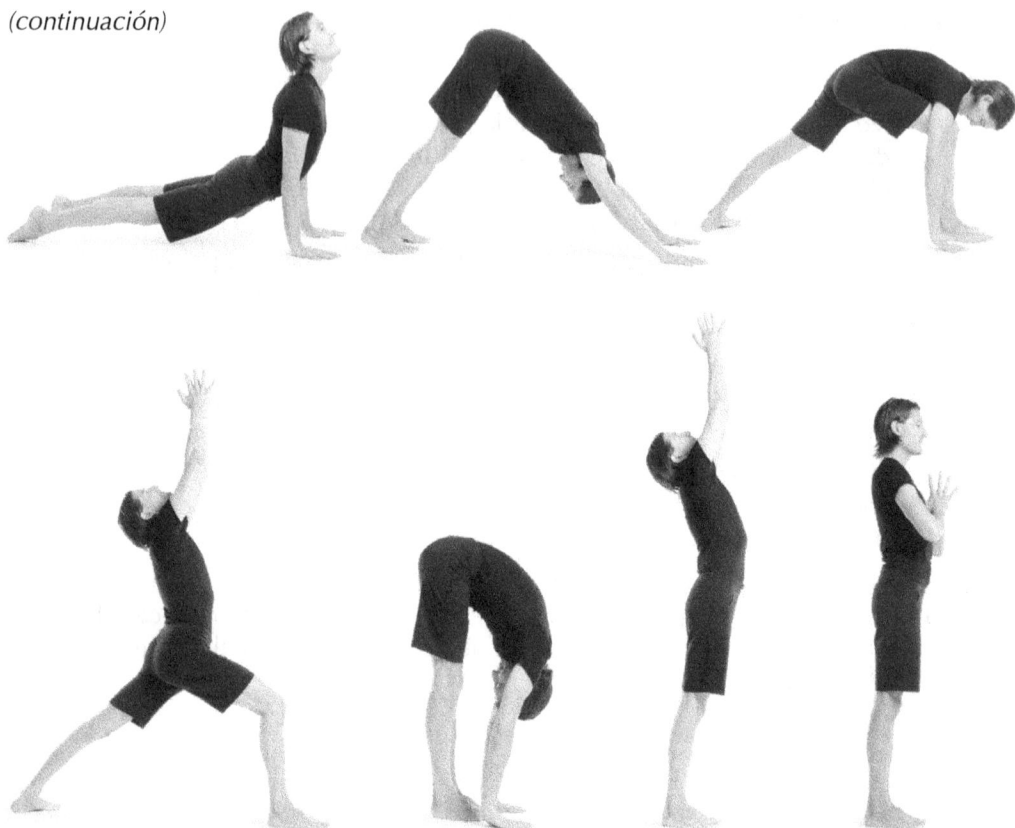

12. Inspire, levante los brazos sobre los costados hasta que las palmas se unan sobre la cabeza y alce ligeramente la mirada.

13. Espire y junte las palmas delante del corazón.

Repita la secuencia seis veces, alterando los pies. En la sexta repetición, adopte la postura del guerrero con cada lado y mantenga la postura del perro boca abajo durante seis respiraciones.

Saludo al sol con zancada

En esta variante del saludo al sol, la postura del guerrero se sustituye por la zancada erguida o *anjaneyasana,* que, además de activar intensamente los músculos cuádriceps de la parte anterior de la pierna, estira los flexores de la parte posterior de esta en una postura activa de equilibrio.

Como postura inicial, sitúese delante de la colchoneta, con los pies juntos.

1. Inspire y, mirando hacia arriba, levante los brazos sobre los costados hasta que las palmas se unan sobre la cabeza.

2. Espire, flexione las piernas, lleve las palmas hacia el suelo y apóyelas a ambos lados de los pies.

3. Conteniendo la respiración, eche el pie derecho hacia atrás en una larga zancada, manteniendo el talón y la rodilla a cierta distancia del suelo.

4. Inspire y, mirando ligeramente hacia arriba, levante los brazos sobre los costados y la cabeza; mantenga las palmas separadas y paralelas.

5. Espire, inclínese sobre la pierna derecha y coloque las manos a ambos lados del pie derecho. Retroceda para adoptar la postura de la tabla y, a continuación, ejecute la postura del palo o chaturanga dandasana.

6. Inspire y, levantando ligeramente la mirada, deslícese hacia delante para adoptar la postura del perro boca arriba.

7. Espire, estire los brazos y levante las caderas. Mantenga la postura del perro boca abajo durante cuatro respiraciones.

8. Conteniendo la respiración, adelante el pie derecho y sitúelo entre las manos con una larga zancada. Levante la rodilla y el talón izquierdos.

9. Inspire y levante los brazos sobre los costados y la cabeza, mirando ligeramente hacia arriba y manteniendo las palmas separadas y paralelas.

10. Espire mientras se inclina sobre la pierna delantera y apoya las manos a ambos lados del pie derecho.

11. En la pausa posterior a la espiración, adelante el pie izquierdo para reunirlo con el derecho, entre las manos.

12. Inspire y empiece a incorporarse, levantando los brazos sobre los costados hasta que las palmas se reúnan encima de la cabeza mirando ligeramente hacia arriba.

13. Espire, junte las palmas delante del corazón e incline la barbilla hacia el pecho para relajarla.

Repita esta variación del saludo al sol seis veces, alternando las piernas. En la sexta repetición, ejecute la zancada levantando los brazos por encima de la cabeza, manténgala durante seis respiraciones y repítala con la otra pierna.

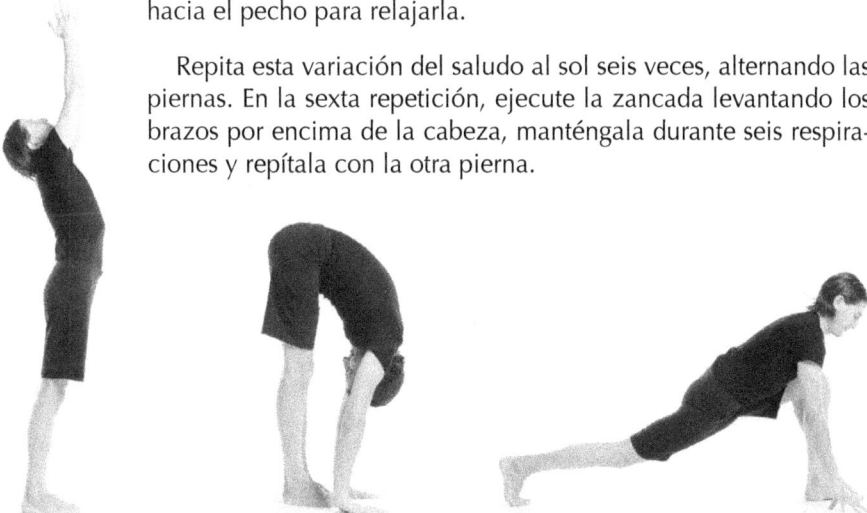

(continúa)

(continuación)

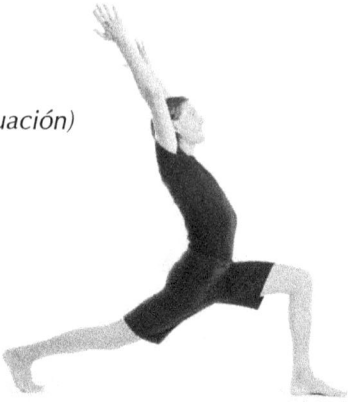

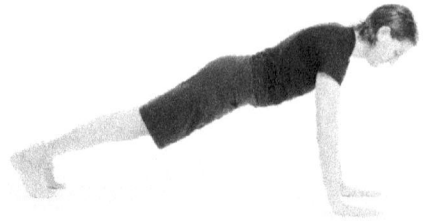

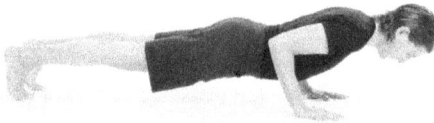

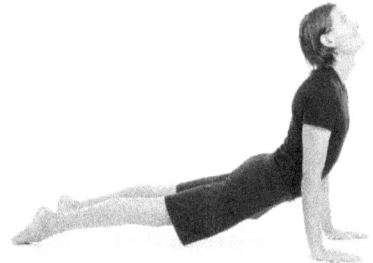

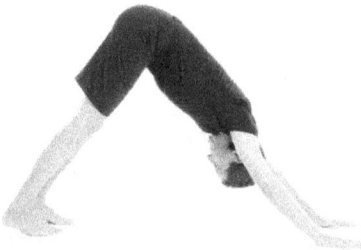

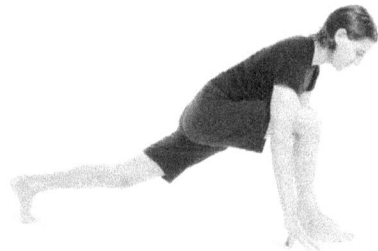

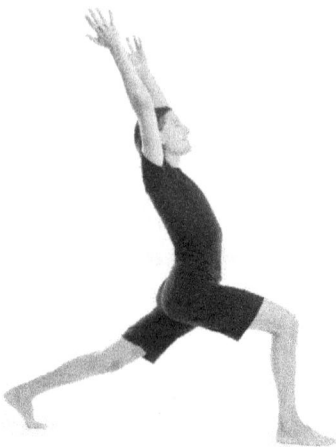

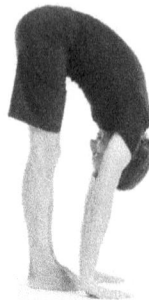

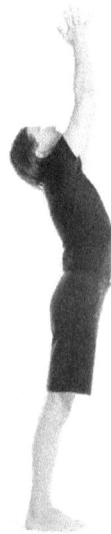

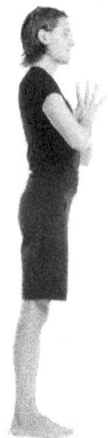

Saludo al sol con salto

Esta variante del saludo al sol incluye unos pequeños saltos que resultan divertidos, atrevidos y vigorizantes. Para efectuarlos de forma segura, es esencial utilizar la respiración, pues deben realizarse durante la pausa posterior a la espiración. Esto garantiza la estabilidad a través del mula bandha, o apoyo raíz, de la región lumbar, que se establece durante la espiración y se mantiene mientras se ejecutan los saltos. Estos deben ser lo más ligeros posible y tener un impacto mínimo. Como postura inicial sitúese delante de la colchoneta, con los pies paralelos y los brazos en los costados.

1. Inspire y, mirando ligeramente hacia arriba, levante los brazos sobre los costados hasta que las palmas se unan encima de la cabeza.

2. Espire, flexione las piernas, lleve las palmas al suelo, apóyelas a ambos lados de los pies y relaje el cuello por completo.

3. Apoyándose sobre las piernas, inspire y enderece la espalda. Alce el pecho hacia la barbilla, ponga derechos los brazos y apóyese sobre las puntas de los dedos.

4. Espire e intensifique la flexión hacia delante, a la vez que dobla ligeramente las rodillas y apoya las palmas planas sobre el suelo.

5. Conteniendo la respiración, salte hacia atrás con los dos pies a la vez para adoptar la postura de la tabla; inspire.

6. Espire, flexione los codos y descienda hacia el suelo para adoptar la postura del palo o chaturanga dandasana.

7. Inspire e inclínese hacia delante para adoptar la postura del perro boca arriba.

8. Espire y extienda los brazos a la vez que levanta las caderas; mantenga la postura del perro boca abajo durante cuatro respiraciones.

9. En la pausa posterior a la cuarta espiración, salte suavemente con los dos pies a la vez y sitúelos entre ambas manos.

10. Inspire y estire la columna, lleve el pecho hacia la barbilla y enderece los brazos apoyándose sobre las puntas de los dedos.

11. Espire e intensifique la flexión hacia delante, relajando el cuello.

12. Inspire y empiece a incorporarse, a la vez que mira ligeramente hacia arriba y levanta los brazos sobre los costados para juntar las palmas sobre la cabeza.

13. Espire, lleve las manos juntas hacia el corazón y relaje la barbilla inclinándola hacia el pecho.

Repita esta vinyasa cinco veces

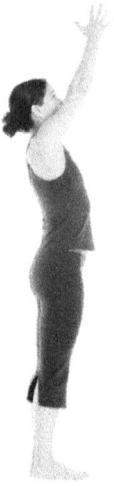
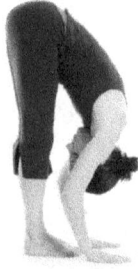
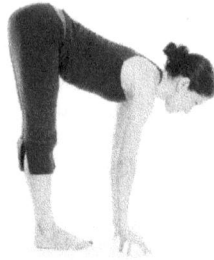
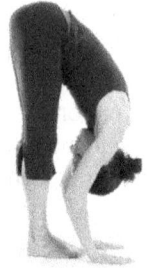
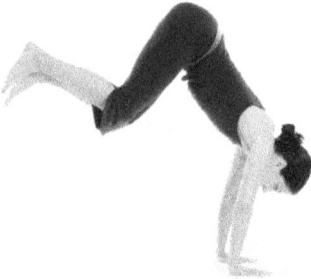
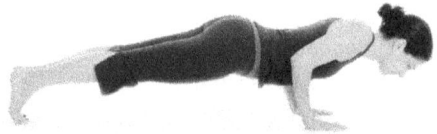
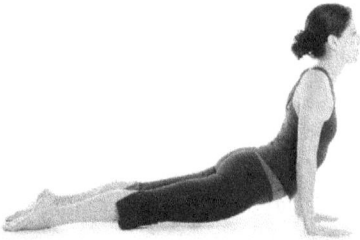
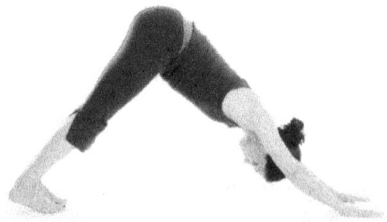
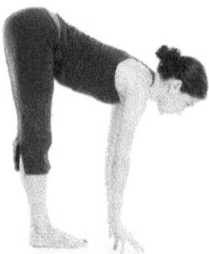
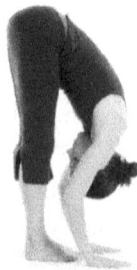
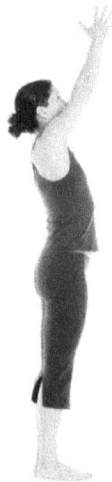
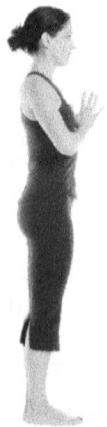

4

Práctica ligera

Cualquier persona, tenga la edad, el nivel de experiencia o el estado de salud que sea, puede practicar estas sesiones matinales de yoga. Si se está empezando en el yoga, su estado de salud requiere algún tipo de atención sanitaria, no duerme las horas suficientes y se despierta cansado o necesita tomárselo con calma un día en concreto, practique estas ligeras series que le ayudarán a sentirse activo y revigorizado. Las series suaves no son, en absoluto, menos importantes o yóguicas que las moderadas o las intensas. La conexión consciente entre la respiración y el cuerpo es el punto crucial de la práctica y aquí se representa de forma que contribuya a mantenernos despiertos, energizados, fuertes y flexibles. Para garantizar una práctica segura y efectiva se han realizado una serie de adaptaciones y ajustes sutiles a las asanas clásicas. Sea consciente de sus sensaciones y disfrute de los ejercicios sin realizar sobreesfuerzos, para poder beneficiarse de todos los beneficios del yoga.

Serie ligera de entre 15 y 20 minutos

Practicar correctamente un poco de yoga nada más levantarse de la cama es una forma ideal de empezar el día. Esta serie de ejercicios puede ser el calentamiento de una rutina de yoga matinal o una práctica completa, breve y ligera, que podrá realizar aquellos días que ande bajo de energías.

1. Preparativos para la respiración

Túmbese sobre la espalda, con las rodillas flexionadas y los brazos en los costados. Relaje el cuerpo y alargue la respiración nasal usando la respiración del océano, o ujjayi, durante seis veces.

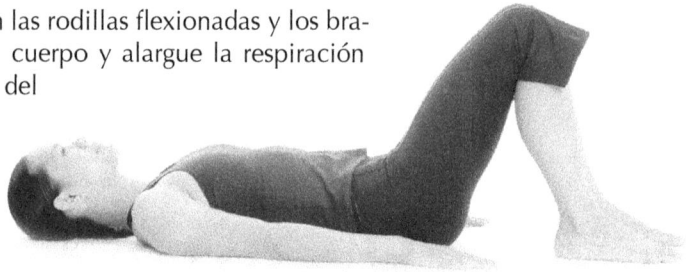

2. Movimientos de brazos

Con las rodillas flexionadas y los pies planos sobre el suelo, inspire a la vez que lleva los brazos hacia atrás y por encima de la cabeza. Espire y vuelva a llevar los brazos a los costados. Repita seis veces los movimientos y la respiración; inicie cada una de ellas un poco antes de empezar el movimiento y complete este ligeramente antes de finalizar la respiración.

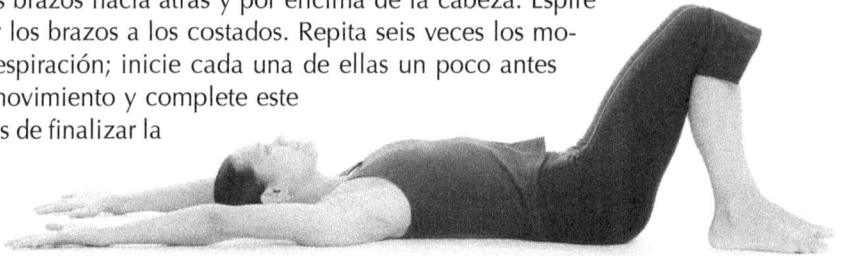

3. Llevar una rodilla al pecho

Con las rodillas flexionadas y los pies planos sobre el suelo, inspire a la vez que lleva los brazos hacia atrás y por encima de la cabeza. Espire y abrace una rodilla contra su pecho. A continuación, inspire mientras vuelve a llevar el pie al suelo y los brazos hacia atrás y por encima de la cabeza. Repita la respiración y los movimientos ocho veces, alternando las piernas.

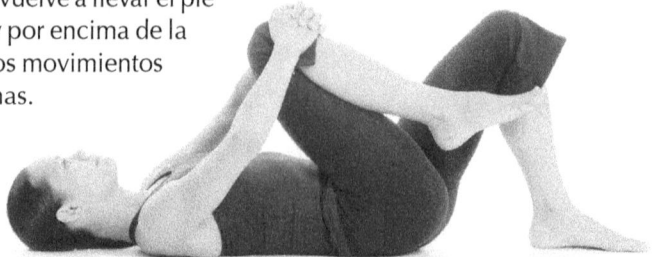

4. Elevación de piernas extendidas (Urdhva Prasarita Padasana)

Túmbese sobre la espalda, abrácese las rodillas y apoye una mano sobre cada una. Inspire y lleve los brazos hacia atrás y por encima de la cabeza, en un movimiento amplio que permita que los hombros se apoyen cómodamente en el suelo, mientras extiende las piernas y flexiona los pies. Espire, abrácese las rodillas de nuevo y repita la respiración y los movimientos cuatro veces. Después, mantenga la posición durante seis respiraciones, con las piernas extendidas y los brazos por encima de la cabeza. En la última espiración, abrácese las rodillas y relájese.

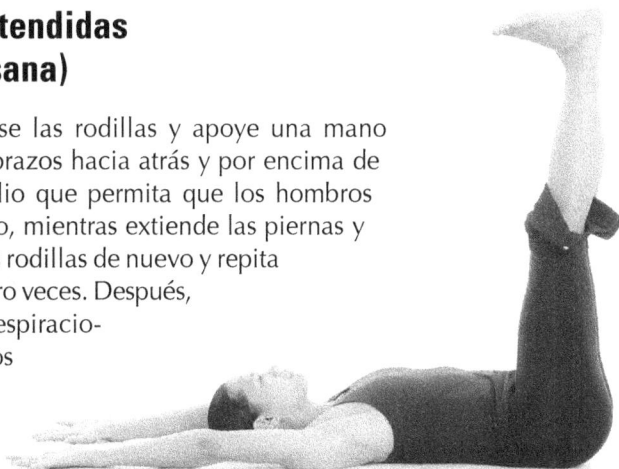

5. Torsión abdominal (Jathara Parivrtti)

Lleve las rodillas al pecho y abrácelas (*a*). Inspire y extienda los brazos hacia los lados. A continuación, espire mientras gira hacia la izquierda y lleva las rodillas al suelo. Inspire para llevar de nuevo las piernas al centro y espire para girar a la derecha (*b*). Repita la respiración y los movimientos dos veces en cada lado. A continuación, mantenga la torsión a la derecha e

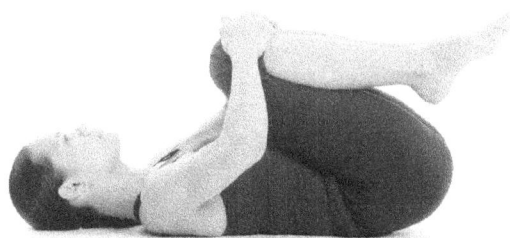

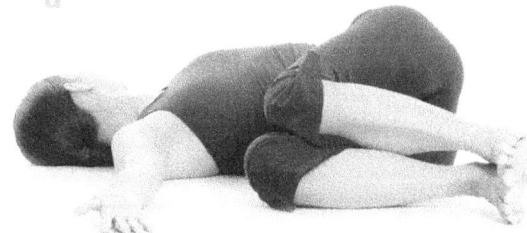

inspire, extendiendo bien los brazos. Espire y coloque la mano izquierda delante y algo más allá de la derecha, estirándola desde el hombro (*c*). Inspire y levante de nuevo el brazo izquierdo. Repita las respiraciones y los movimientos de los brazos cuatro veces y, a continuación, mantenga la torsión con los brazos abiertos durante seis respiraciones. Inspire, lleve las piernas al centro y espire mientras gira hacia la izquierda. Repita las respiraciones y los movimientos de los brazos cuatro veces y, a continuación, mantenga la torsión durante seis respiraciones más. Finalmente inspire, lleve las piernas de nuevo al centro y abrácese las rodillas.

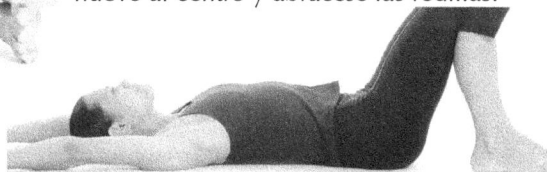

Serie ligera de entre 15 y 20 minutos

6. El puente (Setu Bandhasana)

Túmbese con las rodillas flexionadas, los brazos en los costados y los pies paralelos y alineados con las caderas, cerca del cuerpo pero a una distancia que le resulte cómoda (a). Inspire, lleve los brazos hacia atrás y por encima de la cabeza y, apoyándose sobre las plantas de los pies, levante las caderas y eleve el pecho hacia la barbilla (b). Espire a la vez que lleva las caderas al suelo y los brazos a los costados. Repita la respiración y los movimientos cuatro veces. A continuación, mantenga la postura del puente durante seis respiraciones más. Expanda el tórax cuando inspire y deje que el estómago descienda hacia la columna cuando espire. Durante la última espiración baje las caderas, lleve de nuevo los brazos a los costados y relájese.

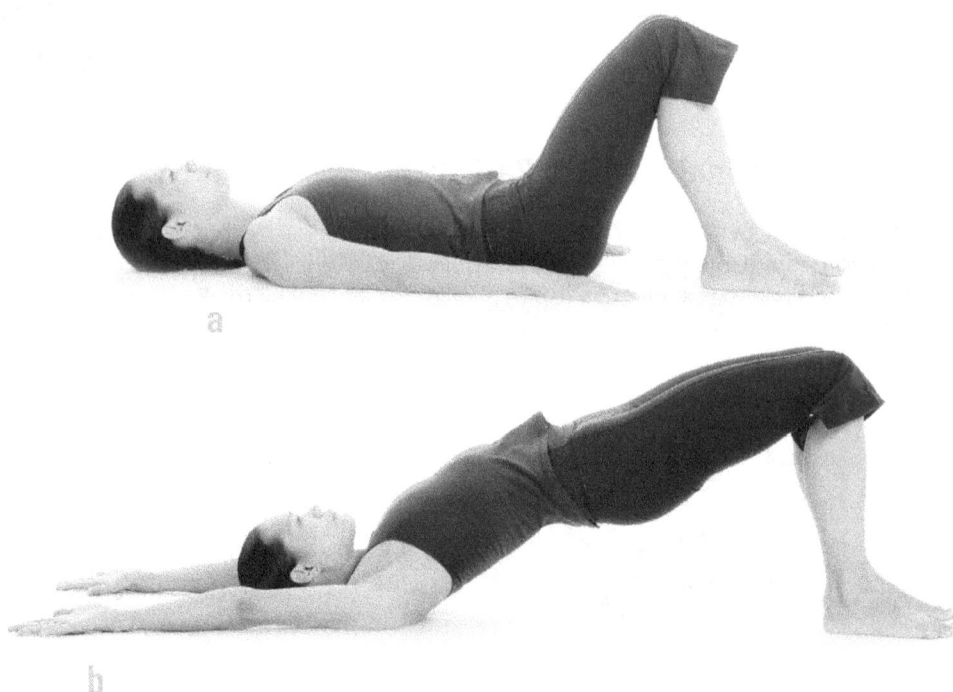

a

b

7. Saludo al sol arrodillado

Apóyese sobre las manos y las rodillas, y alinee las manos con los hombros. Ejecute el saludo al sol arrodillado tal y como se describe en las páginas 48-51 del capítulo 3.

8. De la postura del niño (Balasana) a la del héroe (Virasana)

Póngase de rodillas para adoptar la postura del niño y apoye la frente en el suelo (*a*). Inspire y levántese sobre las manos y las rodillas para adoptar la postura del héroe, elevando el abdomen y alzando ligeramente la mirada (*b*). Espire, vuelva a adoptar la postura del niño y apoye de nuevo la frente en el suelo. Repita la respiración y los movimientos seis veces más.

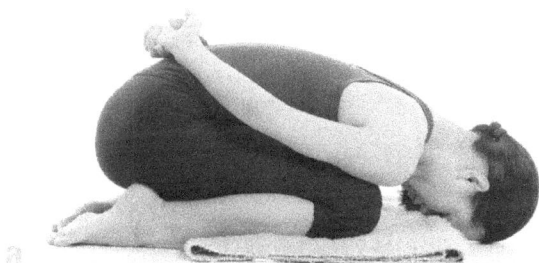

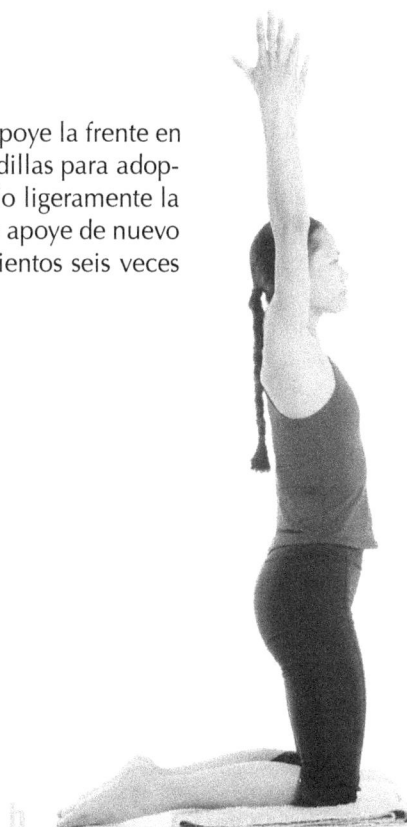

9. Zancada arrodillada

Arrodíllese sobre una manta para tener mayor apoyo. Adelante el pie izquierdo, lleve las dos manos a la rodilla izquierda y mueva las caderas hacia delante. Manteniendo las manos sobre el muslo, justo encima de la rodilla izquierda, estire los brazos, levante el tórax y relaje los hombros; mantenga la posición durante seis respiraciones. A continuación, desplace su peso hacia atrás, cambie de pierna y repita la asana colocando esta vez la pierna derecha delante.

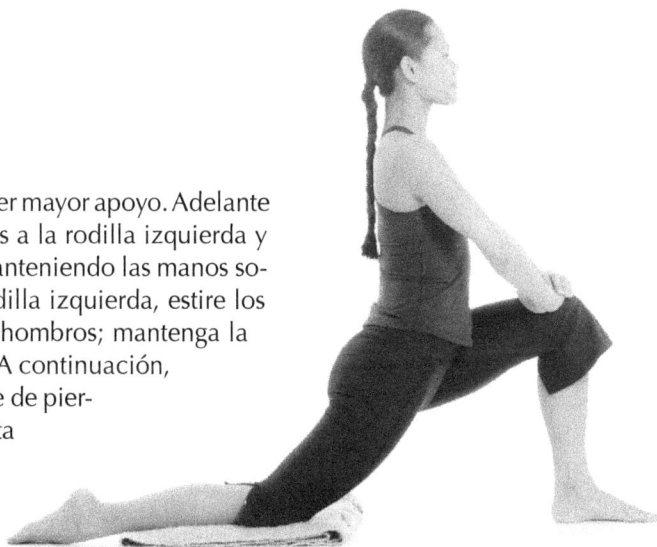

Serie ligera de entre 15 y 20 minutos

10. Postura del perro boca abajo (Adho Mukha Svanasana) y transición a la postura erguida

Apóyese sobre las manos y las rodillas. Flexione los dedos de los pies, espire entre las manos y levante las caderas para adoptar la postura del perro boca abajo (*a*). Mantenga la posición durante cinco respiraciones y, a continuación, lleve los pies hacia las manos, manteniendo el cuello relajado (*b*). Con las rodillas ligeramente flexionadas y la cabeza, el cuello y la región lumbar relajadas, estabilice las piernas y empiece a elevar la columna para incorporarse (*c*). Levante la cabeza en último lugar.

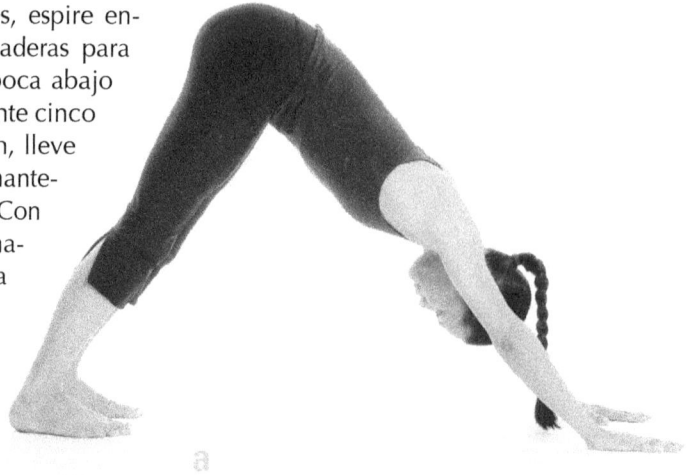

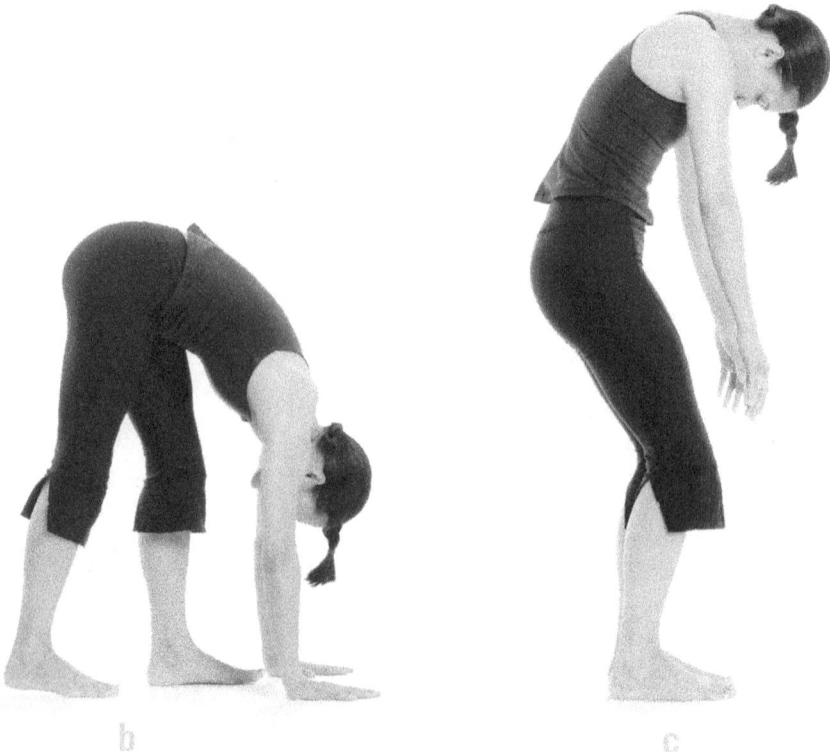

a

b

c

11. Postura de la montaña (Tadasana)

Póngase de pie, con los pies paralelos y alineados con las caderas, y mire hacia delante (a). Inspire y levante los brazos sobre los costados y la cabeza, con las palmas separadas y paralelas; levante ligeramente la mirada (b). Espire, lleve los brazos a los costados e incline la barbilla sobre el pecho. Repita la respiración y los movimientos cinco veces más.

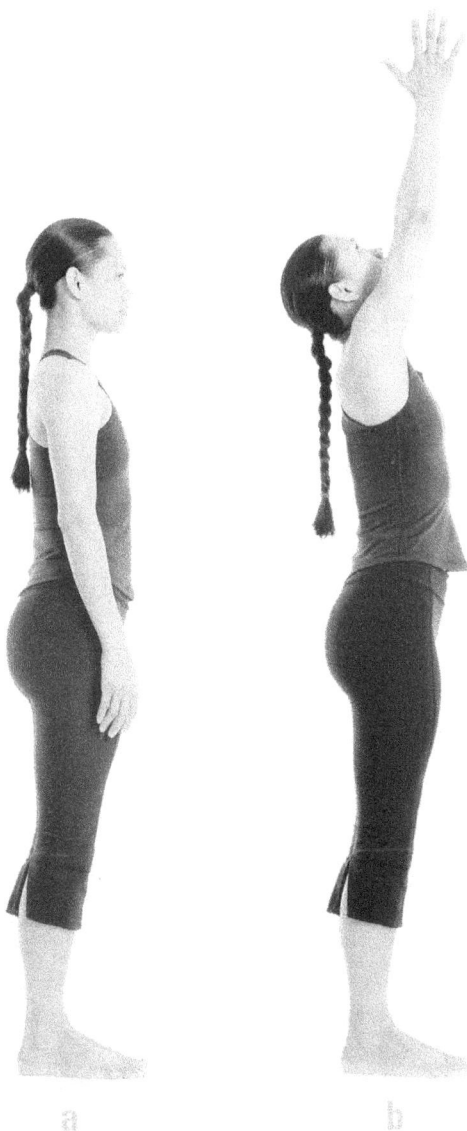

a

b

Serie ligera de entre 15 y 20 minutos

12. Del triángulo con torsión (Parivrtti Trikonasana) a la flexión hacia delante con las piernas separadas (Prasarita Uttanasana)

Póngase de pie con las piernas abiertas, los pies paralelos y los brazos en los costados. Inspire y extienda los brazos hacia los lados (*a*). Espire, gire hacia la derecha y apoye la mano izquierda en el suelo, entre los pies. A continuación, lleve la mano derecha al hueso sacro, situado justo en el centro de la región lumbar, mientras mira hacia arriba (*b*). Inspire y enderece la espalda a la vez que estira los brazos; después, espire y gire a la izquierda, mientras apoya la mano derecha entre los pies y la palma izquierda sobre el hueso sacro (*c*). Inspire mientras regresa al centro, extendiendo bien ambos brazos.

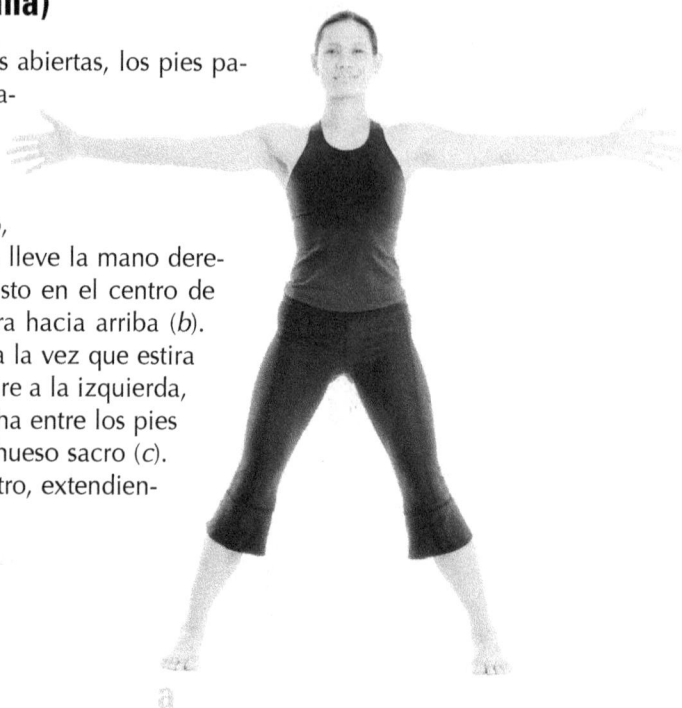

a

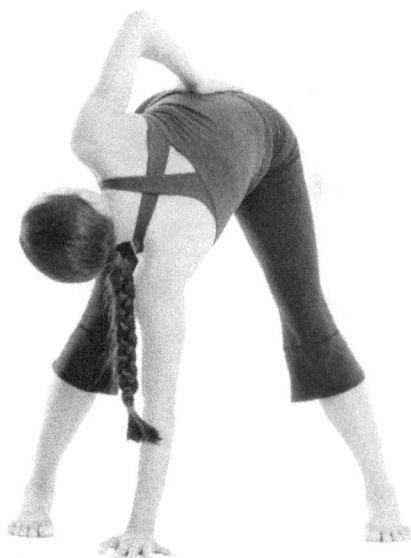

b

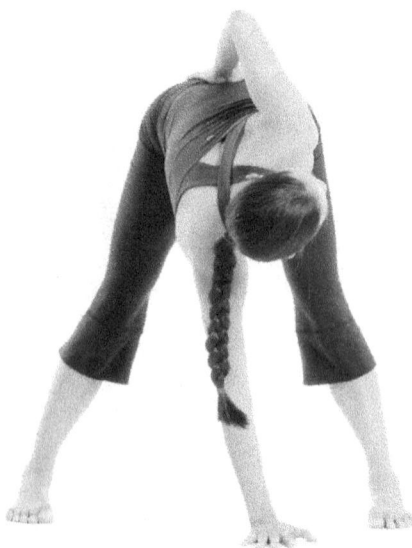

c

Espire mientras ejecuta una flexión hacia delante y apoya las manos en el suelo, entre las piernas (d). Inspire e incorpórese de nuevo, extendiendo los brazos, y espire mientras lleva las palmas juntas hacia el corazón. Repita esta secuencia cuatro veces. En la cuarta repetición, mantenga el giro a cada lado y la flexión hacia delante durante seis respiraciones. A continuación inspire, incorpórese de nuevo extendiendo los dos brazos y, finalmente, espire mientras lleva las palmas juntas hacia el corazón.

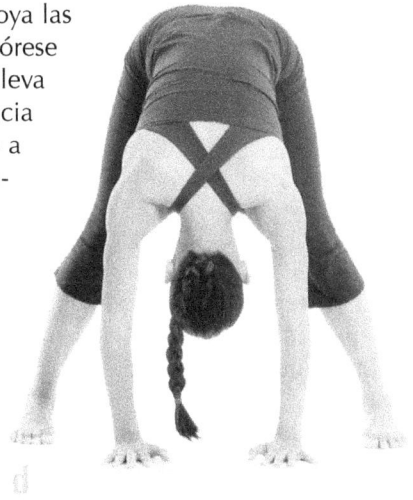

13. Finalización

Manteniendo las palmas delante del corazón, junte las piernas y sitúese delante de la colchoneta. Sin deshacer la posición, sienta cómo la respiración entra y sale libremente de su cuerpo y cómo su pecho asciende y desciende. Este ejercicio le permitirá sacar el máximo partido de sus esfuerzos y de los beneficios del yoga.

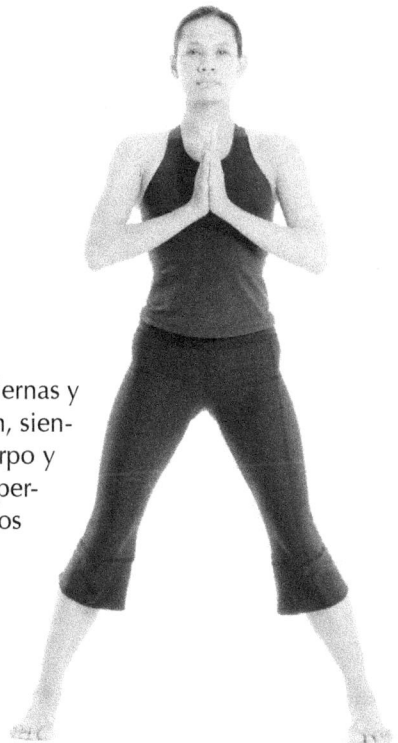

Guía para la serie ligera de entre 15 y 20 minutos

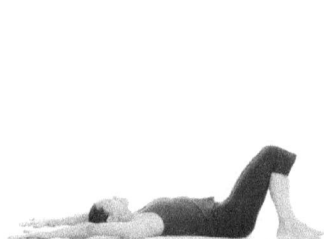

**Preparativos
para la respiración.
Movimientos de brazos**

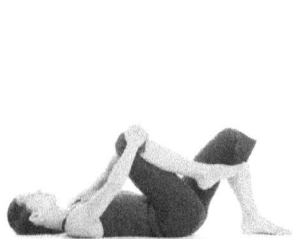

Llevar una rodilla al pecho

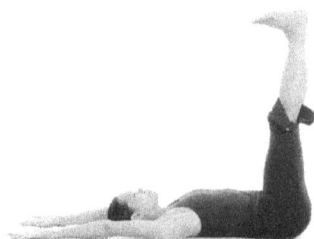

**Elevación de piernas
extendidas**

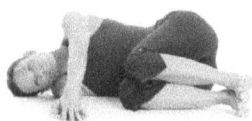

Torsión abdominal

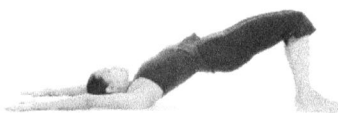

El puente

**Saludo al sol arrodillado
(Véanse páginas 49-50)**

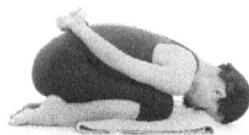

**De la postura del niño
a la del héroe**

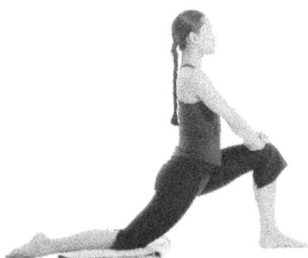

Zancada arrodillada

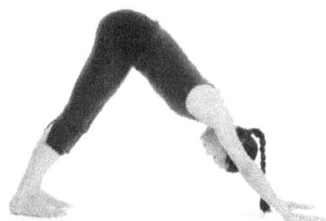

**Postura del perro
boca abajo y transición
a postura erguida**

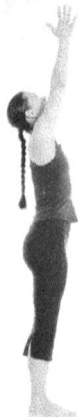

Postura de la montaña

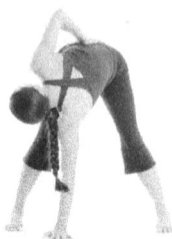

**Del triángulo con torsión
a la flexión hacia delante
con las piernas separadas**

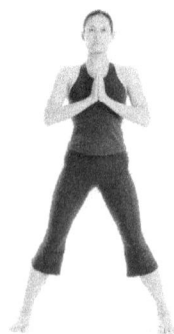

Finalización

La serie ligera de media hora de duración ha sido diseñada para aquellos principiantes que todavía se están adaptando a la práctica regular de yoga y para aquellas personas más experimentadas que desean ejercitarse de forma completa, pero no excesiva, al inicio del día. El aumento de la duración nos da la oportunidad de practicar una mayor variedad de asanas e incluir ejercicios de respiración alterna al final de la sesión.

1. Preparativos para la respiración

Póngase de pie delante de la colchoneta, con los brazos en los costados y los pies paralelos y alineados con las caderas. Mirando hacia delante, centre su atención en la respiración y empiece a alargar la inspiración y a intensificar la espiración usando la respiración del océano, o ujjayi, a través de la nariz, durante seis respiraciones.

2. Postura de la montaña (Tadasana)

Póngase de pie delante de la colchoneta, con los brazos en los costados y los pies paralelos y alineados con las caderas (a). Inspire y levante los brazos sobre los costados y la cabeza (b). Levante ligeramente la mirada y mantenga las palmas separadas y mirándose entre sí; relaje los hombros. Espire mientras lleva de nuevo los brazos a los costados e inclina la barbilla sobre el pecho. Repita la respiración y los movimientos seis veces.

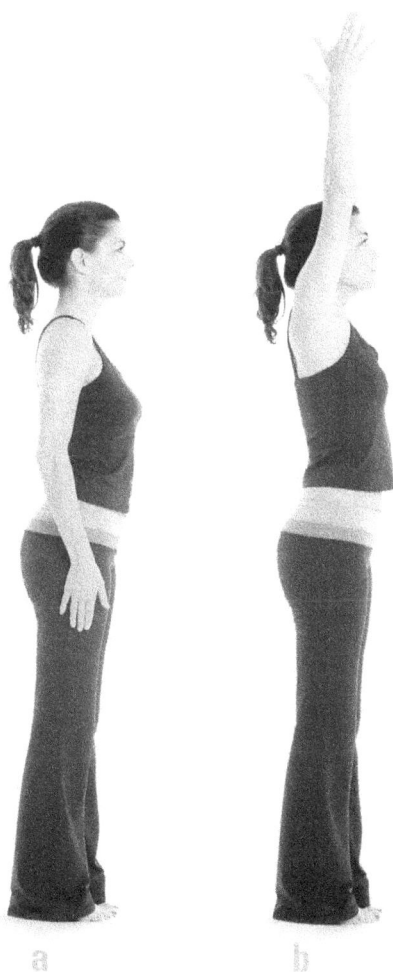

a

b

Serie ligera de entre 30 y 40 minutos

3. Flexión hacia delante (Uttanasana)

Inspire mientras levanta los brazos por encima de la cabeza y después espire para flexionar las rodillas y apoyar las manos en el suelo. Relaje el cuello por completo y flexione las rodillas tanto como sea necesario. Inspire y empiece a incorporarse, a la vez que levanta los brazos sobre los costados y la cabeza y mira ligeramente hacia arriba. Repita las respiraciones y los movimientos ascendentes y descendentes cuatro veces. A continuación, mantenga la flexión hacia delante durante seis respiraciones; inspire cuando estire la parte posterior del cuerpo y espire cuando intensifique la flexión. Inspire de nuevo para empezar a incorporarse, levantando los brazos por encima de la cabeza, y finalmente espire, mientras lleva los brazos a los costados e inclina la barbilla sobre el pecho.

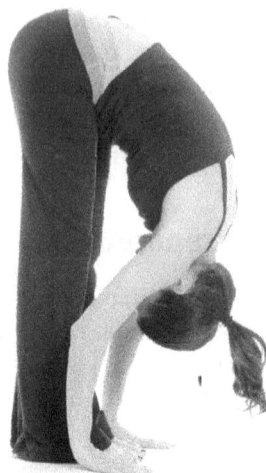

4. Postura del guerrero (Virabhadrasana)

Con los brazos en los costados, separe las piernas dejando una distancia de aproximadamente un metro y medio entre ellas y colóquese de forma que la pierna derecha quede delante y la izquierda detrás. El pie derecho, las caderas y los hombros deben mirar hacia delante, mientras que el pie izquierdo debe mirar hacia afuera, formando un ángulo de cuarenta y cinco grados. Inspire mientras flexiona la rodilla derecha y levanta los brazos sobre los costados y la cabeza, manteniendo las palmas separadas y paralelas y los hombros relajados; expanda el tórax y mire hacia arriba (*a*). Espire, lleve los brazos de nuevo a los costados e incline la barbilla sobre el pecho (*b*). Repita la respiración y los movimientos cuatro veces y, a continuación, mantenga la postura del guerrero durante seis respiraciones. Espire y vuelva a llevar los brazos a los costados, estire la pierna derecha y relaje la barbilla sobre el pecho. Cambie de pierna y repita el ejercicio sobre el otro lado.

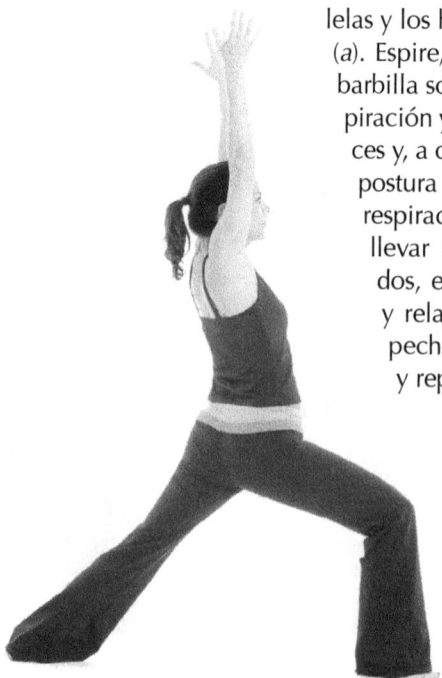

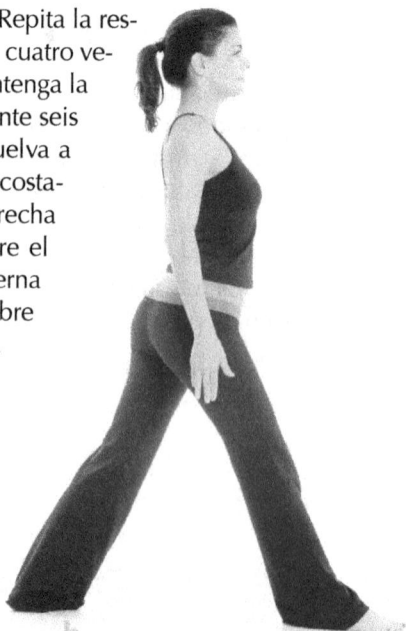

a

b

5. Postura del triángulo (Trikonasana)

Tras repetir los pasos iniciales de la postura del guerrero para separar las piernas y colocar correctamente los pies, expanda los hombros hacia los lados. Inspire y levante los brazos, estirando bien las manos. A continuación, inclínese hacia delante y espire, mientras apoya la mano izquierda en la espinilla izquierda y lleva la mano derecha hacia arriba (*a*). (Apoye esta misma mano en la parte superior de la espinilla para poder expandir bien el tronco.) Estire las piernas y desbloquee la rodilla izquierda. Inspire para sentir la energía que circula por sus pies y mírese la mano derecha, manteniendo la palma abierta y los dedos bien extendidos. Espire mientras baja el brazo derecho y lo apoya en la espalda, mire hacia el pie izquierdo y mantenga el brazo izquierdo recto (*b*). Inspire y levante una vez más el brazo derecho. Repita los movimientos de brazos cuatro veces y, a continuación, mantenga el triángulo con el brazo extendido durante seis respiraciones más. Inspire y empiece a incorporarse, extendiendo bien los brazos, y finalmente espire y baje los brazos para relajarse. Gire los pies en la dirección contraria y repita el triángulo sobre el otro lado.

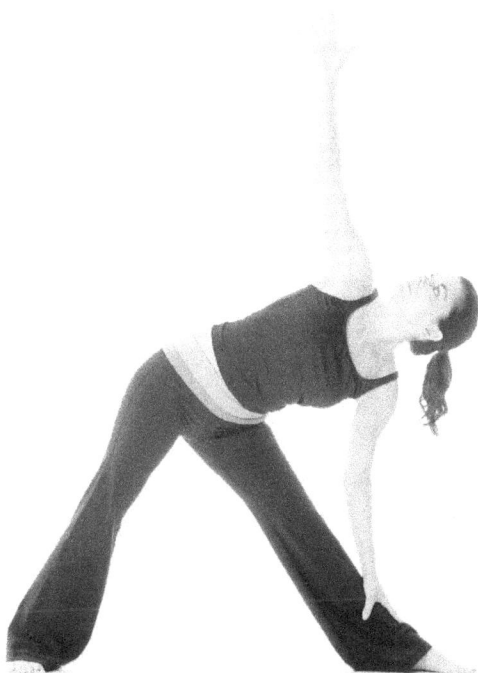

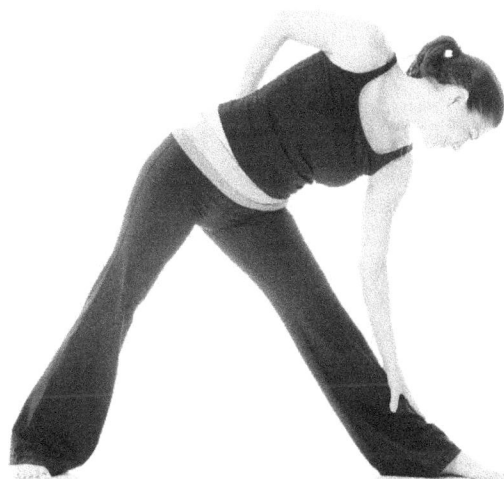

a

b

Serie ligera de entre 30 y 40 minutos

6. Triángulo con torsión (Parivrtti Trikonasana)

Separe las piernas y ponga los pies paralelos. Inspire mientras extiende los brazos hacia los lados (a) y espire a la vez que gira el cuerpo hacia la derecha. Levante la mirada y apoye la mano izquierda entre los pies y la mano derecha en el hueso sacro (b). Puede colocar esta misma mano justo entre ambos pies o acercarla a la cara interior o exterior del pie derecho, para incrementar la intensidad de la torsión. Mantenga los pies bien apoyados en el suelo y permita que las caderas giren libremente en la dirección de la torsión. Si es necesario, flexione la pierna hacia la que realiza la torsión y mantenga la otra recta. Si siente alguna tensión en el cuello o en los hombros, incline la cabeza hacia delante.

Inspire mientras extiende los brazos y regresa al centro, y espire mientras gira hacia la izquierda, levanta la mirada y apoya la mano derecha entre los pies y la mano izquierda en el hueso sacro. Repita las respiraciones y los movimientos cuatro veces en cada lado. En la cuarta repetición, mantenga la torsión durante seis respiraciones; inspire cuando estire la columna y espire cuando intensifique la torsión. Finalmente, inspire mientras extiende los brazos y regresa al centro, y espire mientras lleva los brazos a los costados y se relaja.

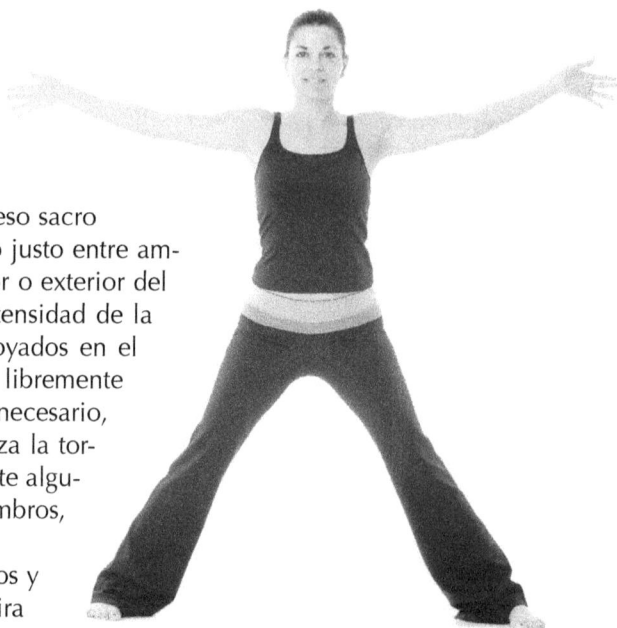

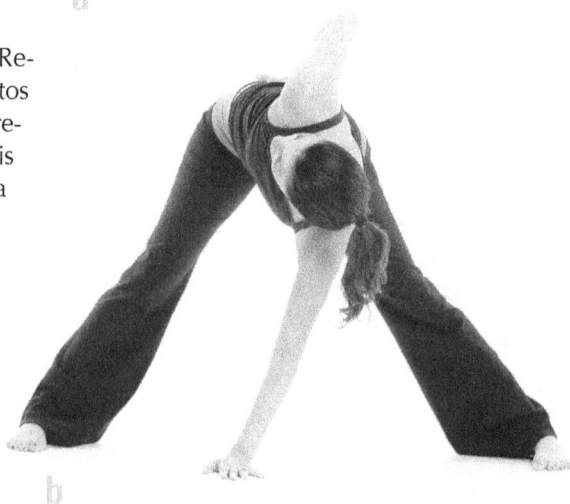

a

b

7. Flexión hacia delante con las piernas separadas (Prasarita Uttanasana)

Mantenga las piernas separadas, los pies paralelos y los brazos en los costados. Inspire mientras levanta los brazos y después espire, flexione las rodillas y apoye las manos en el suelo, entre los pies. Relaje el cuello por completo y, si es necesario, flexione ligeramente las rodillas. Distribuya parte de su peso por la parte delantera de los pies y mantenga la flexión hacia delante durante seis respiraciones; inspire para alargar la columna y espire para intensificar la flexión hacia delante. A continuación inspire y empiece a incorporarse, extendiendo los brazos hacia los lados. Finalmente espire y lleve las palmas juntas hacia el corazón.

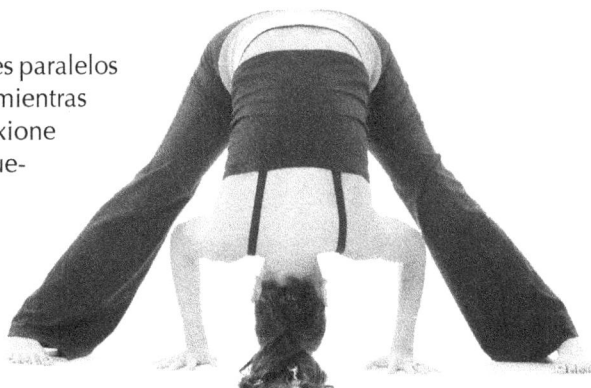

8. De la postura del perro boca arriba arrodillada (Urdva Mukha Svanasana) a la cobra (Bhujangasana), el perro boca abajo (Adho Mukha Svanasana) y la postura del niño (Balasana)

Coloque una manta en medio de la colchoneta y apóyese sobre las manos y las rodillas (*a*). Inspire, inclínese hacia delante y baje las caderas para adoptar una postura adaptada del perro boca arriba. Manteniendo los codos ligeramente flexionados, expanda el tórax y levante la mirada (*b*).

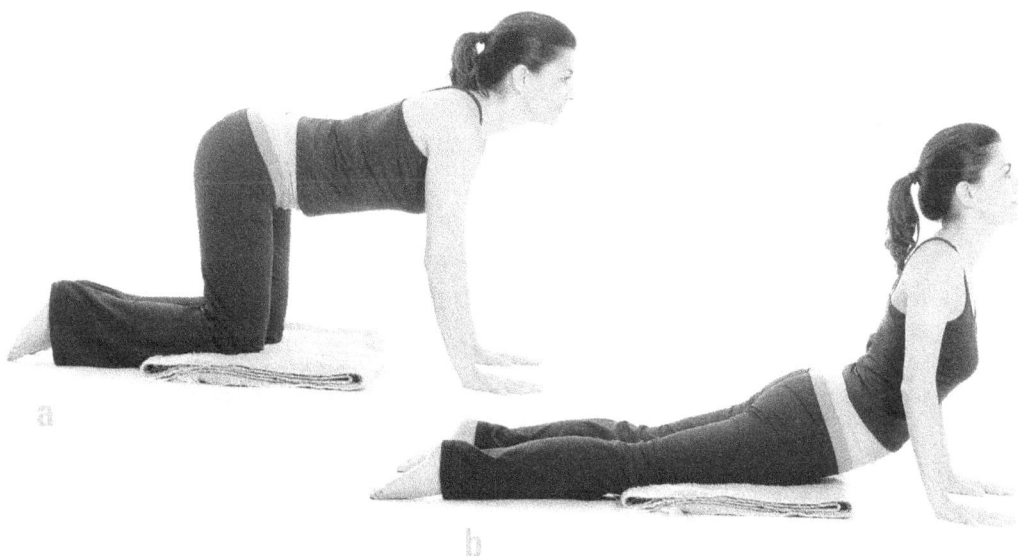

Serie ligera de entre 30 y 40 minutos

Espire, flexione los codos y descienda hasta el suelo (c). Inspire, apóyese sobre las manos y levante la cabeza, el cuello y el tórax para adoptar la postura de la cobra (d). Flexione los dedos de los pies. Espire, extienda los brazos y levante las caderas para iniciar la postura del perro boca abajo (e). Flexione las rodillas tanto como sea necesario, lleve los talones al suelo y relaje la barbilla inclinándola sobre el pecho. Inspire, apóyese de nuevo sobre las manos y las rodillas (a) y lleve las caderas hacia delante para adoptar la postura del perro boca arriba (b) e iniciar de nuevo el ejercicio. Repita esta vinyasa seis veces y conclúyala con la postura del niño.

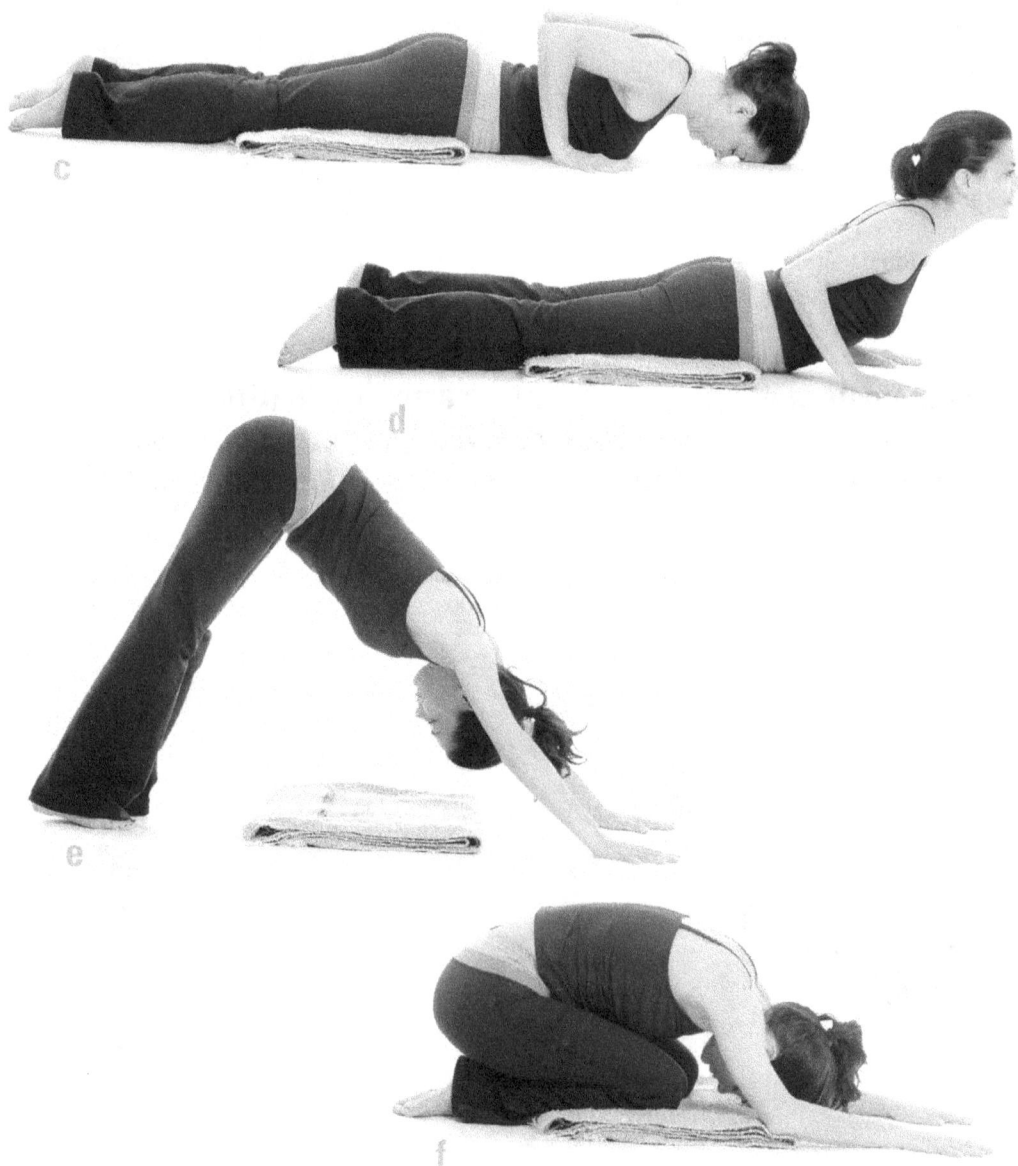

9. De la postura del niño (Balasana) a la postura arrodillada erguida

Para empezar, arrodíllese sobre una manta y adopte la postura del niño; apoye las manos en la región lumbar con las palmas mirando hacia arriba. Inspire y elévese sobre las rodillas, levantando las manos por encima de la cabeza, expandiendo el tórax y mirando ligeramente hacia arriba. Espire mientras adopta de nuevo la postura del niño y lleva las manos a la espalda. Repita las respiraciones y los movimientos seis veces. Cuando termine, mantenga la posición arrodillada y lleve los brazos a los costados para iniciar la siguiente postura.

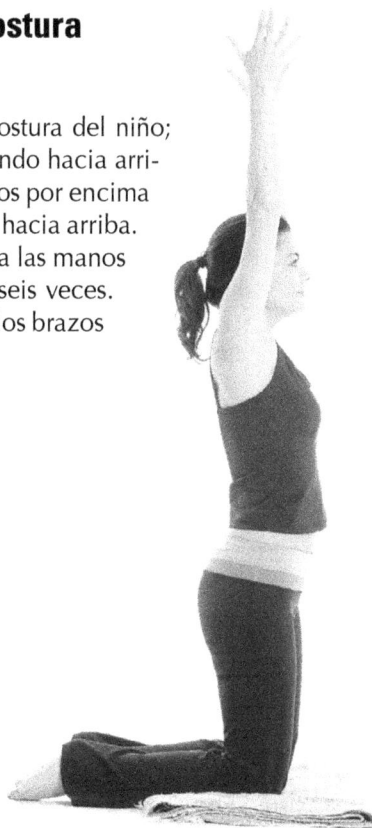

10. Zancada arrodillada

Arrodíllese sobre una manta para mantener el equilibrio, adelante el pie derecho y apoye ambas manos sobre la rodilla derecha a la vez que lleva las caderas hacia delante. Estire los brazos, expanda el tórax, relaje los hombros y la espalda y mantenga esta postura durante seis respiraciones. A continuación, lleve el peso hacia atrás para cambiar de pierna y repita la asana sobre el otro costado.

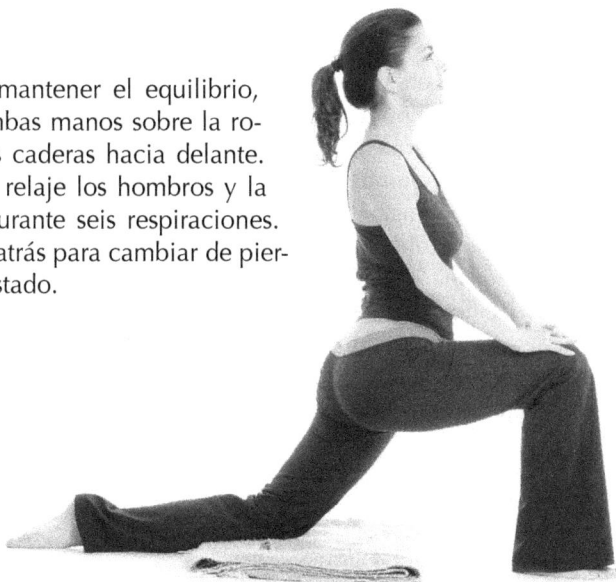

Serie ligera de entre 30 y 40 minutos

11. Postura del niño (Balasana)

Lleve las caderas a los talones, extienda los brazos por delante del cuerpo y mantenga la frente apoyada en el suelo durante seis respiraciones.

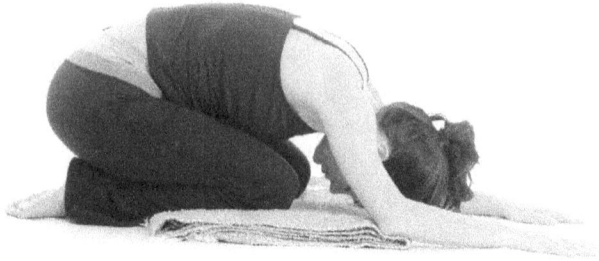

12. Torsión sentada (Ardha Matsyendrasana)

Siéntese sobre la manta con las dos piernas extendidas. Apoye el pie derecho en la parte exterior del muslo izquierdo y mantenga la pierna izquierda estirada. A continuación, coloque el brazo izquierdo a lo largo de la cara exterior del muslo derecho y apoye la mano derecha en el suelo, detrás del cuerpo, ligeramente levantada sobre las puntas de los dedos. Desenfoque la mirada para concentrarse en su interior. Inspire mientras levanta y estira la columna y espire para iniciar la torsión a la derecha; contraiga el estómago hacia dentro y arriba y gire la cabeza en la misma dirección. Es importante que no fuerce la columna. Mantenga la torsión durante seis respiraciones y, cuando termine, repita el ejercicio ejecutando la torsión hacia la izquierda.

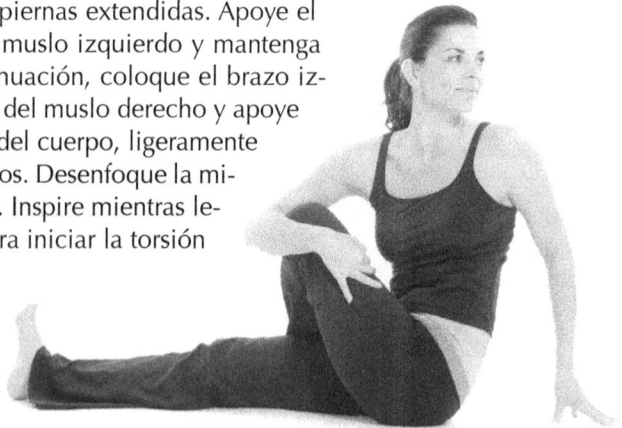

13. Flexión hacia delante de la cabeza a la rodilla (Janu Sirsasana)

Siéntese con las dos piernas extendidas. Apoye la planta del pie derecho en la parte interior del muslo izquierdo, de forma que la rodilla derecha mire hacia el costado. Desplace las caderas hacia delante e inspire, a la vez que levanta los brazos por encima de la cabeza. Espire mientras se inclina sobre la pierna extendida (en este caso la izquierda) y apoya las manos en la parte superior del pie derecho. Lleve la cabeza hacia la rodilla izquierda, flexionándola si es necesario. Inspire y enderece la espalda, a la vez que levanta los brazos por encima de la cabeza. A continuación espire y flexione de nuevo la pierna izquierda. Repítalo cuatro veces. Después, mantenga la flexión sobre la pierna izquierda durante seis respiraciones más. Inspire para expandir la parte posterior de las costillas y espire para intensificar la flexión hacia delante. Inspire y enderece la espada, levantando los brazos por encima de la cabeza, y espire mientras baja los brazos y se relaja. Repita la asana con la otra pierna.

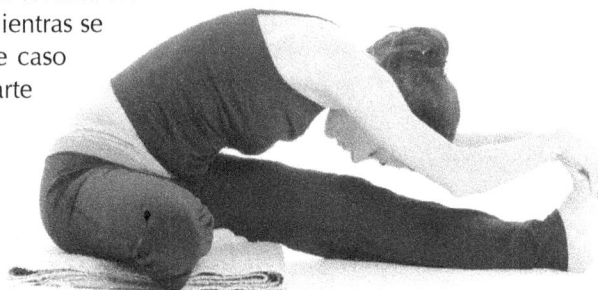

14. Postura del zapatero (Baddha Konasana)

Siéntese sobre una manta con la espalda recta y junte las plantas de los pies por delante del cuerpo, cerca de las ingles. Utilice las manos para abrir los pies como si fueran un libro y gire las caderas hacia fuera (*a*). Sujetándose los pies, inspire y extienda los brazos, a la vez que estira la columna. Incline la barbilla hacia el pecho en jalandhara bandha y mantenga la posición durante seis respiraciones, con una ligera pausa entre ellas. En la sexta espiración, flexione la columna sobre las piernas y extienda los brazos por delante del cuerpo (*b*) durante seis respiraciones más. A continuación, lleve los brazos hacia atrás e inspire mientras endereza de nuevo la espalda.

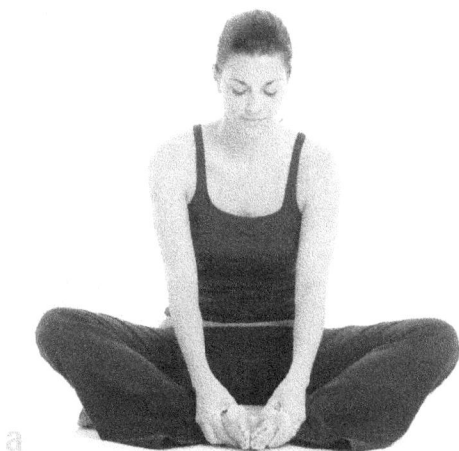

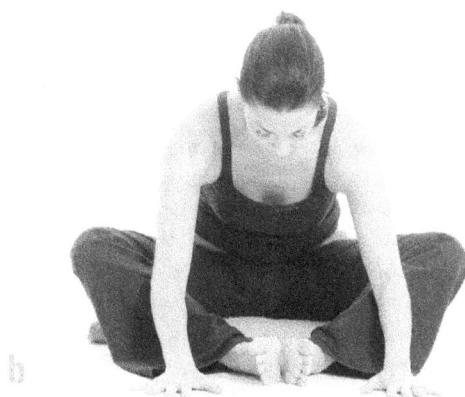

Serie ligera de entre 30 y 40 minutos

15. El puente (Setu Bandhasana)

Retire la manta y túmbese sobre la espalda, con los brazos en los costados. Flexione las rodillas y coloque los pies cerca del cuerpo, paralelos y alineados con las caderas (*a*). Inspire, lleve los brazos hacia atrás y por encima de la cabeza y levante las caderas, apoyándose sobre las plantas de los pies y alzando el pecho hacia la barbilla (*b*). Espire, baje las caderas al suelo y vuelva a llevar los brazos a los costados. Repita la respiración y los movimientos cuatro veces. A continuación, mantenga las caderas elevadas en la postura del puente durante seis respiraciones. Inspire para expandir el tórax y espire mientras permite que el estómago descienda hacia la columna.

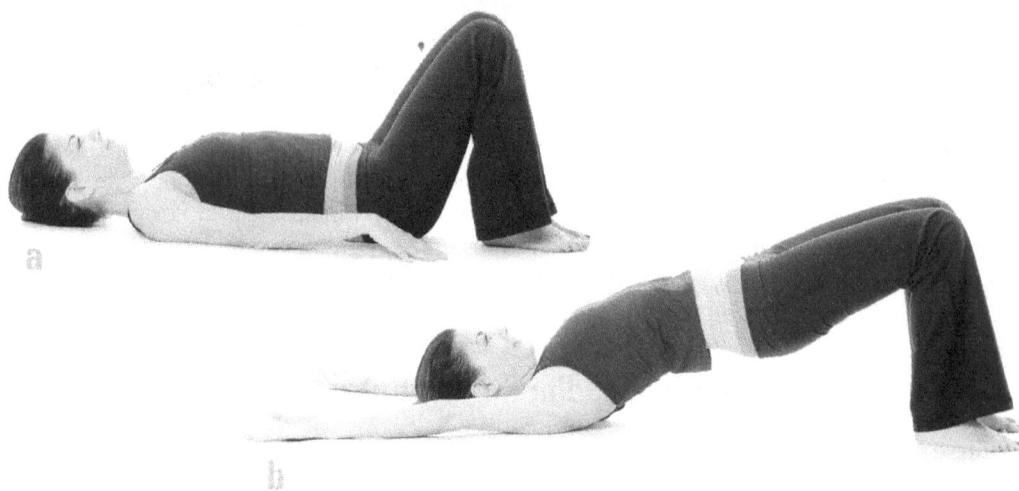

16. Postura de media vela (Viparitakarani)

Manteniendo las caderas elevadas en la postura del puente, coloque un bloque vertical bajo el hueso sacro y lleve los brazos a los costados. Levante una pierna y después la otra, para que ambas queden extendidas hacia arriba, y flexione los pies. Mantenga la postura de viparitakarani durante diez respiraciones. A continuación, lleve los pies al suelo, retire el bloque y baje las caderas.

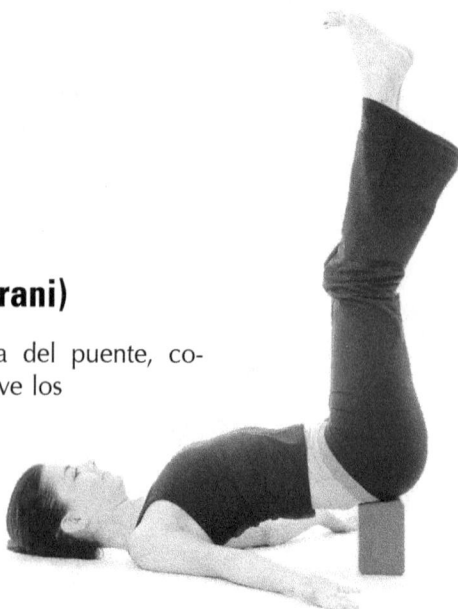

17. Postura del cadáver (Savasana)

Túmbese boca arriba, con las piernas extendidas, los brazos en cruz y las palmas hacia arriba. Si lo desea, puede colocar una manta enrollada debajo de las caderas para proteger la región lumbar. Cierre los ojos, libérese de toda tensión y relájese por completo, manteniendo la postura del cadáver durante varios minutos para absorber los esfuerzos de la práctica.

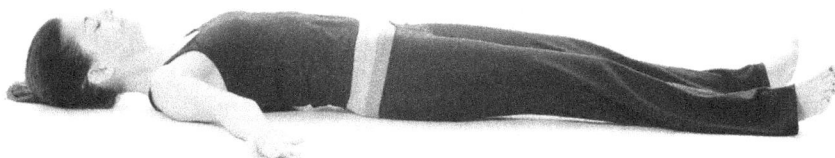

18. Torsión abdominal (Jathara Parivrtti)

Tras permanecer varios minutos en la postura del cadáver o savasana, lleve ambas rodillas al pecho y abrácelas. Inspire, extendiendo los brazos hacia los lados, y espire, girando hacia la izquierda y bajando las dos rodillas juntas hacia el suelo. Inspire para llevar las piernas de nuevo al centro y espire mientras gira a la derecha (*a*). Repita las respiraciones y los movimientos dos veces en cada lado. A continuación, mantenga la torsión a la derecha e inspire extendiendo bien los brazos. Espire y coloque la mano izquierda encima y ligeramente más allá de la derecha, y estírese desde el hombro (*b*). Inspire y extienda de nuevo el brazo izquierdo. Repita la respiración y los movimientos de brazos cuatro veces y, a continuación, mantenga la torsión con los brazos abiertos durante seis respiraciones. Inspire para llevar las piernas al centro y espire para girar a la izquierda. Repita las respiraciones y los movimientos de brazos cuatro veces y, a continuación, mantenga la posición sobre el otro costado durante seis respiraciones. Finalmente, inspire mientras lleva las piernas de nuevo hacia el centro y abrácese las rodillas.

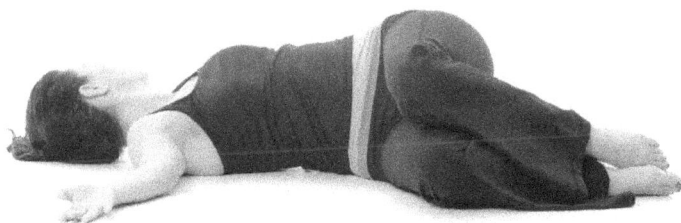

a

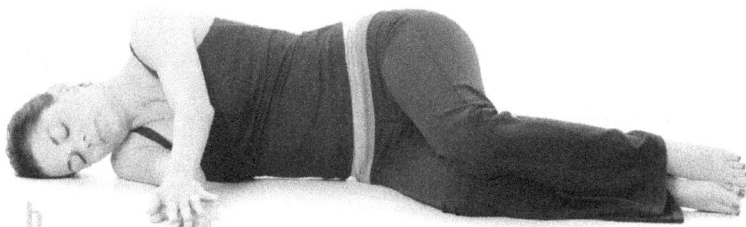

b

Serie ligera de entre 30 y 40 minutos

19. Postura tumbada para abrir las caderas

Túmbese sobre la espalda, con las rodillas flexionadas y los pies alineados con las caderas. Apoye el tobillo izquierdo encima del muslo derecho y deje caer la rodilla izquierda hacia el lado para extender la cadera izquierda. Pase el brazo derecho alrededor de la parte exterior de la pierna derecha, coloque el brazo izquierdo entre ambas piernas y entrelace los dedos en la parte superior de la espinilla derecha. Mantenga la posición durante ocho respiraciones. A continuación, espire y lleve las piernas hacia el tronco mientras mantiene la cabeza relajada sobre el suelo, y después inspire y reduzca ligeramente la intensidad. Libere las manos y las piernas y repita el ejercicio sobre el otro costado.

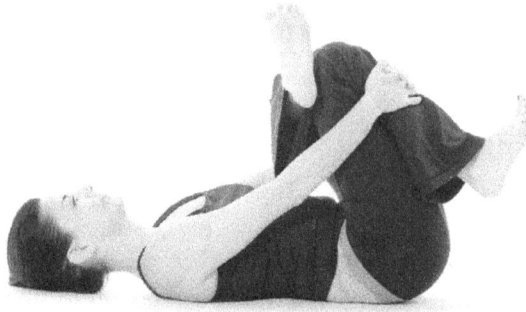

20. Respiración nasal alterna sencilla (Pranayama)

Siéntese sobre la manta con las piernas cruzadas y extienda la mano derecha hacia delante, con la palma mirando hacia arriba. Lleve los dedos índice y corazón hacia la palma. A continuación, apoye el dedo anular en la fosa nasal izquierda y el pulgar en la derecha, justo debajo del puente. Tras realizar una respiración completa (una inspiración y una espiración) a través de ambas fosas nasales, tápese la izquierda con el dedo anular e inspire por la derecha. Acto seguido, cúbrase ambas fosas nasales y contenga la respiración en su interior durante unos segundos. Finalmente, retire el dedo anular y espire a través de la fosa nasal izquierda. Ahora inspire otra vez por esta, tápese ambas fosas nasales y vuelva a contener el aliento en su interior durante unos segundos. A continuación, retire la obstrucción de la fosa nasal derecha y espire para completar un turno de respiración. Repita esta respiración durante seis turnos completos o doce respiraciones y finalícela espirando por la fosa nasal derecha. Relaje las manos llevándolas al suelo, espire libremente y disfrute durante unos momentos de este estado físico apacible y energizado.

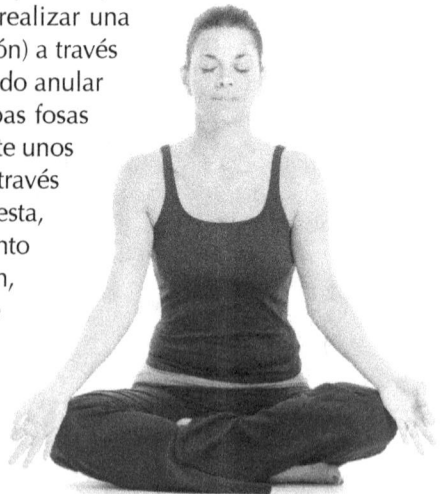

Guía para la serie ligera de entre 30 y 40 minutos *(continúa)*

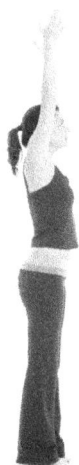

**Preparativos
para la respiración.
Postura de la montaña**

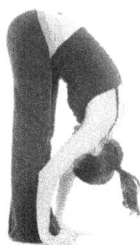

Flexión hacia delante

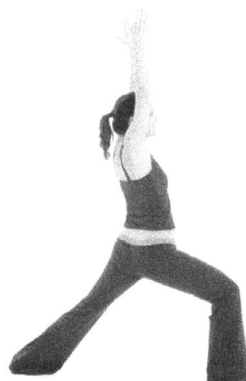

Postura del guerrero

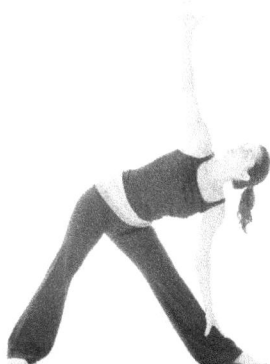

Postura del triángulo

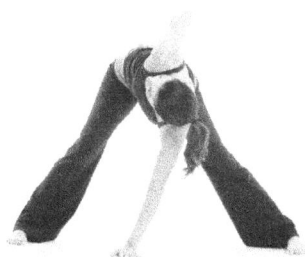

Triángulo con torsión

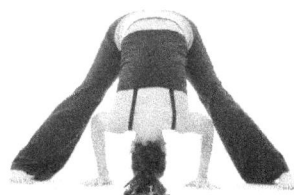

**Flexión hacia delante
con las piernas separadas**

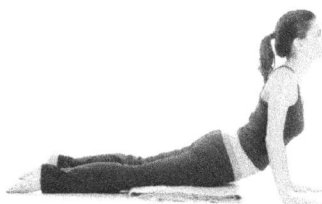

**Vinyasa del perro
boca arriba arrodillada**

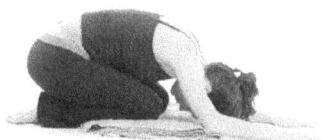

**De la postura del niño a la
postura arrodillada erguida**

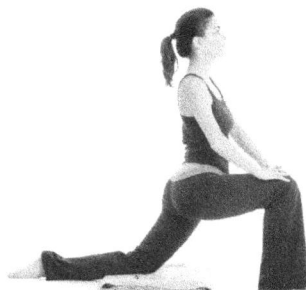

Zancada arrodillada

Guía para la serie ligera de entre 30 y 40 minutos

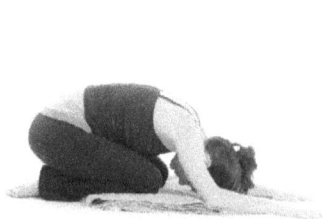

Postura del niño

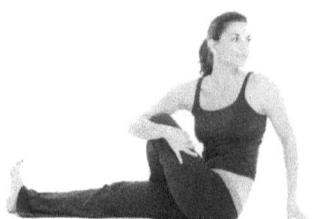

Torsión sentada

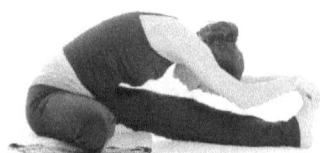

Flexión hacia delante
de la cabeza a la rodilla

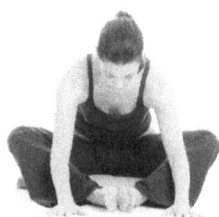

Postura del zapatero

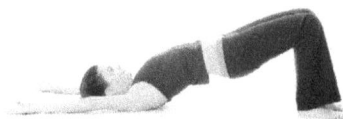

El puente

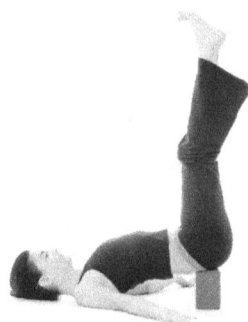

Postura de media vela

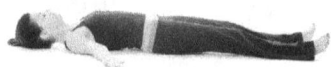

Postura del cadáver

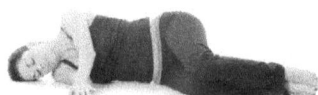

Torsión abdominal

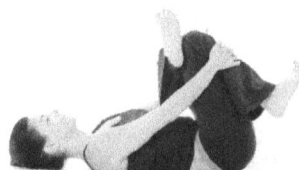

Postura tumbada para abrir
las caderas

Respiración nasal
alterna sencilla
(Véase página 24)

La serie ligera de 60 minutos nos ofrece la oportunidad de disfrutar de un yoga matinal más intenso, relajado y exhaustivo. Ejercitarse durante una mayor cantidad de tiempo y ejecutar una variedad de asanas y vinyasas más amplia nos permitirá incrementar aún más la fuerza, la flexibilidad, la resistencia y la concentración. Todas las personas, sea cual su nivel de experiencia, pueden practicar esta serie, ya sea como una práctica tonificante regular o como un tratamiento indulgente para aquellos días en que su agenda se lo permita.

1. Preparativos para la respiración

Túmbese sobre la espalda, con las rodillas flexionadas y los brazos en los costados. Relaje el cuerpo y prolongue la respiración a través de la nariz con la respiración del océano, o ujjayi, durante seis ocasiones.

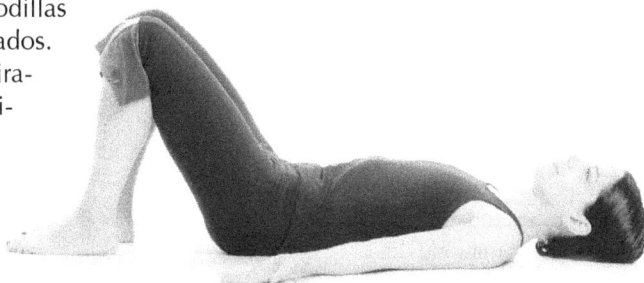

2. Movimiento de brazos en posición tumbada

Con las rodillas flexionadas y los pies planos sobre el suelo, inspire y lleve los brazos hacia atrás y por encima de la cabeza. Espire y baje los brazos de nuevo a los costados. Repita la respiración y los movimientos seis veces.

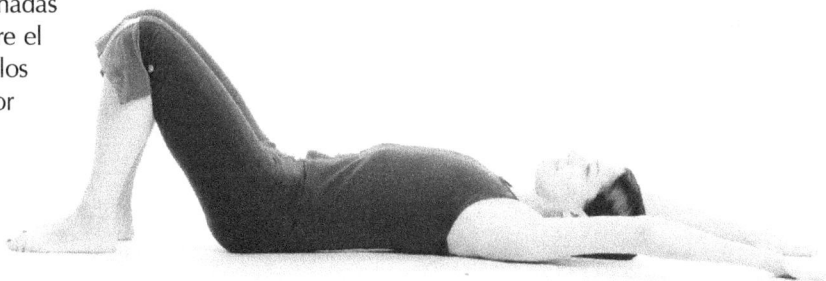

Inicie la respiración un momento antes de comenzar el movimiento y finalícela un momento antes de completarlo.

3. Rodilla al pecho

Con las rodillas flexionadas y los pies planos sobre el suelo, inspire y lleve los brazos hacia atrás y por encima de la cabeza. Espire mientras abraza una rodilla contra su pecho e inspire mientras vuelve a llevar el pie al suelo y los brazos por encima de la cabeza. Repita las respiraciones y los movimientos ocho veces, alternando las piernas.

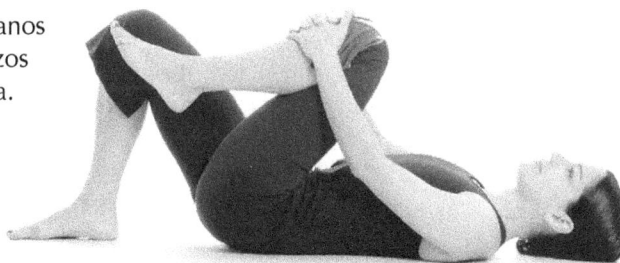

Serie ligera de entre 50 y 60 minutos

4. Estiramiento de brazos en posición sentada

Siéntese con la espalda recta y las piernas cruzadas, y apoye una mano en cada rodilla. Inspire y levante los brazos sobre los costados y la cabeza, entrelace los dedos y vuelva las palmas de forma que miren hacia arriba (a). A continuación, espire y flexione ligeramente los codos. Inspire y estire las palmas hacia arriba, extendiendo los brazos y mirando hacia arriba (b). Espire y relaje ligeramente la posición. Mantenga la postura durante seis respiraciones completas y, en la última espiración, libere los dedos y lleve los brazos de nuevo a los lados para apoyar las manos en las rodillas.

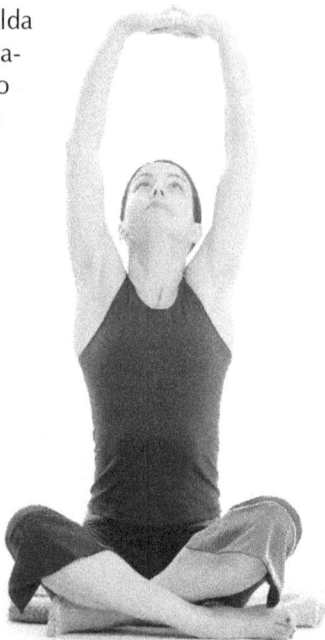

a

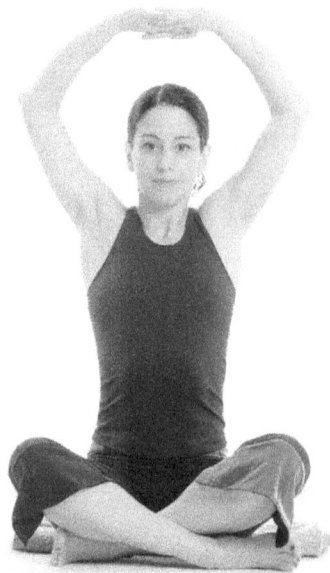

b

5. Flexión lateral en posición sentada

Permanezca sentado con las piernas cruzadas y apoye la mano izquierda en la rodilla derecha. Inspire mientras levanta el brazo derecho por encima de la cabeza y ejecuta la flexión lateral sobre el lado izquierdo. Mantenga la postura durante seis respiraciones. A continuación, espire y baje el brazo derecho para relajarlo. Repita la flexión lateral sobre el otro costado.

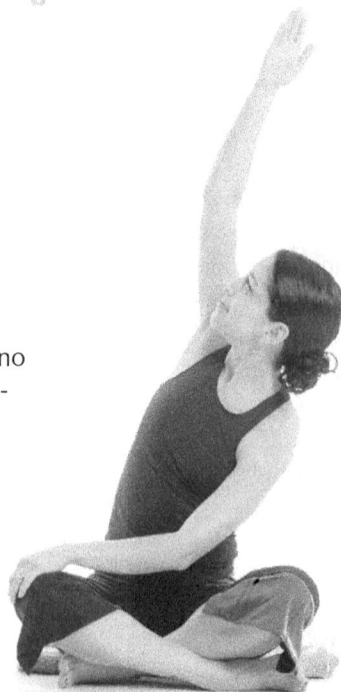

6. De la postura del gato a la del niño (Balasana) y al perro boca abajo (Adho Mukha Svanasana)

Coloque una manta debajo de las rodillas para tener mayor estabilidad y apóyese sobre estas y sus manos. Inspire y, levantando ligeramente la mirada, eleve el tórax para adoptar la postura del gato (*a*). Espire y vuelva a adoptar la postura del niño (*b*). Inspire mientras vuelve a apoyarse sobre las manos y las rodillas. A continuación, flexione los dedos de los pies y espire para adoptar la postura del perro boca abajo, estirando los brazos y levantando las caderas (*c*). Inspire y vuelva a apoyarse sobre las manos y las rodillas. Repita la vinyasa seis veces. En la última repetición, mantenga la postura del perro boca abajo durante cinco respi-

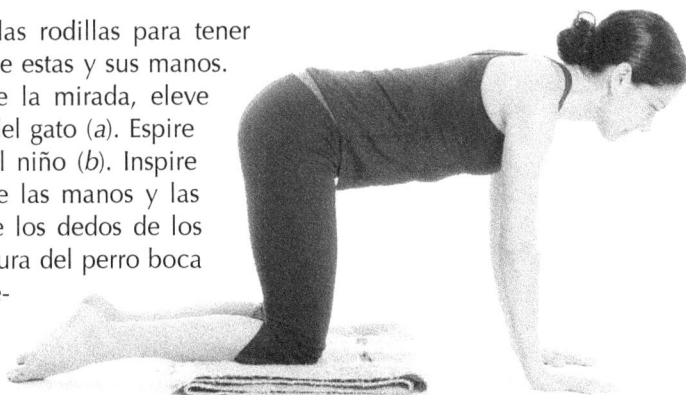

raciones; lleve la barbilla al pecho, levante las caderas, baje los talones y flexione ligeramente las rodillas si es necesario.

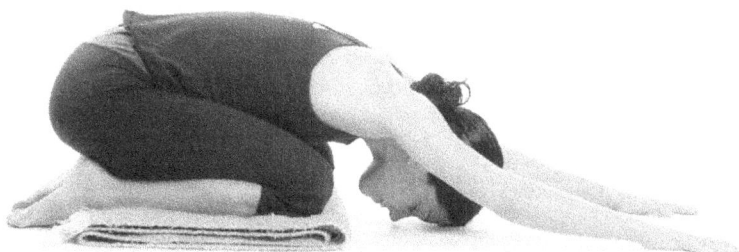

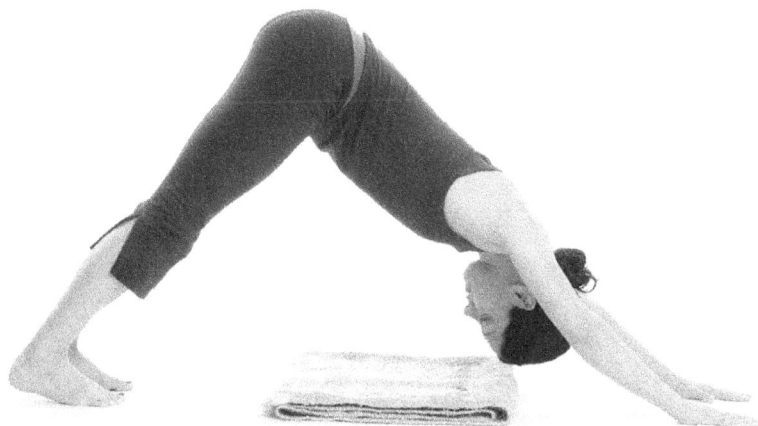

7. Transición a postura erguida

Desde la postura del perro boca abajo, empiece a caminar hacia las manos (a) para ejecutar una flexión hacia delante en posición erguida. Mantenga las rodillas ligeramente flexionadas y la parte superior de la espalda, el cuello y los brazos relajados. Impúlsese con los pies, inicie la incorporación desde la base de la espalda y levante la cabeza en último lugar (b).

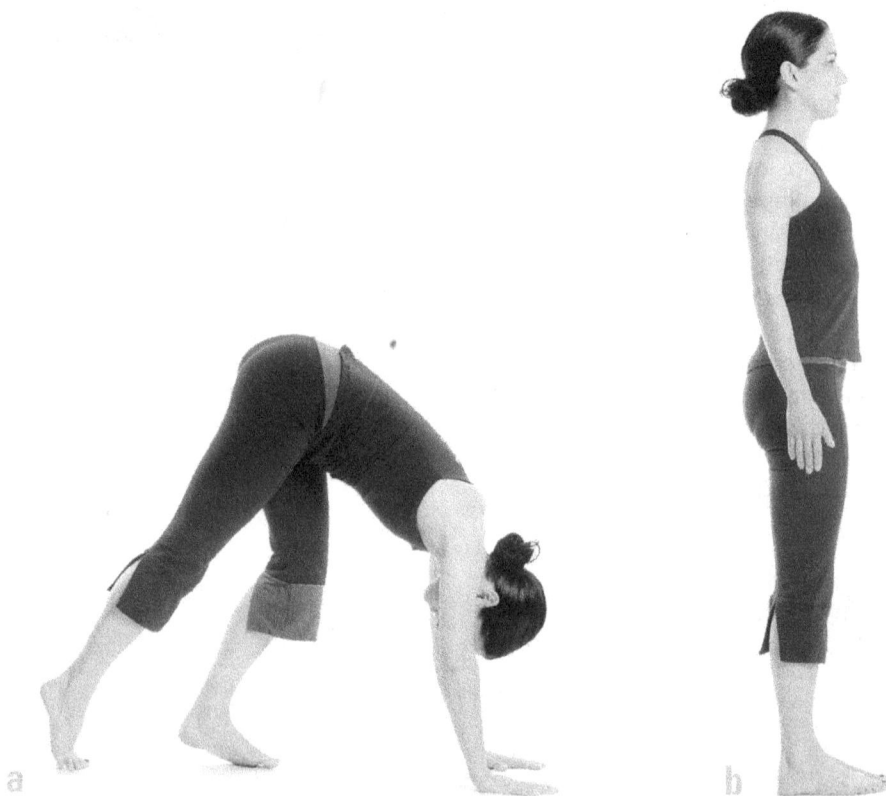

8. Zancada erguida (Anjaneyasana)

Póngase de pie delante de la colchoneta, con los pies paralelos y alineados con las caderas, los brazos en los costados y la mirada fija al frente. Mientras inspira, levante ligeramente la mirada, eleve los brazos sobre los costados y la cabeza, y mantenga las palmas separadas y paralelas (*a*). Espire, flexione las piernas y lleve las palmas hacia el suelo para apoyarlas a ambos lados de los pies. A continuación, lleve el pie derecho hacia atrás, evitando que el talón y la rodilla toquen el suelo (*b*). Inspire a la vez que expande el tórax, levanta los brazos por encima de la cabeza y mira ligeramente hacia arriba (*c*). Espire y apoye de nuevo las manos en el suelo, a ambos lados del pie izquierdo; después, adelante el pie derecho y sitúelo entre las manos. Inspire y espire de nuevo, llevando el pie izquierdo hacia atrás y manteniendo el talón y la rodilla levantados. Inspire durante la zancada, a la vez que expande el tórax, levanta los brazos por encima de la cabeza y mira ligeramente hacia arriba. Acto seguido, espire, apoye las manos a ambos lados del pie derecho y adelante el pie izquierdo para situarlo entre las manos. Inspire una vez más y empiece a incorporarse, mirando ligeramente hacia arriba, levantando los brazos por encima de la cabeza y manteniendo las palmas separadas y paralelas. Finalmente, espire y lleve las palmas juntas hacia el corazón. Repita la respiración y los movimientos seis veces, alternando las piernas. En la última repetición, mantenga la zancada durante seis respiraciones en cada lado.

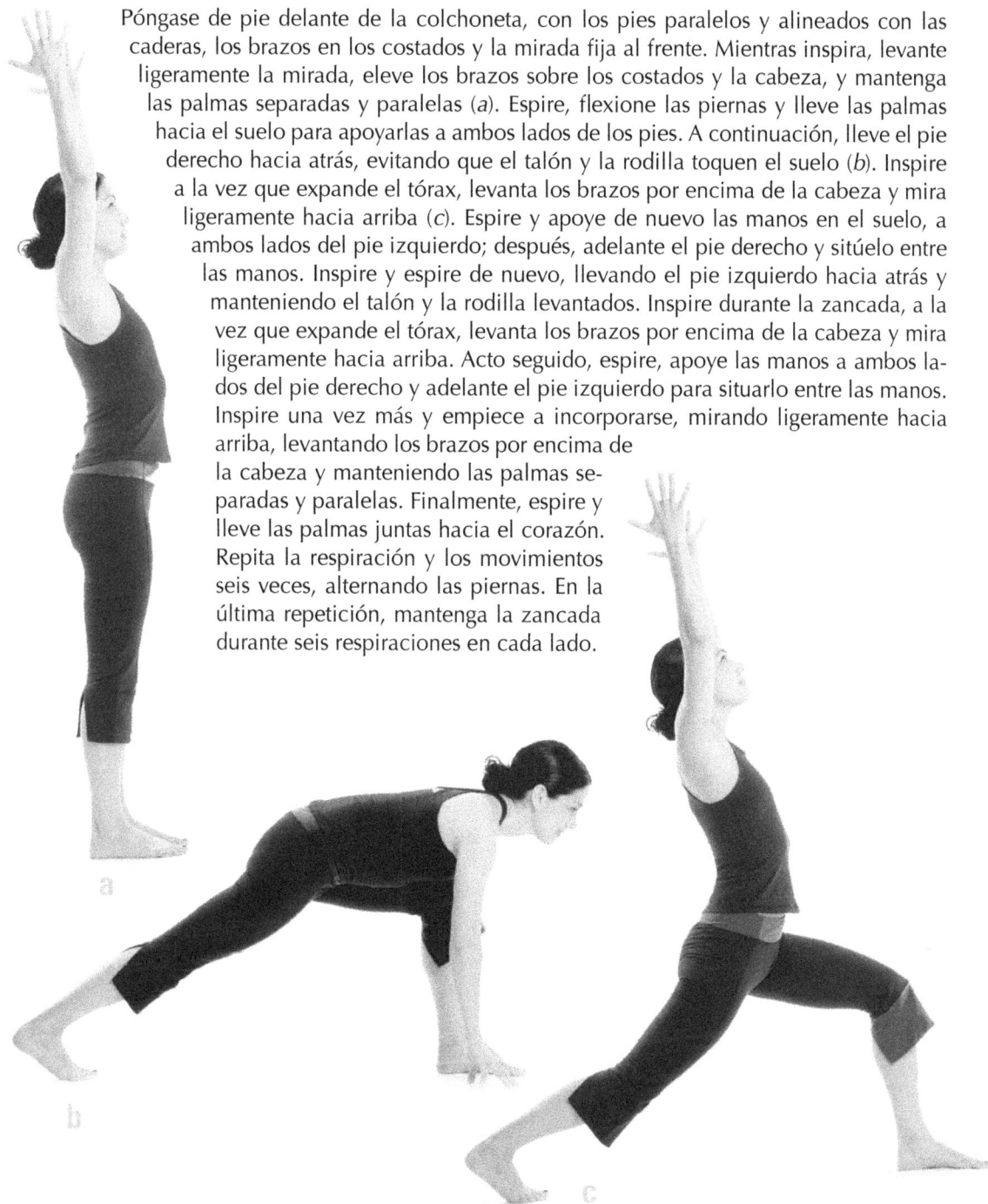

a

b

c

Serie ligera de entre 50 y 60 minutos

9. Postura del guerrero (Virabhadrasana)

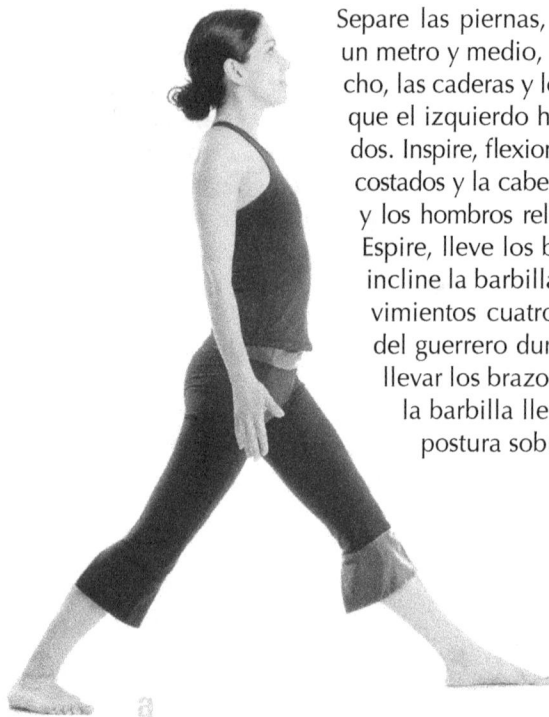

Separe las piernas, dejando una separación de aproximadamente un metro y medio, y lleve los brazos a los costados (*a*). El pie derecho, las caderas y los hombros deben miran hacia delante, mientras que el izquierdo ha de formar un ángulo de cuarenta y cinco grados. Inspire, flexione la rodilla derecha y levante los brazos sobre los costados y la cabeza, manteniendo las palmas separadas y paralelas y los hombros relajados; expanda el tórax y levante la mirada (*b*). Espire, lleve los brazos a los costados, estire la pierna derecha e incline la barbilla sobre el pecho. Repita la respiración y los movimientos cuatro veces y, a continuación, mantenga la postura del guerrero durante seis respiraciones. Finalmente, espire para llevar los brazos a los costados, estire la pierna derecha y relaje la barbilla llevándola al pecho. Cambie de pierna y repita la postura sobre el otro lado.

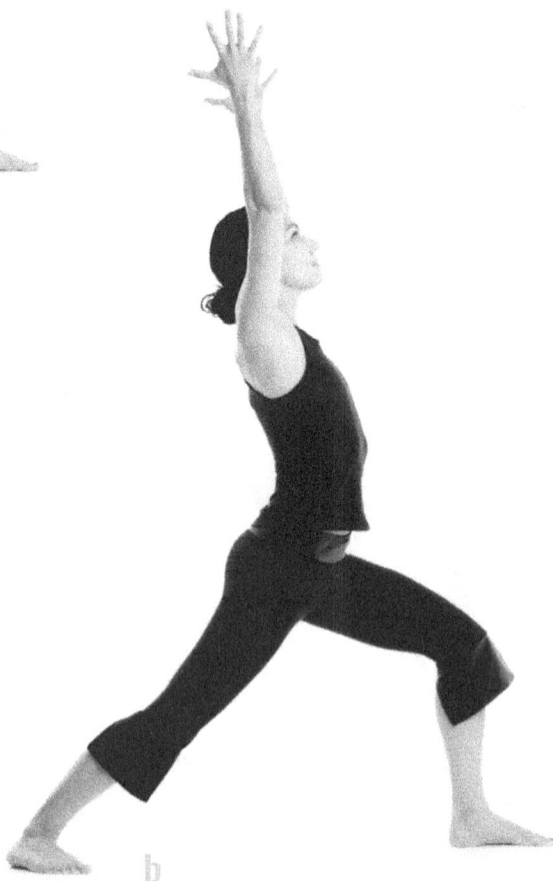

10. Flexión hacia delante sobre un costado (Parsva Uttanasana)

Sin abandonar la postura del guerrero, inspire y levante los brazos sobre los costados y la cabeza, manteniendo la pierna izquierda recta y mirando hacia delante. Espire, flexione la pierna izquierda y apoye las manos en el suelo (o sobre unos bloques) a ambos lados del pie izquierdo. Inspire y empiece a incorporarse, a la vez que levanta las manos sobre los costados y la cabeza, con las palmas separadas y paralelas y mirando hacia delante. Espire y flexione una vez más la pierna izquierda. Repita la respiración y los movimientos cuatro veces y, a continuación, mantenga la flexión hacia delante durante seis respiraciones más, inspirando mientras expande la parte posterior del cuerpo y espirando mientras intensifica la flexión. Apoye los pies firmes en el suelo y mueva la cadera izquierda hacia atrás para desbloquear la rodilla izquierda. A continuación, inspire y empiece a incorporarse, a la vez que levanta los brazos sobre los costados y la cabeza. Finalmente espire y vuelva a llevar los brazos a los costados para relajarlos. Cambie de pierna y repita la postura sobre el otro lado.

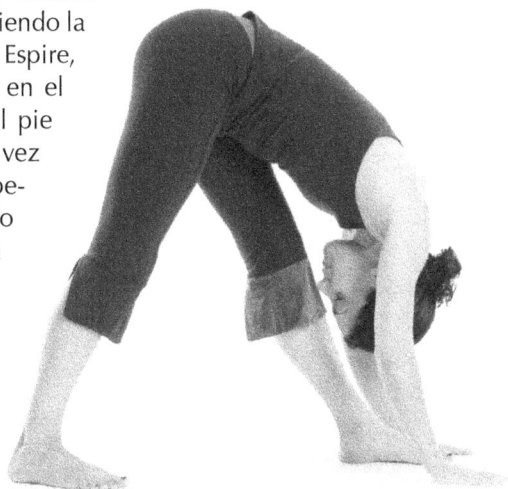

Serie ligera de entre 50 y 60 minutos

11. Postura del triángulo (Trikonasana)

Manteniendo la postura anterior, lleve los codos hacia los lados a la vez que mueve las caderas hacia delante. Inspire mientras extiende los brazos y, a continuación, espire y lleve su mano derecha a la espinilla derecha, manteniendo la pierna recta y la rodilla desbloqueada. Recuerde que debe apoyar la mano en la parte superior de la espinilla, para que el tórax y los hombros puedan expandirse. Inspire mientras levanta el brazo izquierdo, estira bien los dedos y alza la mirada hacia la mano izquierda (a). Espire y, manteniendo el brazo derecho extendido, lleve el izquierdo por detrás de la espalda y baje la mirada hacia el pie derecho (b). Inspire, vuelva a levantar el brazo izquierdo y mírese la mano izquierda. Repita las respiraciones y los movimientos cuatro veces y, a continuación, mantenga el triángulo durante seis respiraciones más. Si siente tensión en el cuello y los hombros, baje la mirada hacia el pie derecho mientras mantiene el brazo izquierdo levantado. A continuación inspire, extienda ambos brazos y empiece a incorporarse. Espire y baje los brazos. Cambie de pie y repita la trikonasana sobre el otro costado.

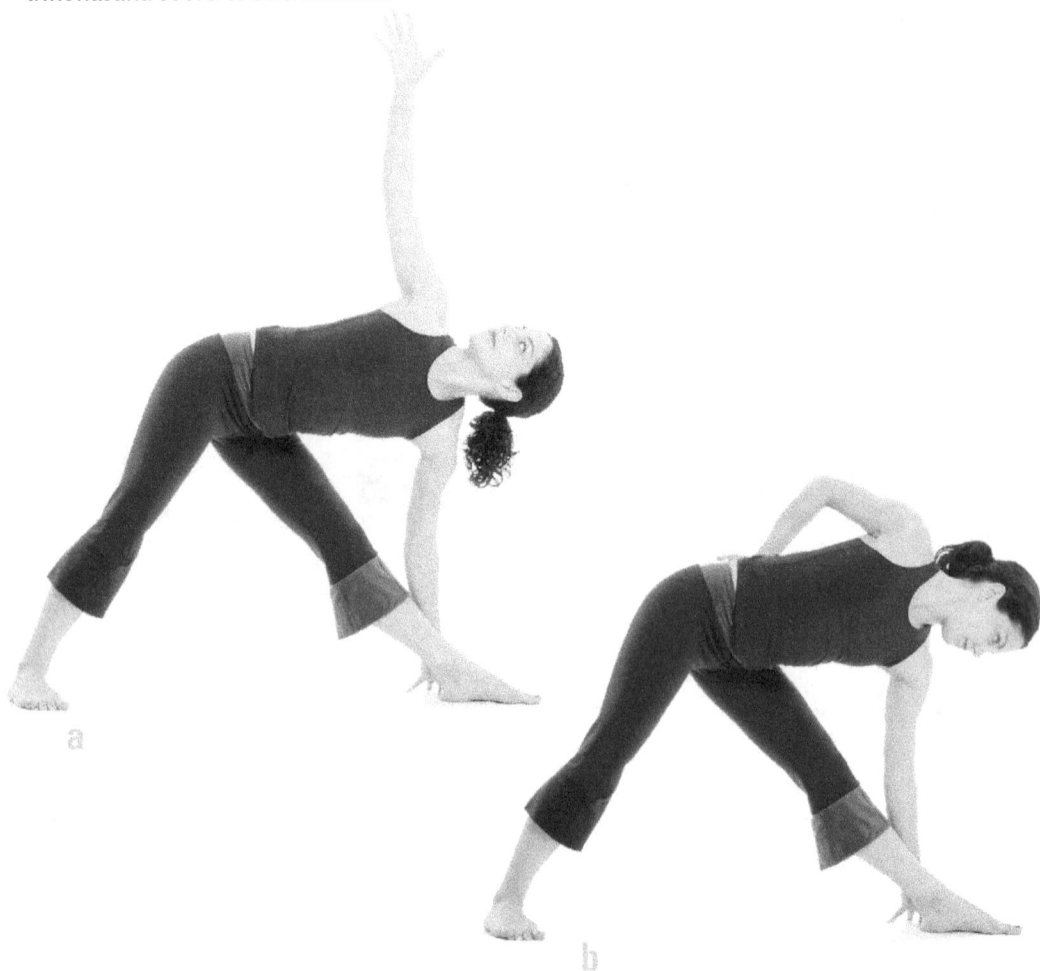

a

b

12. Triángulo con torsión (Parivrtti Trikonasana)

Partiendo de la postura erguida, separe las piernas y ponga los pies paralelos. Inspire y extienda los brazos hacia los lados (*a*). Espire mientras levanta la mirada, gira hacia la derecha y coloca la mano izquierda entre los pies y la derecha sobre el hueso sacro (*b*). Puede colocar la mano justo en el centro o junto a la parte interior o exterior del pie derecho para aumentar la intensidad de la torsión. Mantenga ambos pies firmes en el suelo mientras gira las caderas en la dirección de la torsión. Si es necesario, flexione ligeramente la pierna que esté en la dirección del giro, pero mantenga la otra recta. Si siente tensión en el cuello o en los hombros, incline la cabeza hacia abajo.

Inspire, extienda los brazos y regrese al centro. A continuación espire, gire hacia la izquierda, apoye la mano derecha en el suelo entre ambos pies y lleve la izquierda al hueso sacro mientras alza la mirada. Repita las respiraciones y los movimientos, girando cuatro veces a cada lado. En la cuarta repetición, mantenga el giro durante seis respiraciones en cada lado. Inspire mientras relaja y estira la columna y espire mientras intensifica la torsión. Finalmente inspire mientras lleva los brazos de nuevo al centro y espire mientras relaja los brazos y los conduce a los costados.

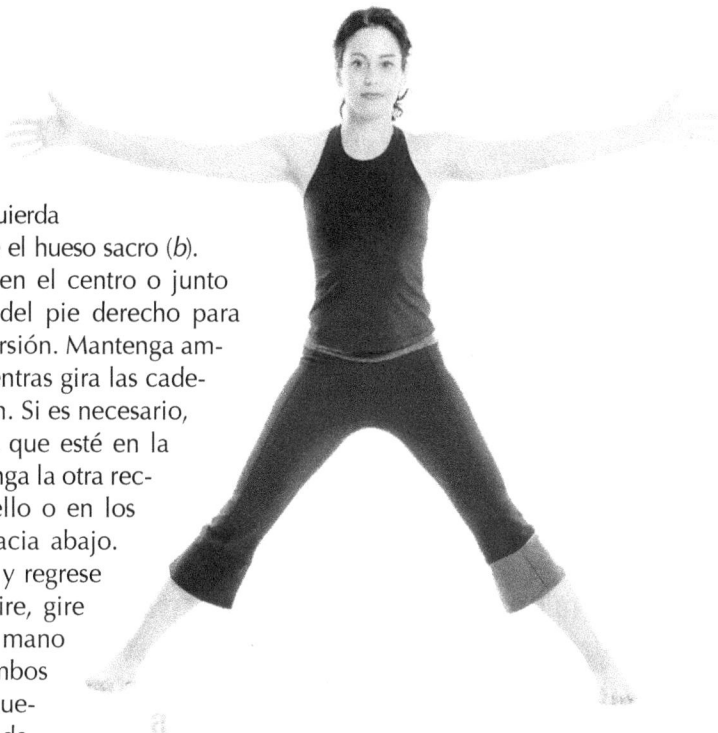

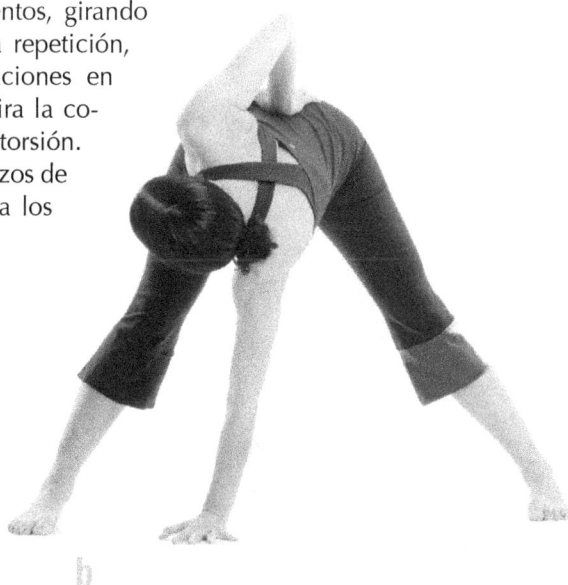

Serie ligera de entre 50 y 60 minutos

13. Flexión hacia delante con las piernas separadas (Prasarita Uttanasana)

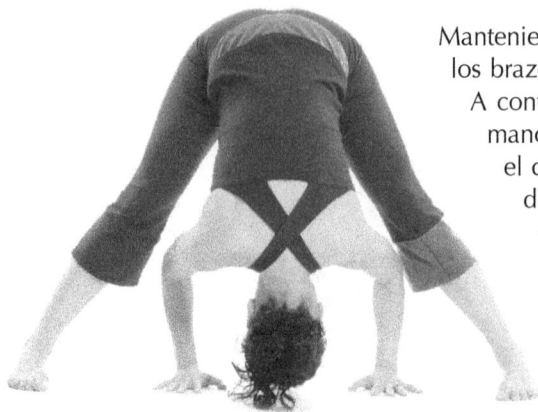

Manteniendo las piernas separadas, los pies paralelos y los brazos en los costados, inspire y levante los brazos. A continuación espire, flexione las piernas y lleve las manos al suelo, para apoyarlas entre los pies. Relaje el cuello por completo, flexione ligeramente las rodillas si es necesario, y distribuya parte del peso sobre la parte delantera de los pies. Mantenga la flexión hacia delante con las piernas separadas durante seis respiraciones. A continuación, inspire mientras estira la columna, y espire mientras intensifica la flexión hacia delante. Inspire y empiece a incorporarse, extendiendo los brazos hacia los lados, y finalmente espire mientras lleva las palmas juntas hacia el corazón.

14. De la postura del perro boca arriba arrodillada (Urdva Mukha Svanasana) a la cobra (Bhujangasana), el perro boca abajo (Adho Mukha Svanasana) y la postura del niño (Balasana)

Coloque una manta en medio de la colchoneta y apóyese sobre las manos y las rodillas (a). Inspire e inclínese hacia delante, mientras baja las caderas para adoptar una postura adaptada

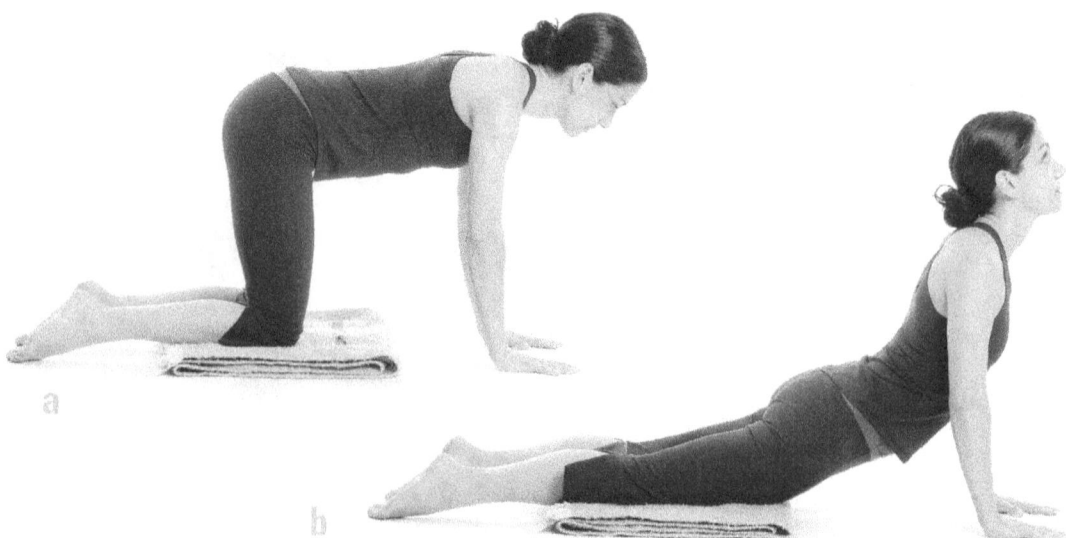

del perro boca abajo. Expanda el tórax y alce la mirada, manteniendo los codos ligeramente flexionados (*b*).

Espire, flexione los codos y descienda hasta el suelo. A continuación inspire, apóyese sobre las manos y levante la cabeza, el cuello y el pecho para adoptar la postura de la cobra (*c*). Flexione los dedos de los pies y espire, a la vez que extiende los brazos y levanta las caderas para iniciar la postura del perro boca abajo (*d*). Para ello, flexione las rodillas tanto como sea necesario, baje los talones hacia el suelo y relaje la barbilla llevándola hacia el pecho. Inspire y baje las rodillas hacia la manta, eleve el tórax y alce ligeramente la mirada. Espire mientras adopta la postura del niño (*e*). Inspire, apóyese de nuevo sobre las manos y las rodillas y gire las rodillas hacia delante para adoptar la postura del perro boca arriba e iniciar de nuevo la vinyasa. Repita esta vinyasa seis veces y, para terminar, adopte la postura del perro boca arriba y flexione los codos para llevar el cuerpo hacia el suelo.

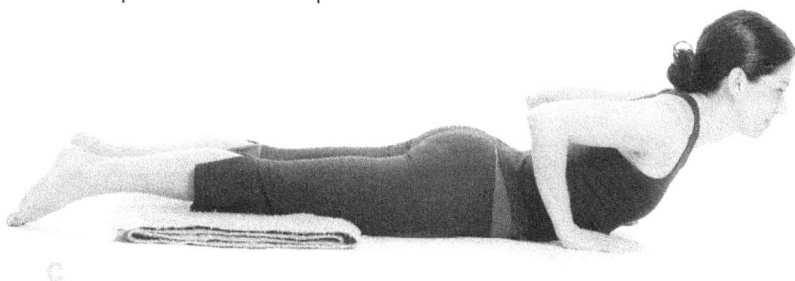

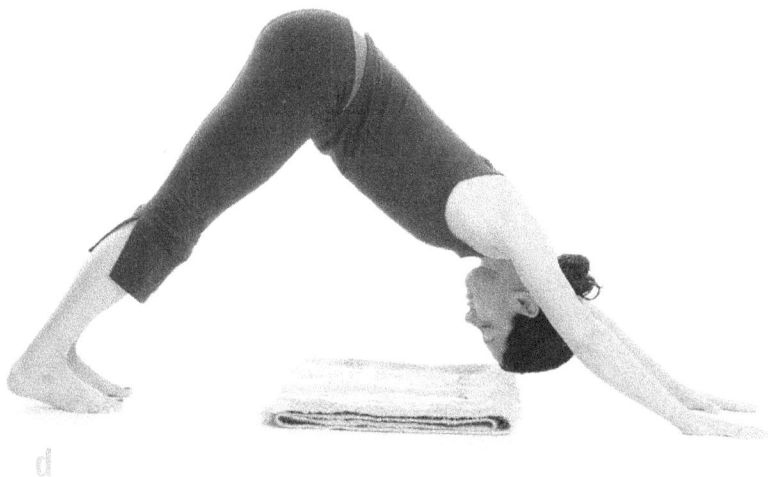

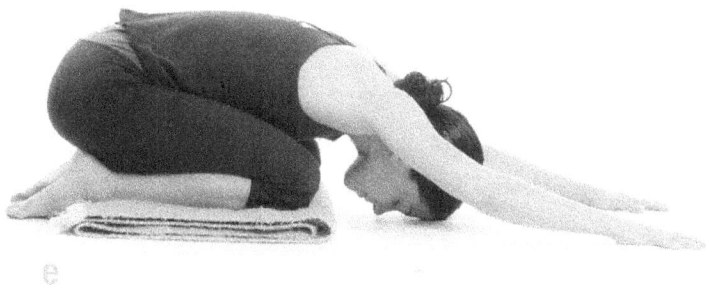

Serie ligera de entre 50 y 60 minutos

15. Postura de la cobra (Bhujangasana)

Túmbese sobre la parte superior del cuerpo, apoye la frente en el suelo y coloque las manos junto a las costillas. Inspire e, impulsándose ligeramente con las manos, levante la cabeza, el cuello y el pecho para adoptar la postura de la cobra. Espire y vuelva a llevar la cabeza, el cuello y el pecho hacia el suelo. Repita la respiración y los movimientos cuatro veces. A continuación, mantenga la postura de la cobra durante seis respiraciones. Espire, manteniendo el tórax levantado y el estómago apoyado en el suelo, y después inspire, elevando un poco más el tórax. Finalmente espire y lleve el cuerpo de nuevo al suelo para relajarse.

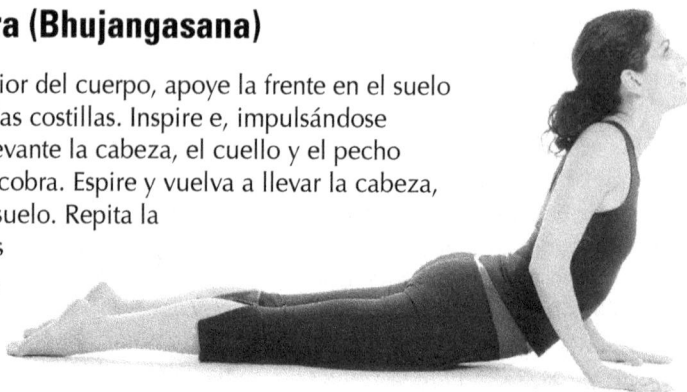

16. El saltamontes (Salabasana)

Permanezca tumbado sobre la parte superior del cuerpo y lleve los brazos hacia los costados, con las palmas hacia arriba (a). Inspire mientras levanta la cabeza, el pecho, las piernas y los brazos, girando las palmas hacia abajo y alzando la mirada (b). Espire y lleve la cabeza, el pecho, las piernas y los brazos de nuevo hacia el suelo, girando de nuevo las palmas para que miren hacia arriba. Repita las respiraciones y los movimientos cuatro veces y, a continuación, mantenga la postura del saltamontes durante seis respiraciones más.

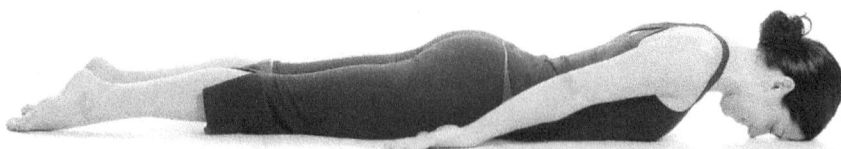

a

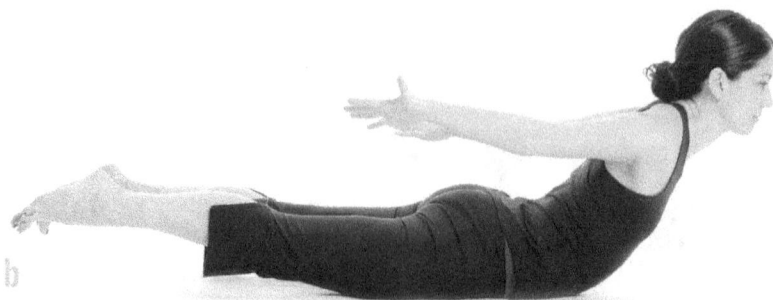

b

17. Elevación de piernas extendidas (Urdhva Prasarita Padasana)

Gire su cuerpo para tumbarse sobre la espalda, apoye una mano en cada rodilla y abrácelas contra su pecho (*a*). Inspire y lleve los brazos hacia atrás y por encima de la cabeza, manteniéndolos lo bastante separados para que los hombros permanezcan en contacto con el suelo. A continuación, levante las piernas y flexione los pies (*b*). Espire, abrácese de nuevo las rodillas y repita la respiración y los movimientos cuatro veces. Después, mantenga la posición durante seis respiraciones, con las piernas extendidas y los brazos estirados por detrás de la cabeza. En la última espiración flexione las rodillas, abrácelas de nuevo y relájese.

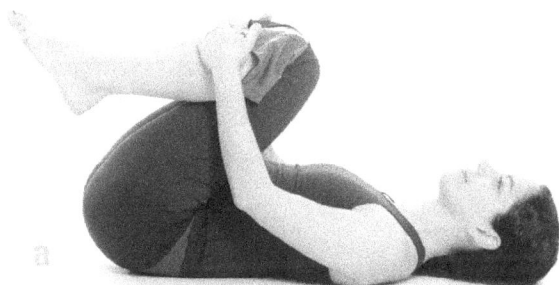

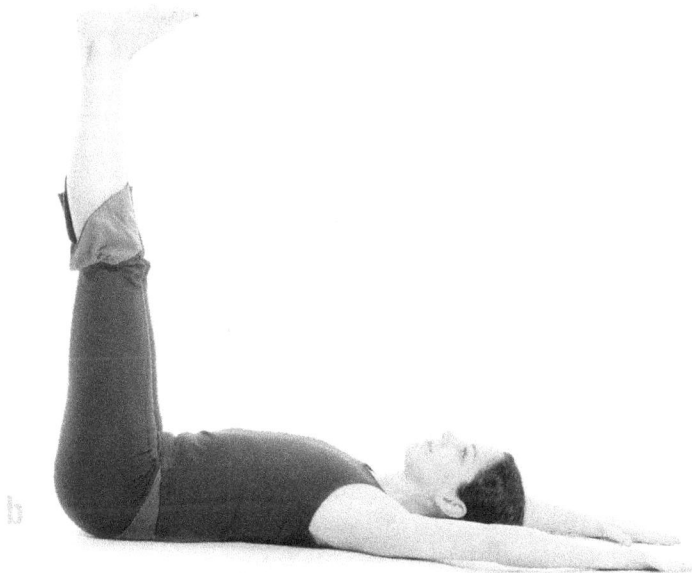

Serie ligera de entre 50 y 60 minutos

18. Elevaciones de piernas (Urdva Padasana)

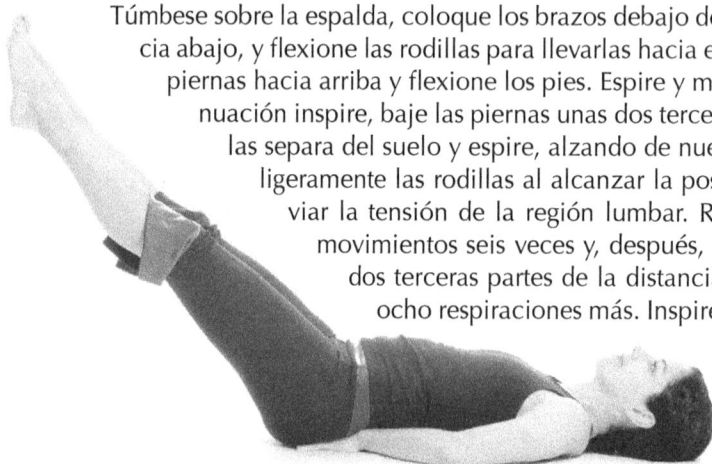

Túmbese sobre la espalda, coloque los brazos debajo del cuerpo, con las palmas hacia abajo, y flexione las rodillas para llevarlas hacia el pecho. Inspire, extienda las piernas hacia arriba y flexione los pies. Espire y mantenga la posición. A continuación inspire, baje las piernas unas dos terceras partes de la distancia que las separa del suelo y espire, alzando de nuevo las piernas y flexionando ligeramente las rodillas al alcanzar la posición más elevada, para aliviar la tensión de la región lumbar. Repita las respiraciones y los movimientos seis veces y, después, mantenga las piernas a unas dos terceras partes de la distancia que las separaba del suelo ocho respiraciones más. Inspire, levante las piernas una vez más y separe los brazos del cuerpo. Finalmente, espire mientras se abraza las rodillas.

19. El puente (Setu Bandhasana)

Túmbese sobre la espalda con los brazos en los costados y apoye los pies en el suelo, manteniéndolos paralelos, alineados con las caderas y a una distancia del cuerpo que le resulte cómoda (a). Inspire, lleve los brazos hacia atrás por encima de la cabeza y levante las caderas, apoyando con firmeza las plantas de los pies en el suelo y elevando el pecho hacia la barbilla (b). Espire, baje las caderas hacia el suelo y lleve los brazos hacia los costados. Repita las respiraciones y los movimientos cuatro veces. A continuación, mantenga la postura del puente durante seis respiraciones más; inspire expandiendo el tórax y espire dejando que el estómago descienda hacia la columna.

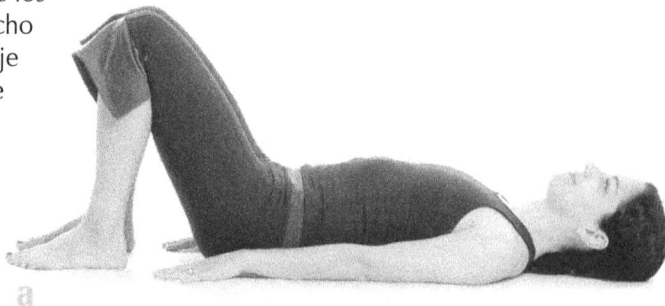

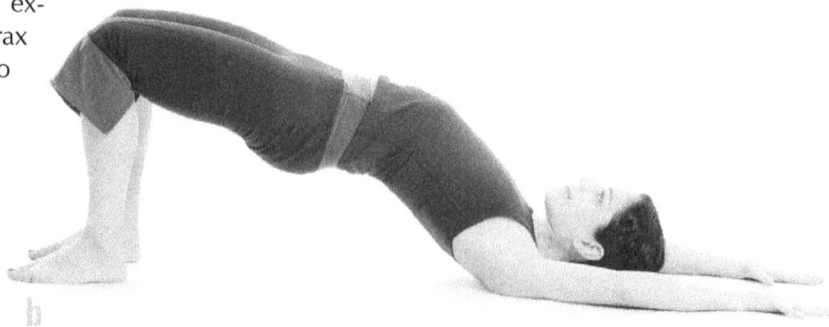

a

b

20. Postura de media vela (Viparitakarani)

Manteniendo la postura del puente, lleve los brazos a los costados y coloque un bloque vertical bajo el hueso sacro. Levante una pierna y después la otra, de modo que ambas queden extendidas y los pies, flexionados. Mantenga la postura de viparitakarani durante diez respiraciones. A continuación, lleve ambos pies de nuevo hacia el suelo, retire el bloque y baje las caderas.

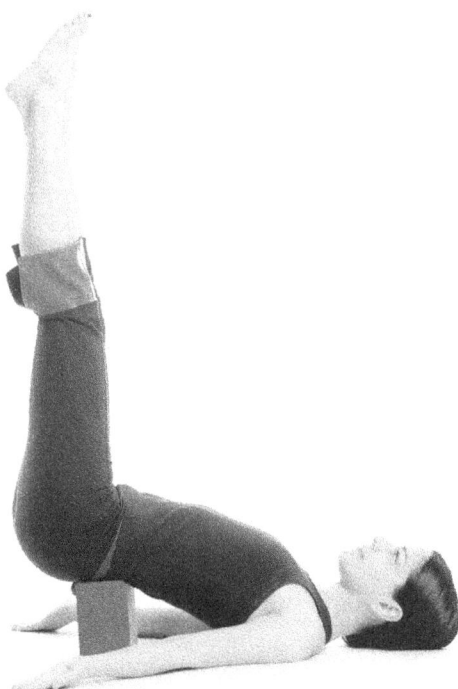

21. Torsión abdominal con variaciones de brazos (Jathara Parivrtti)

Lleve las rodillas al pecho y abrácelas. Inspire mientras extiende los brazos hacia los lados y espire mientras gira hacia la derecha y baja las rodillas al suelo. Inspire, llevando de nuevo las piernas hacia el centro, y espire mientras gira hacia la izquierda (*a*). Repítalo dos veces con cada lado. A continuación, mantenga la torsión a la izquierda e inspire con los brazos bien abiertos.

Espire y lleve la mano derecha por encima y un poco más allá de la izquierda (*b*), efectuando el estiramiento desde el hombro. Inspire y extienda de nuevo el brazo derecho. Repítalo cuatro veces y mantenga la torsión con los brazos abiertos durante seis respiraciones. Inspire mientras lleva las piernas hacia el centro y espire mientras gira hacia la derecha. Repita los movimientos de brazos cuatro veces y mantenga la posición durante seis respiraciones. Lleve las piernas hacia el centro y abrácese las rodillas.

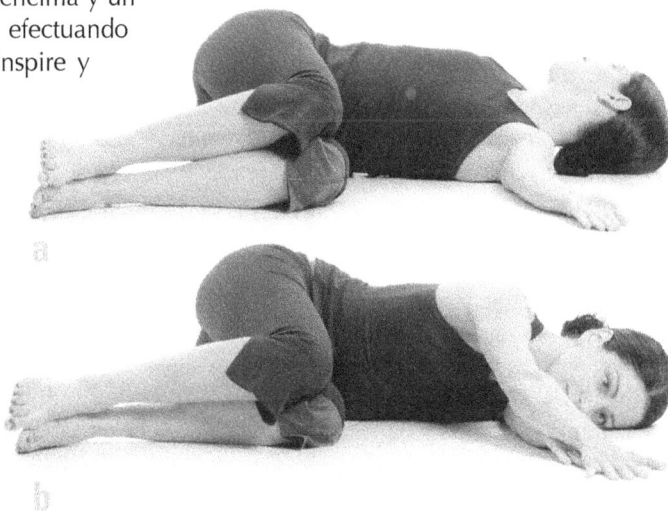

Serie ligera de entre 50 y 60 minutos

22. Rodillas al pecho (Apanasana)

Túmbese sobre la espalda, levante ligeramente los pies y apoye una mano en cada rodilla, con los dedos apuntando hacia los dedos de los pies (a). Inspire, extienda los brazos y empuje las rodillas hacia delante, manteniendo los pies separados del suelo. Espire y abrácese las rodillas con más fuerza, sin separar la cabeza del suelo y contrayendo el estómago hacia la columna (b). Repita la respiración y los movimientos ocho veces.

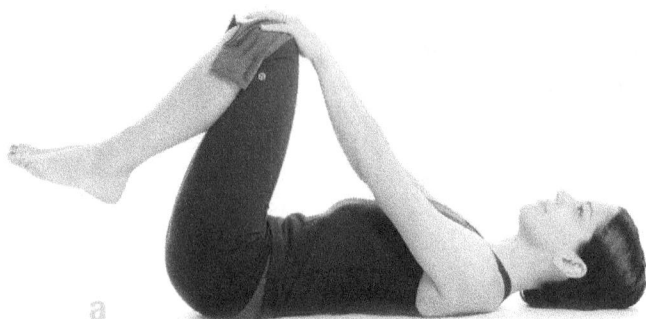

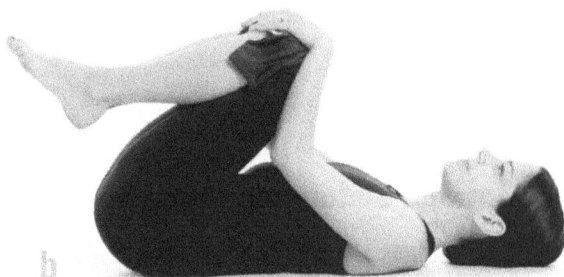

23. Postura tumbada para abrir las caderas

Túmbese sobre la espalda, con las rodillas flexionadas y los pies alineados con las caderas. Apoye el tobillo izquierdo sobre el muslo derecho y deje caer la rodilla izquierda hacia el lado para extender la cadera. Pase el brazo derecho alrededor de la parte exterior de la pierna derecha, coloque el brazo izquierdo entre ambas piernas y entrelace los dedos en la parte superior de la espinilla derecha. Mantenga la posición durante ocho respiraciones. A continuación, espire y lleve las piernas hacia el tronco mientras mantiene la cabeza relajada sobre el suelo. Finalmente, inspire y reduzca ligeramente la intensidad. Libere las manos y las piernas y repita el ejercicio sobre el otro costado.

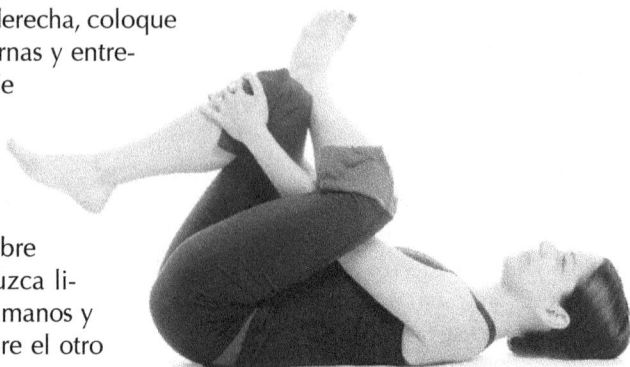

24. Flexión hacia delante de la cabeza a la rodilla (Janu Sirsasana)

Siéntese con la espalda recta y extienda la pierna derecha hacia delante. Apoye la planta del pie izquierdo en la parte interior del muslo derecho, de forma que la rodilla izquierda mire hacia el costado. Coloque una manta debajo de la rodilla izquierda para tener más apoyo y flexione la pierna derecha tanto como sea necesario. Sujete la parte interior del pie derecho con la mano derecha y lleve la izquierda al hueso sacro, situado en el centro de la espalda (a). Inspire mientras alarga la columna y expande el tórax. Espire y gire el tronco, estirándolo hacia la izquierda. A continuación, inspire y expanda el tórax, inclinando ligeramente la espalda. Mantenga la posición durante seis respiraciones. Acto seguido, inspire, gire las caderas hacia delante y mueva la mano izquierda para reunirla con la derecha sobre la parte superior del pie derecho. Espire, intensifique la flexión hacia delante y baje la cabeza hacia la rodilla derecha (b). Mantenga la flexión hacia delante durante seis respiraciones más. A continuación inspire, expandiéndose desde la parte posterior de las costillas, y espire, intensificando la flexión hacia delante y llevando el estómago hacia la columna. Inspire y empiece a incorporarse, alzando los brazos sobre la cabeza, y finalmente espire y relaje los brazos llevándolos al suelo. Cambie de pierna y repita las dos variaciones de la posición con el otro lado.

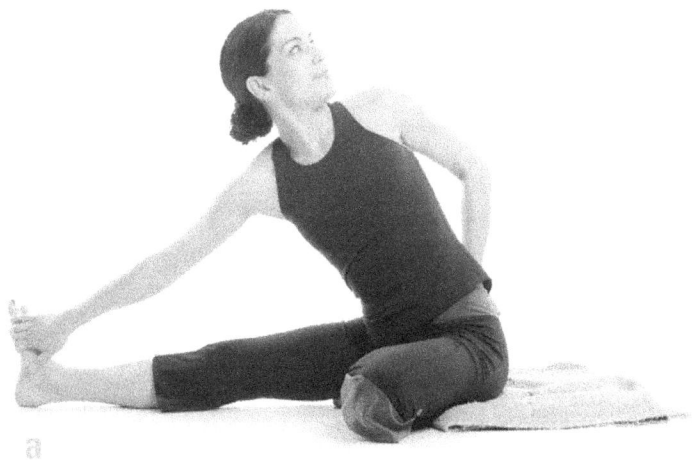

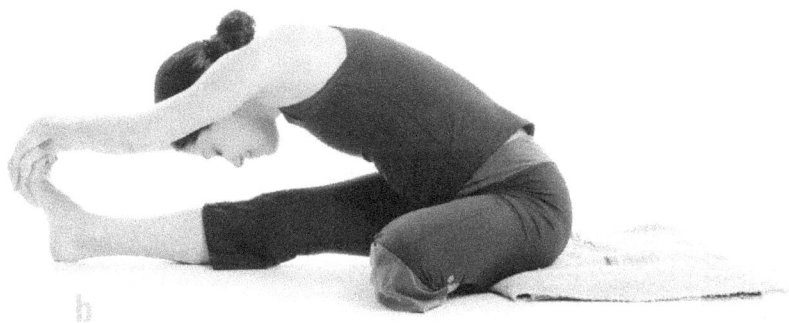

Serie ligera de entre 50 y 60 minutos

25. Postura del zapatero (Baddha Konasana)

Siéntese sobre la manta con la espalda recta y junte las plantas de los pies delante del cuerpo, cerca de las ingles. Utilice las manos para abrir los pies como si fueran un libro y gire las caderas hacia fuera (*a*). Sujetándose los pies, inspire mientras extiende los brazos para alargar la columna e inclina la barbilla hacia el pecho en la postura de jalandhara bandha. Mantenga la posición durante seis respiraciones y añada una breve pausa entre cada una de ellas. En la sexta espiración, curve la columna sobre las piernas y extienda los brazos por delante del cuerpo durante seis respiraciones más (*b*). Finalmente lleve los brazos hacia atrás e inspire, incorporándose de nuevo.

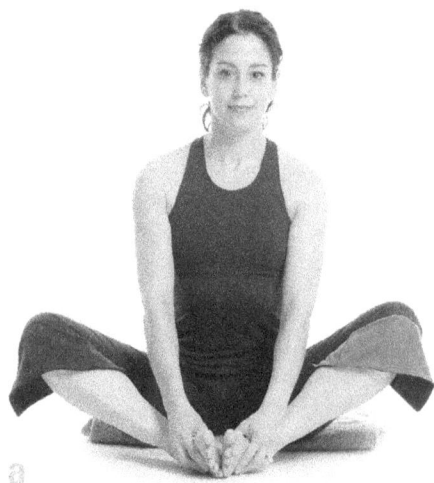

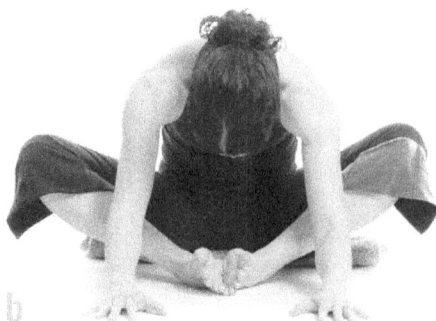

26. La mesa

Sentado con la espalda recta, apoye los pies planos sobre el suelo y coloque las palmas detrás del cuerpo, con los dedos mirando hacia dentro. Inspire y levante las caderas, apoyándose con firmeza sobre los pies, a la vez que eleva el pecho y echa hacia atrás la cabeza. Si siente tensión en el cuello, mantenga la barbilla inclinada sobre el pecho, en la postura de jalandhara bandha. Espire, baje de nuevo las caderas y relaje la barbilla llevándola hacia el pecho. Repita la respiración y los movimientos cuatro veces y, a continuación, mantenga la postura de la mesa durante seis respiraciones más. Finalmente espire, baje las caderas y lleve la barbilla hacia el pecho.

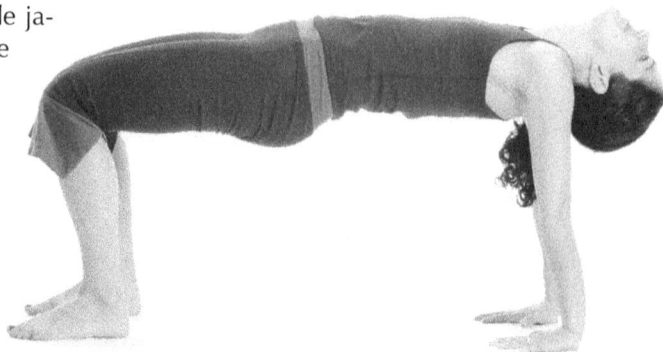

27. Flexión hacia delante sentado (Pascimatanasana)

Extienda ambas piernas hacia delante y, si es necesario, flexiónelas o coloque una manta enrollada o un cojín debajo de las rodillas. Inspire mientras levanta los brazos por encima de la cabeza (*a*) y espire a la vez que se inclina sobre las piernas, apoya las manos sobre la parte superior de los pies y relaja por completo el cuello (*b*). Mantenga la postura sobre las piernas e inspire, levantando únicamente la cabeza, y después espire, llevándola de nuevo hacia delante. Repita la respiración y el movimiento cuatro veces para iniciar un estiramiento en la parte superior de la espalda y, a continuación, mantenga la flexión hacia delante con el cuello relajado durante seis respiraciones más. Inspire mientras endereza la columna y levanta los brazos sobre la cabeza y espire mientras lleva los brazos a los costados y se relaja.

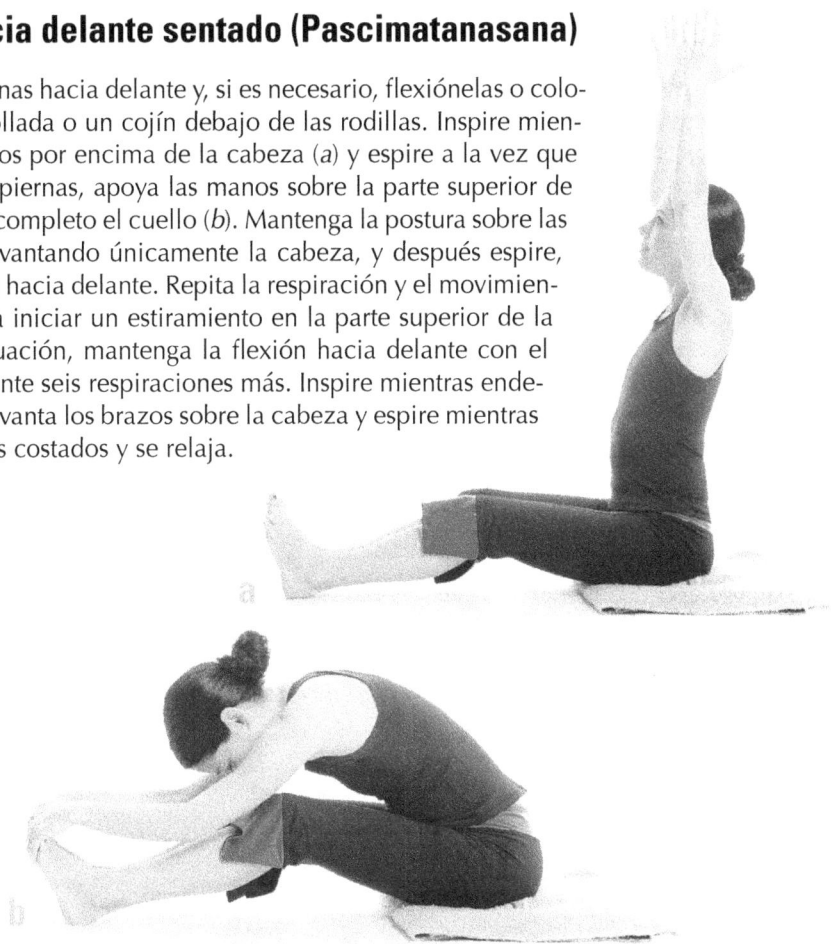

28. Postura del cadáver (Savasana)

Túmbese sobre la espalda, con los brazos en los costados y las palmas mirando hacia arriba. Extienda las piernas, manteniendo la manta o el cojín debajo de las rodillas si los ha utilizado durante la asana anterior. Deje escapar el aliento y cualquier tensión que pueda haber en su cuerpo, y permita que sus pensamientos entren y salgan libremente de su mente, pero no que le aparten del momento presente y de la sensación de respirar con naturalidad.

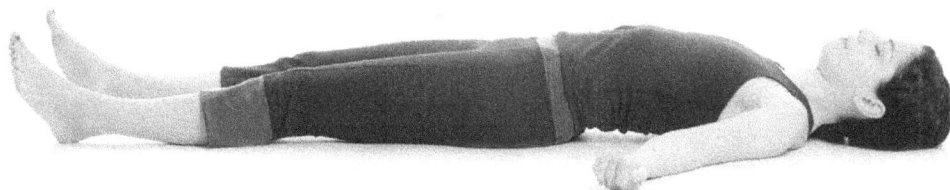

Serie ligera de entre 50 y 60 minutos

29. Respiración del océano en posición sentada (Ujjayi Pranayama)

Tras mantener durante unos minutos la savasana, gire sobre un costado y, gradualmente, adopte una posición sentada con las piernas cruzadas. Siéntese sobre una manta o un cojín para estar más cómodo y apoye las manos en las rodillas, con las palmas mirando hacia arriba, el dedo índice y el pulgar unidos y el resto de los dedos extendidos. Cierre los ojos para dirigir la concentración hacia el interior y, usando la respiración del océano, o ujjayi, empiece a alargar las inspiraciones y a intensificar las espiraciones durante las siguientes cuatro respiraciones; esto le permitirá descubrir de forma gradual la duración apropiada de su respiración. Acto seguido, realice diez respiraciones largas, suaves y constantes, con una ligera pausa entre la inspiración y la espiración y prestando atención a cada fase. Finalmente, anule las pausas y permita que ambos procesos se unan durante cuatro veces más para iniciar gradualmente la respiración natural. Permanezca sentado en silencio durante unos minutos, disfrutando de la paz mental.

30. Invocación con las manos en el corazón

Siéntese con las piernas cruzadas. Junte las palmas delante del corazón y cierre los ojos. Inspire y levante los brazos sobre los costados hasta que las palmas se reúnan por encima de la cabeza. Espire y llévelas juntas hacia el corazón. Repita la respiración y los movimientos tres veces para aportar una sensación de sinceridad y receptividad al inicio del día.

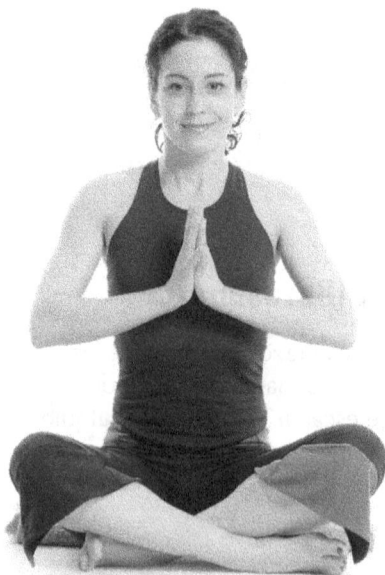

Guía para la serie ligera de entre 50 y 60 minutos *(continúa)*

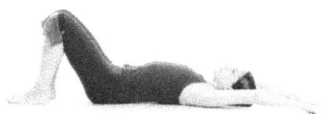

**Preparativos para la respiración.
Movimiento de brazos en posición tumbada**

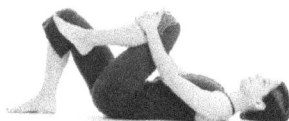

Rodilla al pecho

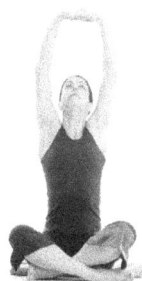

Estiramiento de brazos en posición sentada

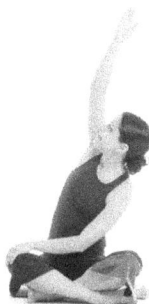

Flexión lateral en posición sentada

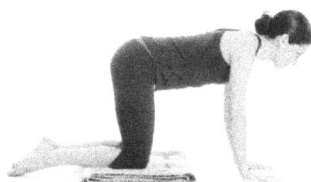

Vinyasa del gato. Repetir seis veces

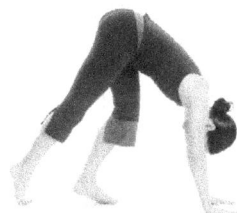

Transición a postura erguida

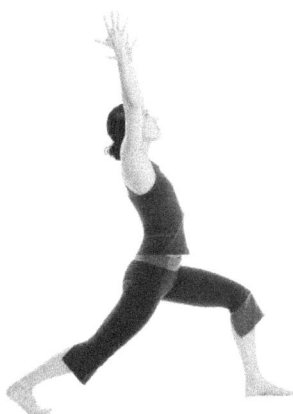

Zancada erguida

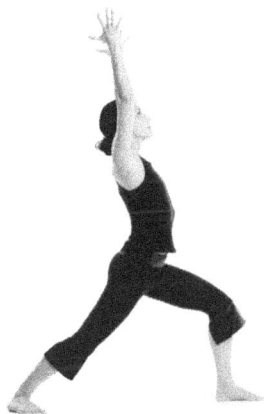

Postura del guerrero

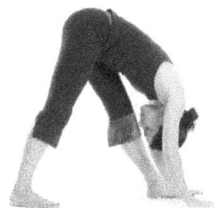

Flexión hacia delante sobre un costado

Guía para la serie ligera de entre 50 y 60 minutos

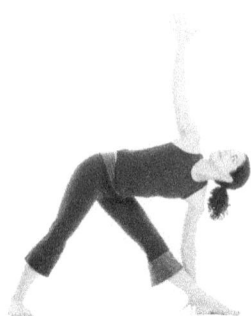

Postura del triángulo

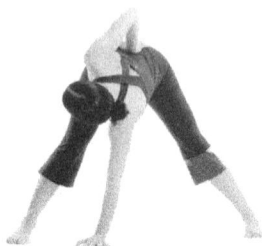

Triángulo con torsión

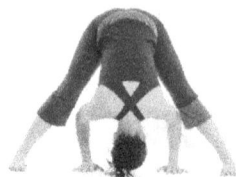

Flexión hacia delante
con las piernas separadas

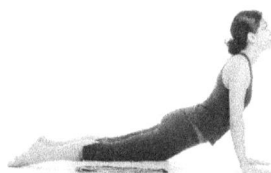

Vinyasa del perro boca
arriba arrodillada.
Repetir seis veces

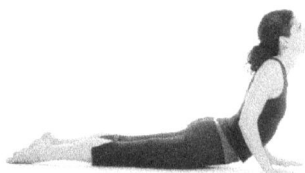

Postura de la cobra

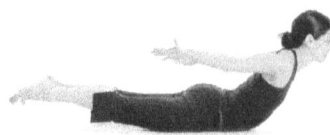

El saltamontes

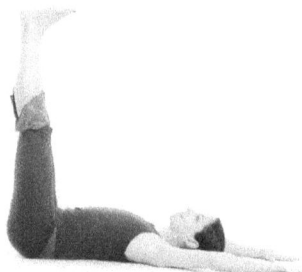

Elevación de piernas
extendidas

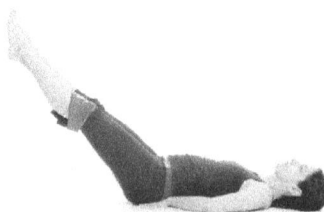

Elevaciones de piernas

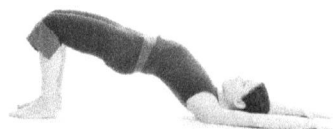

El puente

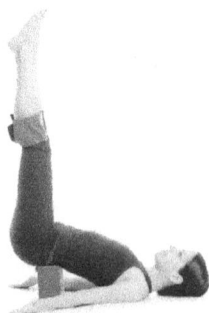

Postura de media vela

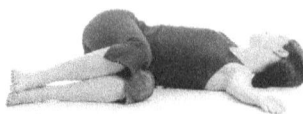

Torsión abdominal
con variaciones de brazos

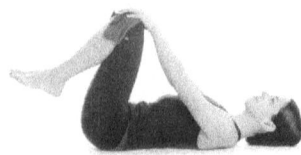

Rodillas al pecho

Guía para la serie ligera de entre 50 y 60 minutos

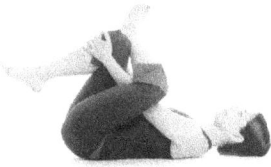

**Postura tumbada
para abrir las caderas**

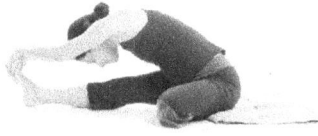

**Flexión hacia delante
de la cabeza a la rodilla**

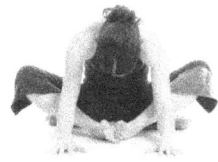

Postura del zapatero

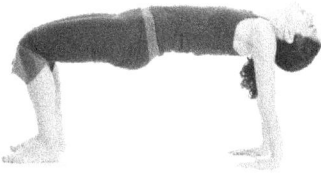

La mesa

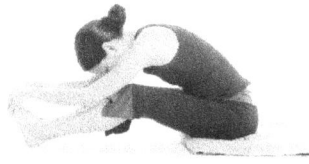

**Flexión hacia delante
sentado**

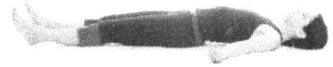

Postura del cadáver

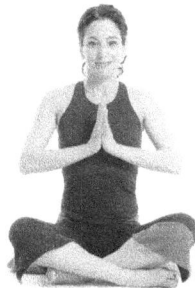

**Respiración del océano
en posición sentada
(Véase página 104)**

**Invocación con las manos
en el corazón**

5

Práctica moderada

La práctica moderada constituye lo que yo considero una especie de mitad de camino en las asanas de yoga. Para los principiantes, muchas de las asanas y vinyasas que se presentan en este apartado serán un verdadero desafío, y quizás un objetivo hacia el que trabajar a medida que vayan progresando y adquiriendo experiencia a través de la práctica regular. Para muchos, y me incluyo felizmente en esta categoría, estas prácticas formarán una base muy sostenible para practicar el yoga de forma regular durante el resto de nuestras vidas, aunque nuestro estado físico sea inmejorable y llevemos años ejercitándonos. Las asanas, vinyasas y técnicas de respiración que se presentan en este capítulo como prácticas moderadas activan nuestro sistema sin ser demasiado extenuantes ni potencialmente excesivas. Esta práctica moderada debe servir como un medio con el que moverse durante las diferentes fases y etapas de la vida, de forma regular, continuada y grácil.

Serie moderada de entre 15 y 20 minutos

La práctica moderada de 20 minutos de duración constituye una serie maravillosa de yoga matinal para todo aquel yogui comprometido que tenga prisa. Aquellos días que no disponga de demasiado tiempo pero desee ejecutar una serie básica para activar y alargar los músculos del cuerpo, despejar la mente y energizar el espíritu antes de salir de casa, esta es la que necesita.

1. Preparativos para la respiración

Póngase de pie delante de la colchoneta, con los pies paralelos y alineados con las caderas, los brazos en los costados y la vista al frente. Centre su atención en la respiración y empiece a alargar las inspiraciones y a intensificar las espiraciones usando la respiración del océano, o ujjayi, a través de la nariz durante seis ocasiones.

2. Postura de la montaña (Tadasana)

Manteniendo la misma posición erguida, inspire y levante los brazos sobre los costados y la cabeza, con las manos separadas y paralelas y mirando hacia arriba. Inicie la espiración y lleve los brazos a los costados a la vez que inclina la barbilla hacia el pecho. Repita el ejercicio cuatro veces.

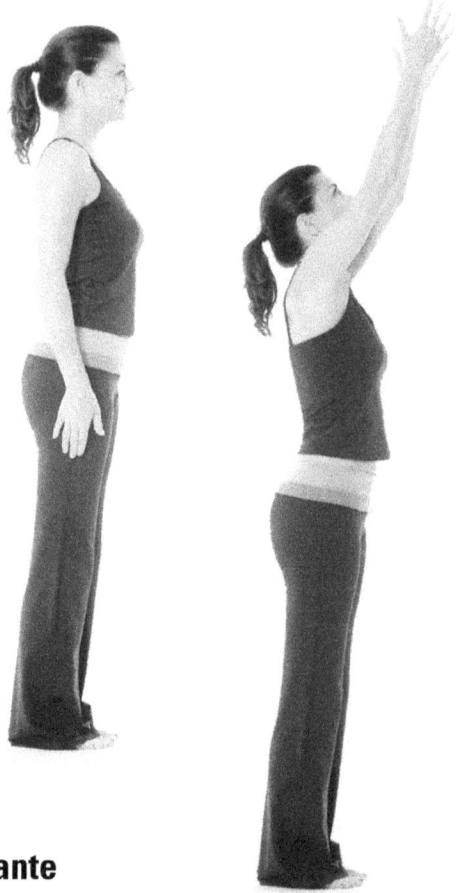

3. Flexión hacia delante (Uttanasana)

Inspire mientras levanta los brazos por encima de la cabeza y espire a la vez que flexiona las piernas y lleva las manos al suelo. Relaje el cuello por completo y flexione las rodillas tanto como sea necesario. Inspire y empiece a incorporarse, llevando los brazos a los lados y mirando ligeramente hacia arriba. Repita la respiración y los movimientos cuatro veces. A continuación, mantenga la flexión hacia delante durante seis respiraciones; inspire, expandiéndose desde la parte posterior del cuerpo, y espire intensificando la flexión hacia delante. Inspire de nuevo y levante una vez más la espalda, llevando los brazos sobre la cabeza; espire a la vez que baja los brazos a los costados y lleva la barbilla hacia el pecho.

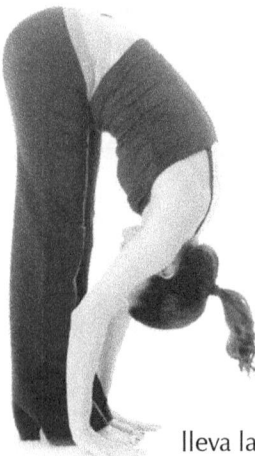

4. Postura del guerrero (Virabhadrasana)

Con los brazos en los costados, dé una gran zancada de forma que el pie derecho quede delante y el izquierdo detrás. Las caderas, los hombros y el pie derecho deben mirar al frente y el pie izquierdo debe formar un ángulo de cuarenta y cinco grados. Inspire, flexione la rodilla delantera y levante los brazos sobre los costados y la cabeza, con las palmas separadas y mirándose entre sí; mire ligeramente hacia arriba (*a*). Espire y, manteniendo la rodilla flexionada, inclínese sobre la pierna derecha para apoyar las manos a ambos lados del pie delantero (o en unos bloques, si es necesario) y relaje el cuello (*b*). Apoye con firmeza ambos pies en el suelo e inspire, enderezando de nuevo la espalda y levantando una vez más los brazos sobre los costados y la cabeza. Repita las respiraciones y los movimientos cuatro veces y, a continuación, mantenga la postura del guerrero durante seis respiraciones. Finalmente espire, flexione la pierna derecha y lleve las manos al suelo (o apóyelas sobre unos bloques) a ambos lados del pie derecho, relajando el cuello por completo.

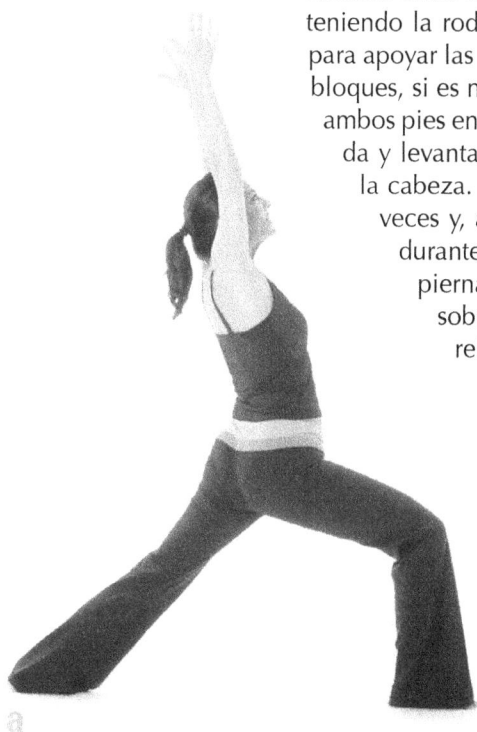

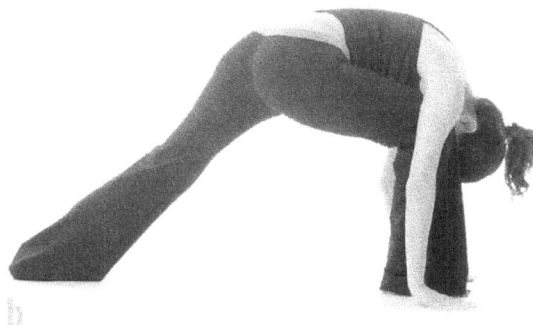

5. Flexión hacia delante sobre un costado (Parsva Uttanasana)

Póngase de pie, lleve las manos a ambos lados del pie derecho y apóyelas en el suelo o sobre unos bloques. Inspire mientras alarga la columna, eleva el tórax y gira las caderas hacia delante. Espire y ponga recta la pierna derecha, a la vez que desplaza la cadera derecha hacia atrás. Mantenga la flexión durante seis respiraciones, apoyando con firmeza los pies; inspire, expandiéndose desde la parte posterior del cuerpo, y espire, intensificando la flexión hacia delante. A continuación, inspire e incorpórese, levantando los brazos sobre la cabeza y llevando la barbilla al pecho. Espire, baje los brazos, cambie de pierna y repita esta postura y la anterior sobre el otro costado.

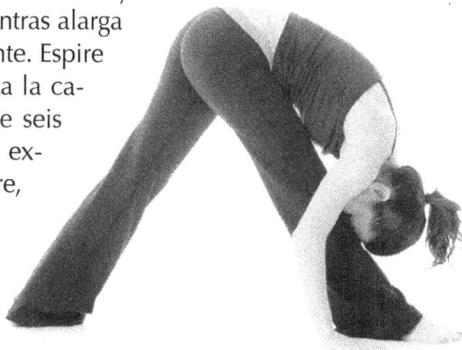

Serie moderada de entre 15 y 20 minutos

6. Postura del triángulo (Trikonasana)

Mantenga la misma posición con las piernas separadas que en el ejercicio anterior, colocando el pie izquierdo delante y el derecho detrás. Expanda los hombros hacia los lados e inspire, levantando los brazos y estirando bien las manos. Inclínese hacia delante y espire, mientras apoya la mano izquierda en la espinilla derecha y levanta la mano derecha. La mano izquierda debe estar apoyada en la parte superior de la espinilla, para que la parte frontal del cuerpo se mantenga expandida. Ponga rectas las piernas y desbloquee la rodilla izquierda. Inspire, apoye los pies en el suelo con firmeza, mire hacia arriba y levante la mano derecha con la palma abierta y los dedos bien extendidos (a). Espire, baje el brazo derecho llevándolo por detrás de la espalda y gire la cabeza para mirar hacia el pie izquierdo, mientras mantiene el brazo izquierdo recto (b). Inspire, vuelva a levantar el brazo derecho y repita los movimientos del brazo cuatro veces. A continuación, mantenga el triángulo con el brazo extendido durante seis respiraciones más. Inspire y empiece a incorporarse, extendiendo bien los brazos. Finalmente, espire y baje los brazos para relajarse. Gire los pies en dirección contraria y repita el triángulo sobre el otro lado.

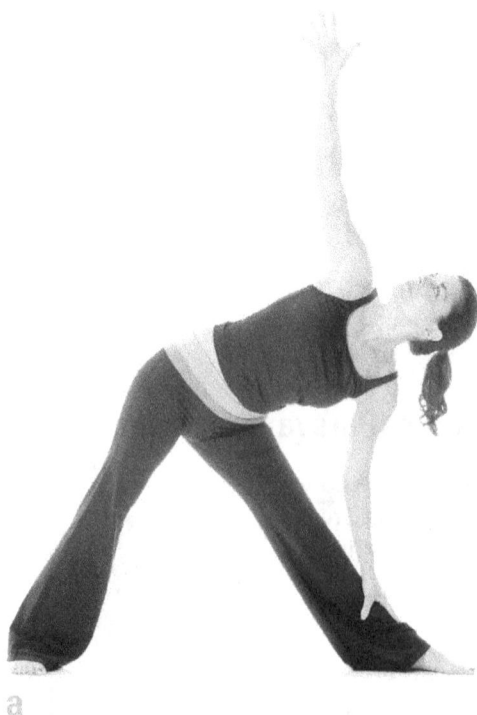

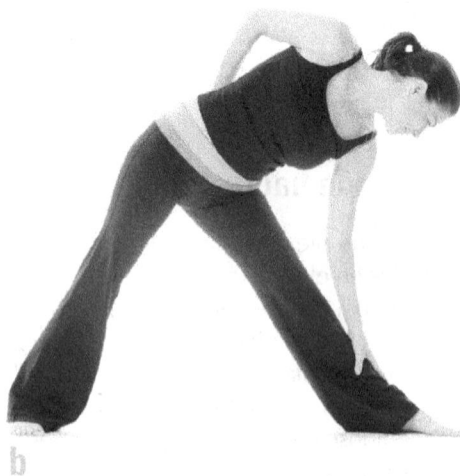

a

b

7. Flexión hacia delante con las piernas separadas (Prasarita Uttanasana)

Póngase de pie, con las piernas separadas y los pies paralelos. Inspire mientras levanta los brazos sobre los costados y extiende bien las palmas y los dedos (*a*). A continuación espire, flexione las piernas y apoye las manos en el suelo, entre los pies (*b*). Mantenga la posición durante seis respiraciones. Después inspire, alargando la columna, y espire, intensificando la flexión hacia delante. Relaje el cuello y flexione ligeramente las rodillas si es necesario. Inspire y empiece a incorporarse, extendiendo los brazos sobre los costados y abriendo bien las palmas y los dedos. Finalmente, espire y junte las manos delante del corazón.

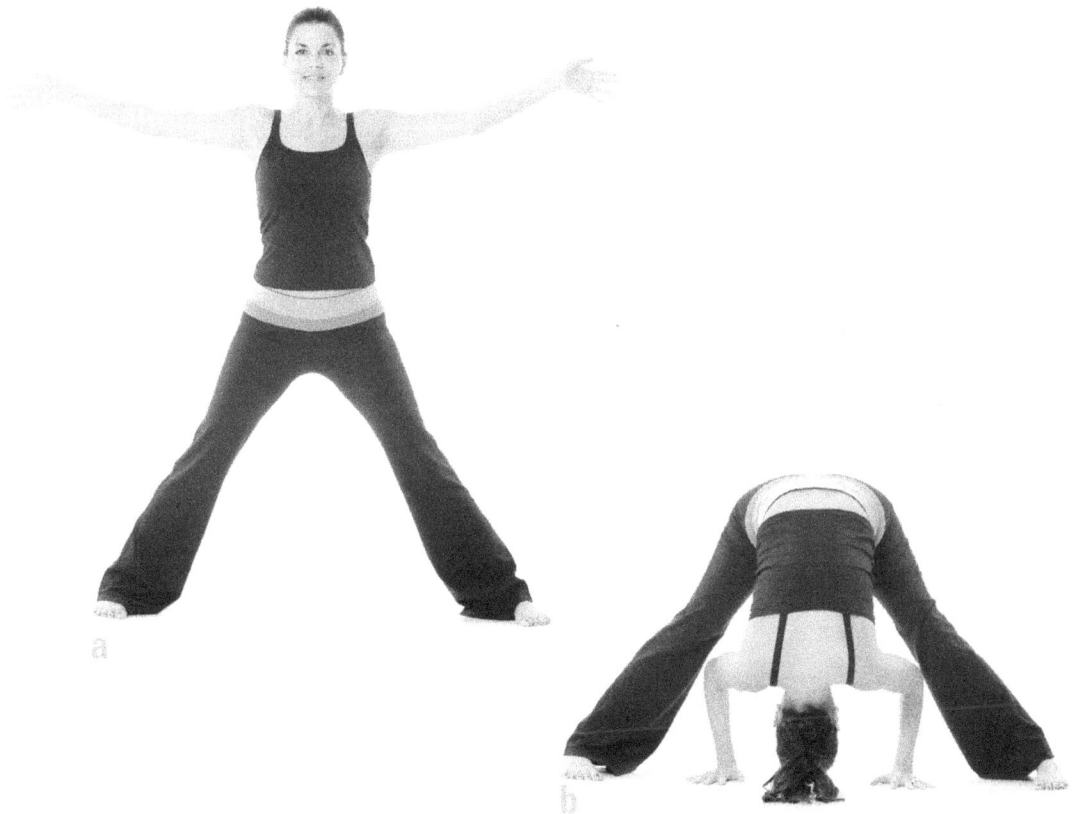

8. Saludo al sol arrodillado

Apóyese sobre las manos y las rodillas, alineando las primeras con los hombros. Ejecute el saludo al sol arrodillado tal y como se describe en las páginas 48-50 del capítulo 3. Repita la secuencia seis veces.

Serie moderada de entre 15 y 20 minutos

9. Transición a posturas pronas

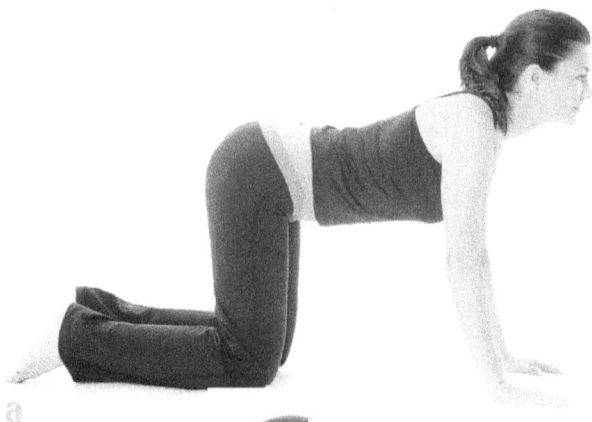

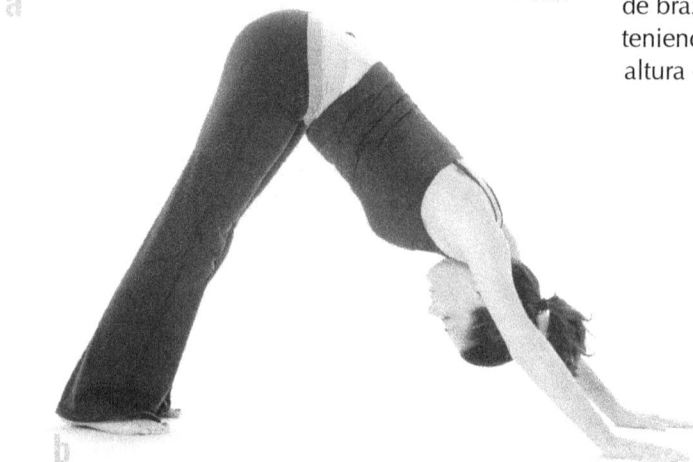

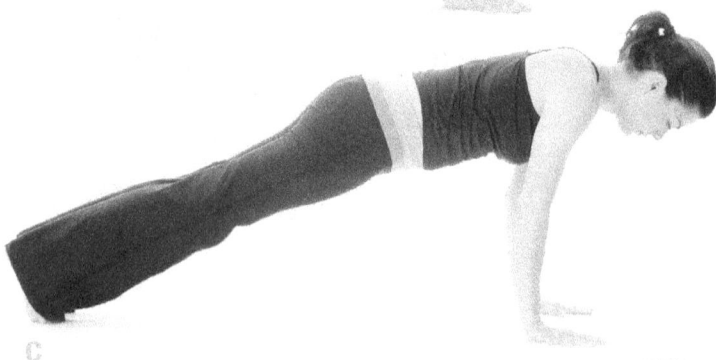

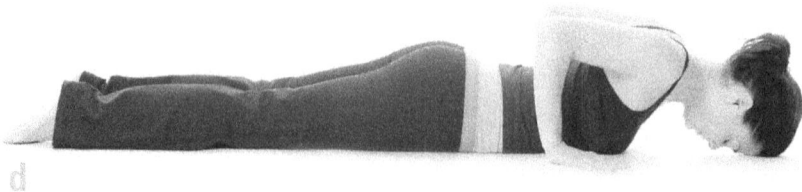

Inspire mientras se apoya sobre las manos y las rodillas, eleva el tórax y levanta ligeramente la mirada (a). Espire, estire bien los brazos y levante las caderas para adoptar la postura del perro boca abajo (b). Mantenga los dedos de los pies flexionados e inspire mientras se desplaza hacia delante para adoptar la postura de la tabla (c). Es importante que mantenga los dedos de los pies flexionados, los brazos rectos y el cuerpo estirado desde el tronco hasta los talones. Espire y, mediante una flexión de brazos, descienda hasta el suelo manteniendo las manos en los costados, a la altura del pecho (d).

10. Postura de la cobra (Bhujangasana)

Túmbese sobre la parte delantera del cuerpo, apoye la cabeza en el suelo y coloque las manos a la altura de las costillas. Inspire mientras ejerce una ligera presión con las manos y levanta la cabeza, el cuello y el pecho para adoptar la postura de la cobra; espire y llévelos de nuevo hacia el suelo. Repita la respiración y los movimientos cuatro veces y, a continuación, mantenga la postura de la cobra durante seis respiraciones. Después espire, manteniendo una posición elevada y el estómago apoyado en el suelo. Finalmente, inspire mientras eleva el tórax y espire mientras regresa al suelo.

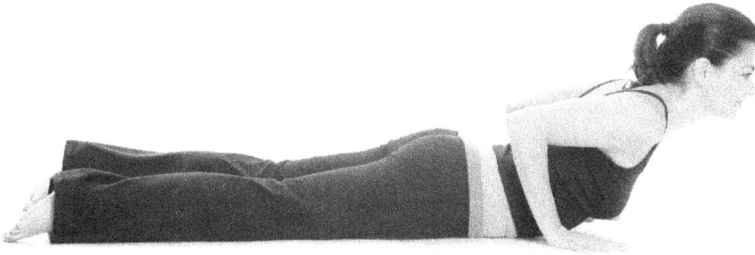

11. Flexión hacia atrás (Dhanurasana)

Tumbado boca abajo, flexione las rodillas y lleve los brazos hacia atrás para sujetarse los tobillos. Flexione ligeramente los pies y estire los dedos, manteniendo las piernas relativamente juntas pero no pegadas. Inspire y levante la cabeza, el cuello, el pecho, los pies y las piernas; permita que los hombros giren hacia atrás y expanda el tórax. Mantenga la flexión hacia atrás durante ocho respiraciones. Finalmente espire, lleve el pecho hacia el suelo, deje libres los pies y relájese.

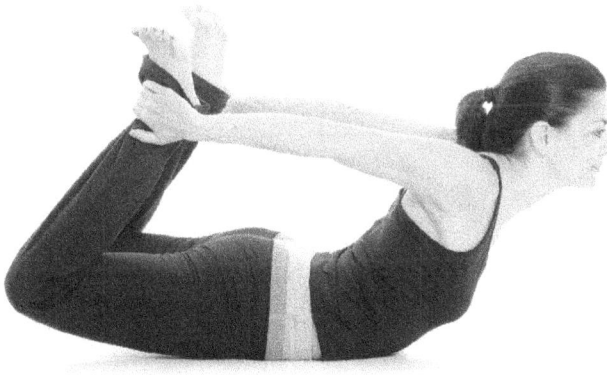

12. De la postura del niño (Balasana) a la del gato

Apoye las caderas en los talones, extienda los brazos por delante del cuerpo y relaje la frente sobre el suelo para adoptar la postura del niño (a). Inspire y apóyese sobre las manos y las rodillas, eleve el tórax y levante ligeramente la mirada (b). Espire, flexione la columna y vuelva a adoptar la postura del niño. Repita la respiración y los movimientos seis veces, liberando toda la tensión que pueda sentir en la región lumbar tras haber ejecutado la postura de la cobra y la flexión hacia atrás.

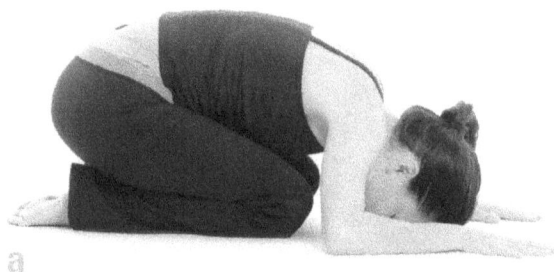

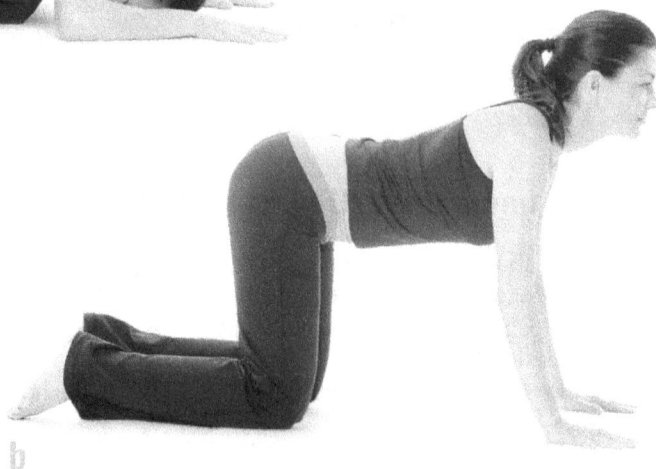

13. Torsión sentada (Ardha Matsyendrasana)

Siéntese con las dos piernas extendidas hacia delante. Apoye el pie derecho en la parte exterior del muslo izquierdo y mantenga extendida la pierna izquierda. Coloque el brazo izquierdo a lo largo de la parte exterior del muslo derecho y apoye la mano derecha en el suelo, detrás del cuerpo y ligeramente elevada sobre las puntas de los dedos. Relaje la mirada para centrarse en su interior. Inspire mientras endereza y alarga la columna, y espire mientras inicia la torsión hacia la derecha, contrae el estómago hacia dentro y arriba y gira la cabeza en la misma dirección. Evite ejercer una tensión excesiva sobre la columna. Mantenga la torsión durante seis respiraciones y, a continuación, repítala sobre el lado izquierdo.

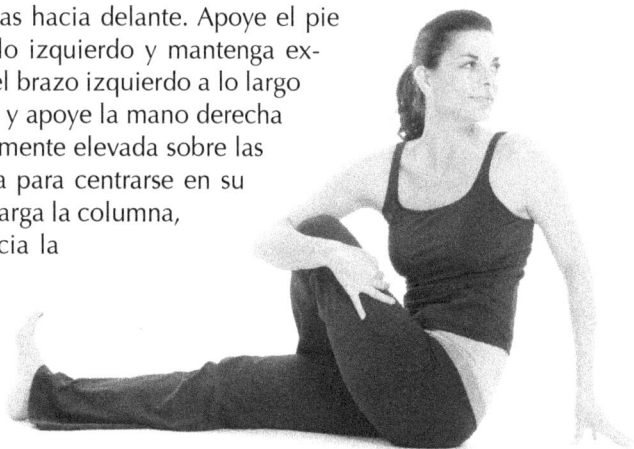

14. Respiración consciente en posición sentada

Siéntese con las piernas cruzadas y apoye las manos en las rodillas, con las palmas mirando hacia arriba. Manteniendo los ojos cerrados, ejecute diez respiraciones constantes, suaves, largas y conscientes. A continuación, abra los ojos e inicie su jornada con energía renovada.

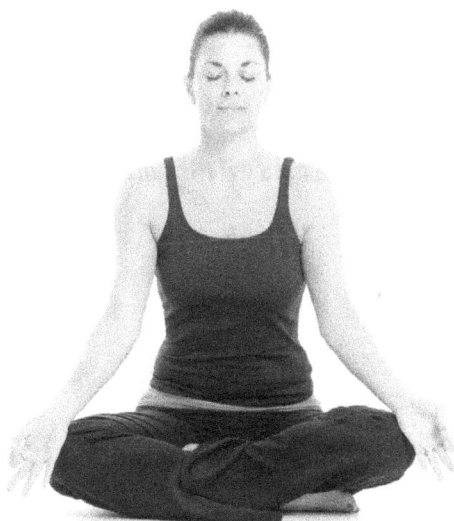

Guía para la serie moderada de entre 15 y 20 minutos

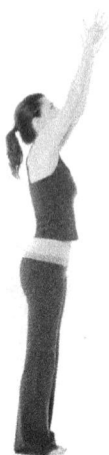

Preparativos
para la respiración.
Postura de la montaña

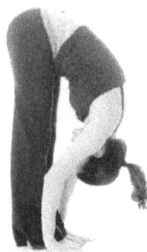

Flexión hacia delante

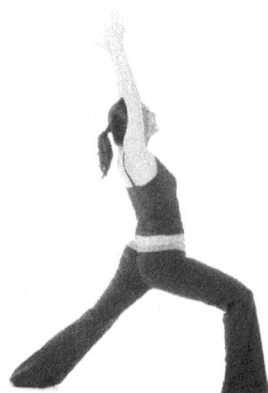

Postura del guerrero

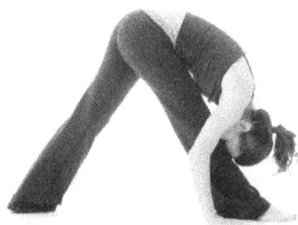

Flexión hacia delante
sobre un costado

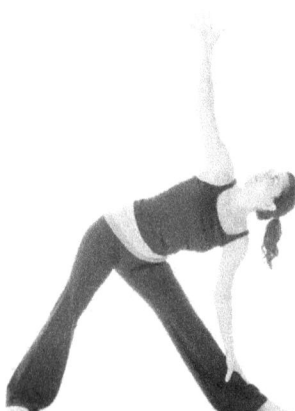

Postura del triángulo

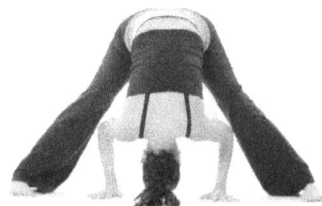

Flexión hacia delante
con las piernas separadas

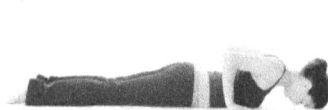

Saludo al sol arrodillado
(Véanse páginas 49-50)

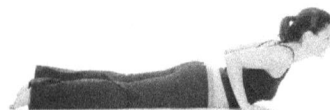

Transición a posturas pronas

Postura de la cobra

Guía para la serie moderada de entre 15 y 20 minutos

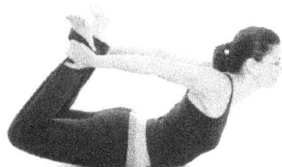

Flexión hacia atrás

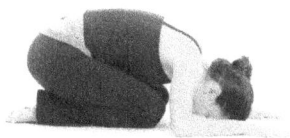

De la postura del niño a la del gato

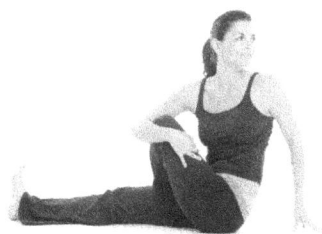

Torsión sentada

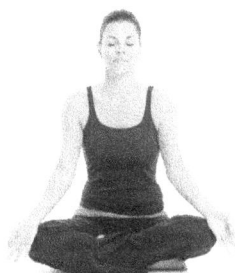

Respiración consciente en posición sentada

Serie moderada de entre 30 y 40 minutos

En mi opinión, esta serie moderada ocupa un lugar intermedio en los programas de yoga que se presentan en este libro. Los cuarenta minutos que dura la serie nos permiten trabajar en profundidad, con un ritmo y una intensidad satisfactorios que no suponen ningún sobreesfuerzo.

1. Preparativos para la respiración

Póngase delante de la colchoneta con los pies juntos, los brazos en los costados y la mirada al frente. Centre su atención en la respiración y empiece a alargar las inspiraciones y a intensificar las espiraciones usando la respiración del océano, o ujjayi, a través de la nariz. Repítalo seis veces.

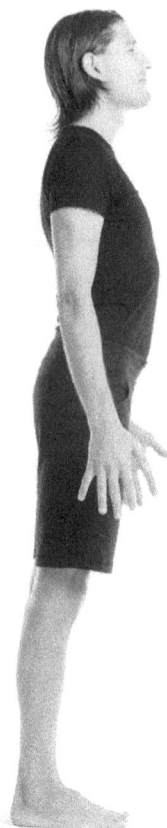

2. Postura de la montaña (Tadasana)

En la misma posición erguida, inspire y levante los brazos sobre los costados y la cabeza, mirando hacia arriba y manteniendo las manos separadas para dejar espacio para los hombros. Inicie la espiración para llevar los brazos de nuevo a los costados e incline la barbilla sobre el pecho. Repita cuatro veces el movimiento y la respiración.

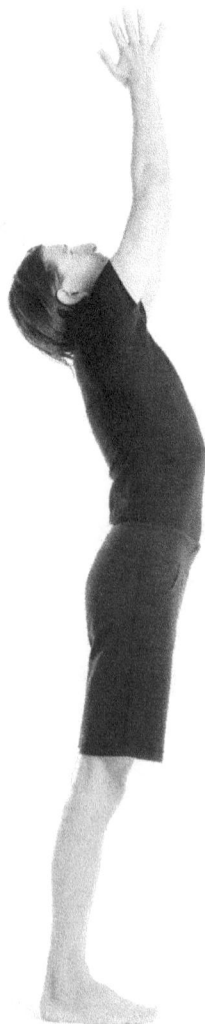

3. Flexión hacia delante (Uttanasana)

Inspire mientras levanta los brazos por encima de la cabeza y espire, flexionando las piernas y llevando las manos al suelo. Relaje el cuello por completo y flexione las rodillas tanto como sea necesario. Inspire e incorpórese, levantando los brazos sobre los costados y la cabeza y mirando ligeramente hacia arriba. Repita las respiraciones y los movimientos cuatro veces. A continuación, mantenga la flexión hacia delante durante seis respiraciones. Inspire, expandiéndose desde la parte posterior del cuerpo, y espire, intensificando la flexión hacia delante. Inspire de nuevo, mientras endereza la espalda y levanta los brazos por encima de la cabeza, y espire mientras lleva los brazos a los costados e inclina la barbilla hacia el pecho.

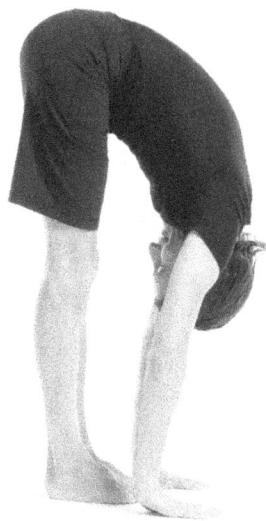

4. Postura de la silla (Utkatasana)

En posición erguida, con los pies paralelos y alineados con las caderas, inspire y levante los brazos por encima de la cabeza, con las manos separadas y las palmas mirándose entre sí. Incline la barbilla hacia el pecho y mire hacia delante (a). Espire, flexione las rodillas y baje las caderas para alinearlas con las rodillas, manteniendo los talones apoyados en el suelo y, si no es posible, colocando una manta enrollada debajo de los talones (b). Inspire mientras estira las piernas y espire mientras flexiona las rodillas y baja las caderas. Repita la respiración y los movimientos seis veces y, a continuación, mantenga la utakasana durante seis respiraciones más. Finalmente, inspire y empiece a incorporarse, mientras lleva los brazos a los costados.

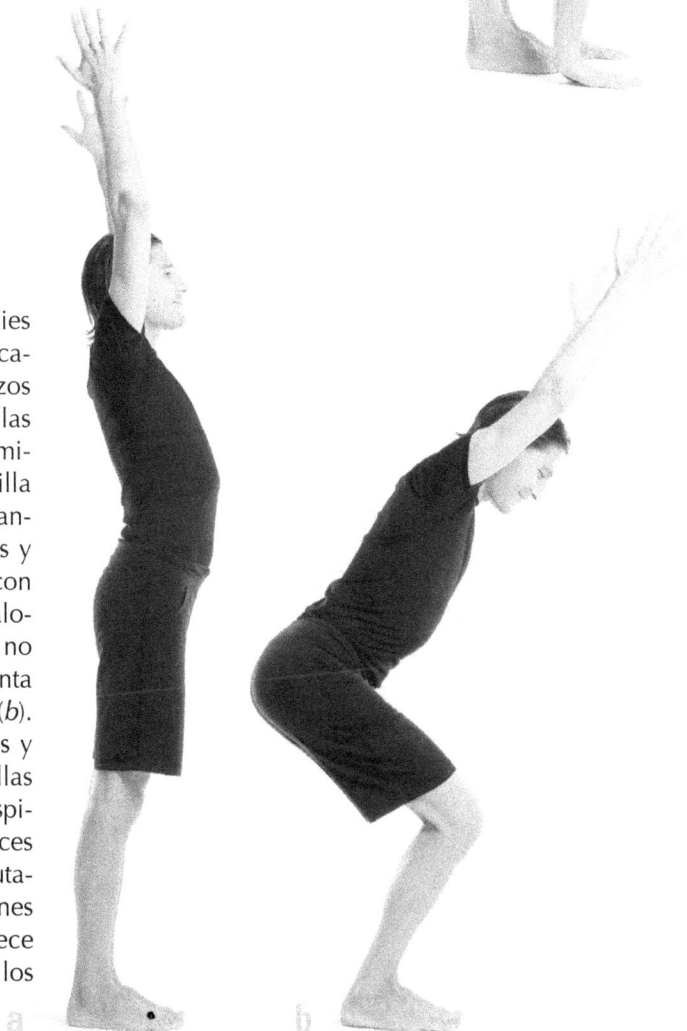

a   b

Serie moderada de entre 30 y 40 minutos

5. Saludo al sol A

Ejecute el saludo al sol A siguiendo las instrucciones de las páginas 50-52 del capítulo 3. Repita la secuencia seis veces.

6. De la postura del guerrero I (Virabhadrasana I) a la flexión hacia delante sobre un costado (Parsva Uttanasana)

Dé una larga zancada y colóquese de forma que la pierna derecha quede delante y la izquierda detrás. Gire las caderas y los hombros hacia delante y mueva el pie izquierdo hacia fuera para que forme un ángulo de cuarenta y cinco grados. Inspire, mire ligeramente hacia arriba, flexione la rodilla derecha y levante los brazos sobre los costados y la cabeza, con las palmas separadas, paralelas y mirándose entre sí (a). Espire y, estirando la pierna derecha, lleve los brazos a los costados para apoyar las palmas a ambos lados del pie derecho (b). Inspire de nuevo, flexione la rodilla derecha y levante los brazos sobre los costados para adoptar la postura del guerrero. Repita la respiración y los movimientos cuatro veces. A continuación, mantenga la postura del guerrero durante seis respiraciones y la flexión sobre la pierna derecha otras seis más. Inspire y adopte de nuevo la postura del guerrero. Finalmente, espire mientras lleva los brazos a los costados, estira la pierna delantera e inclina la barbilla hacia el pecho. Cambie de pierna para repetir la vinyasa con el otro lado.

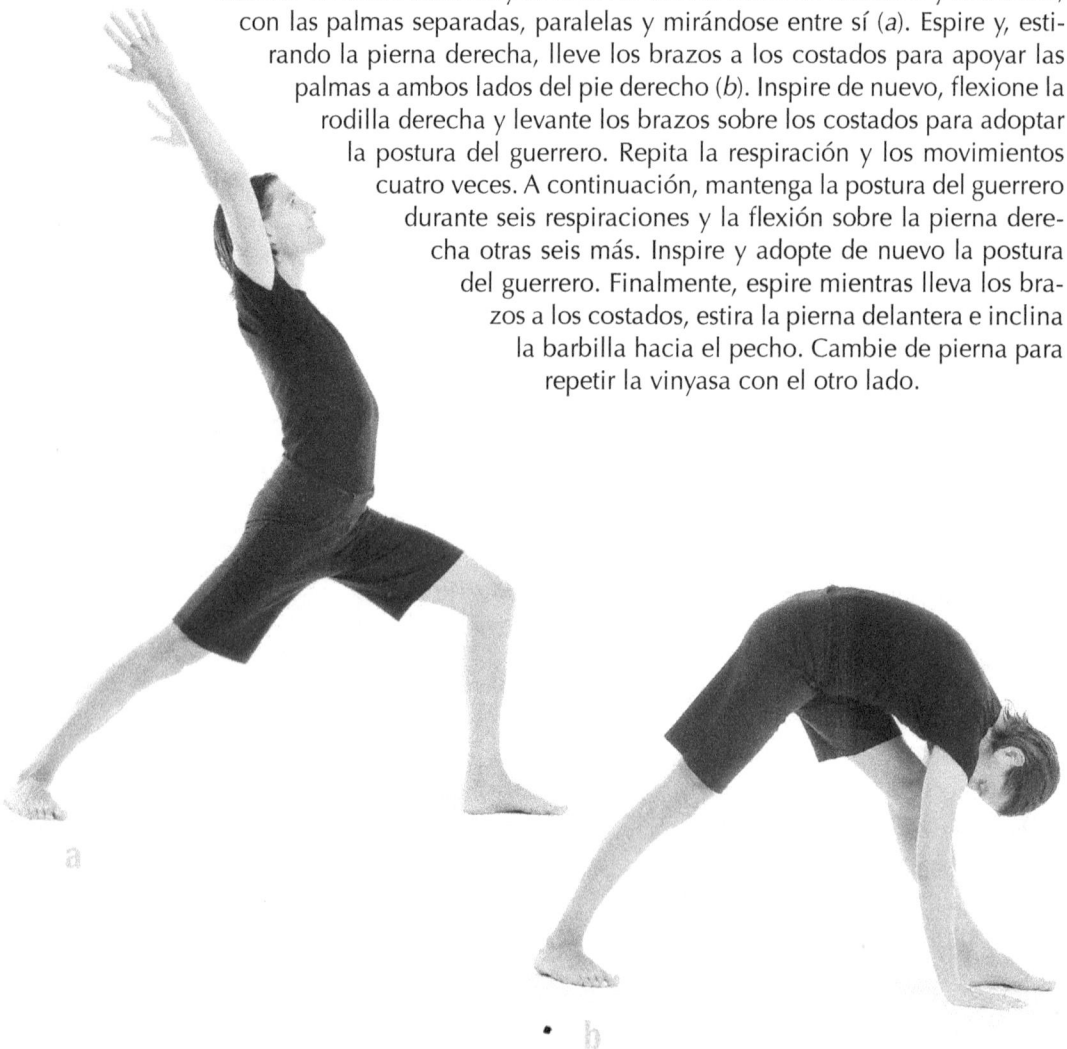

a

• b

7. Postura del guerrero II (Virabhadrasana II)

Adopte la misma posición erguida con las piernas separadas que la utilizada para ejecutar la postura del guerrero I. La pierna derecha debe estar delante y la izquierda, detrás. Expanda los hombros hacia la derecha y gire las caderas hacia delante (a). Inspire y ponga los brazos en cruz, con las palmas hacia abajo y los dedos bien estirados. A continuación, espire y flexione profundamente la rodilla izquierda (b). Asegúrese de que esta se encuentre alineada con el talón izquierdo y mírese la mano derecha, apoyando con firmeza el pie derecho en el suelo y extendiendo los brazos. A continuación, gire la cabeza y mírese la mano izquierda. Mantenga la postura del guerrero II durante seis respiraciones. Inspire mientras estira la pierna izquierda y espire mientras lleva los brazos a los costados y los relaja. Gire los pies y repita la postura del guerrero II con el otro lado.

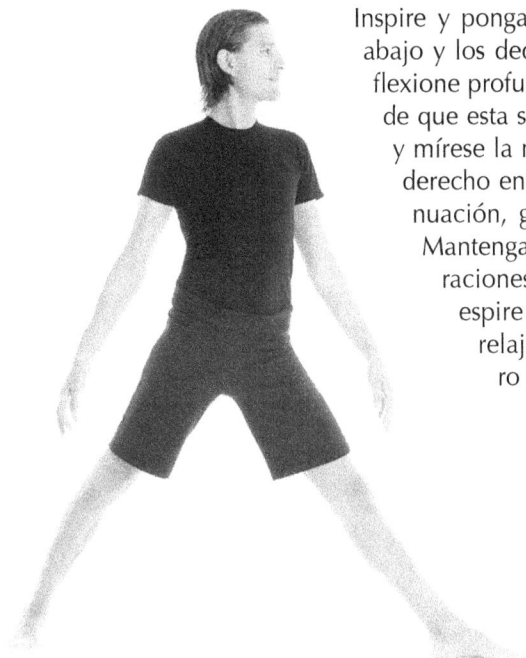

a

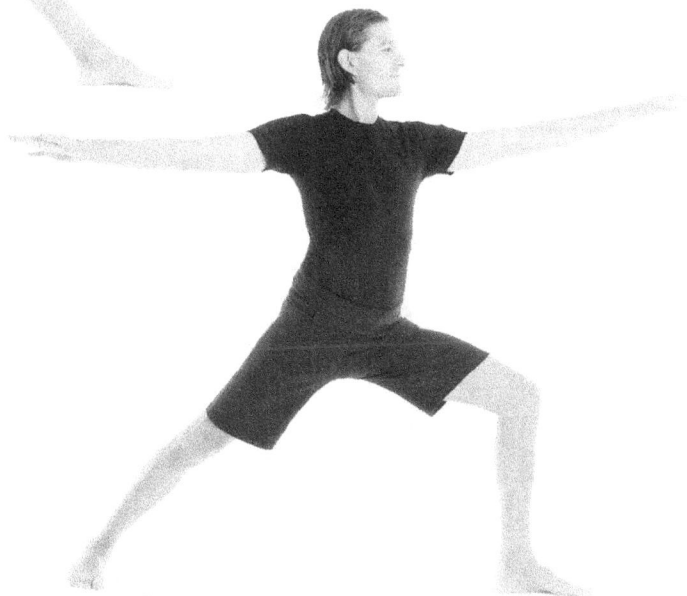

b

Serie moderada de entre 30 y 40 minutos

8. Postura del triángulo (Trikonasana)

Manteniendo la misma posición con las piernas separadas que la utilizada para ejecutar la postura del guerrero II, expanda los hombros hacia el lado izquierdo (*a*). La pierna derecha debe estar delante y la izquierda, detrás. Inspire y levante los brazos, estirándose desde las manos. Espire mientras lleva la mano derecha a la espinilla derecha (o a la parte exterior del pie derecho) y levanta la mano izquierda. Ponga rectas las piernas y desbloquee la rodilla derecha. Inspire, apoye con firmeza los pies en el suelo, levante la mirada y estire la mano superior, manteniendo la palma abierta y los dedos bien extendidos (*b*). Espire, baje la mano izquierda por detrás de la espalda y gire la cabeza para mirarse el pie derecho, manteniendo el brazo derecho recto y la parte delantera del tronco expandida (*c*). Inspire, levante de nuevo el brazo izquierdo y repita los movimientos de brazos durante cuatro respiraciones. A continuación, mantenga la trikonasana durante seis respiraciones más. Inspire y empiece a enderezar la espalda para incorporarse, estirando bien los brazos. Finalmente, espire y lleve los brazos a los costados para relajarse. Gire los pies en la otra dirección y repita el triángulo sobre el otro costado.

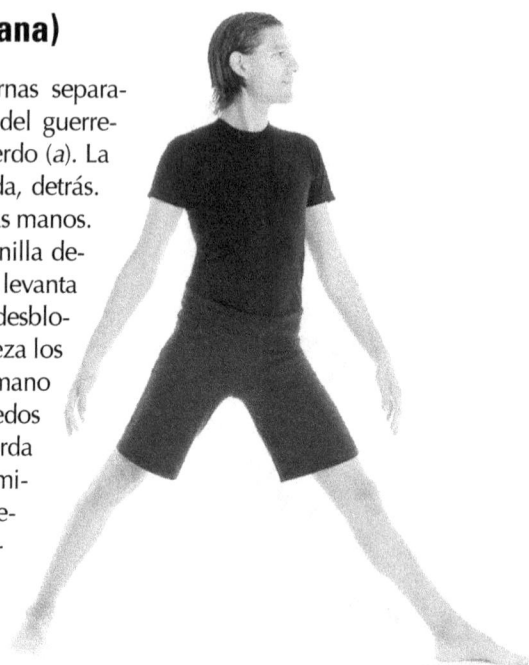

a

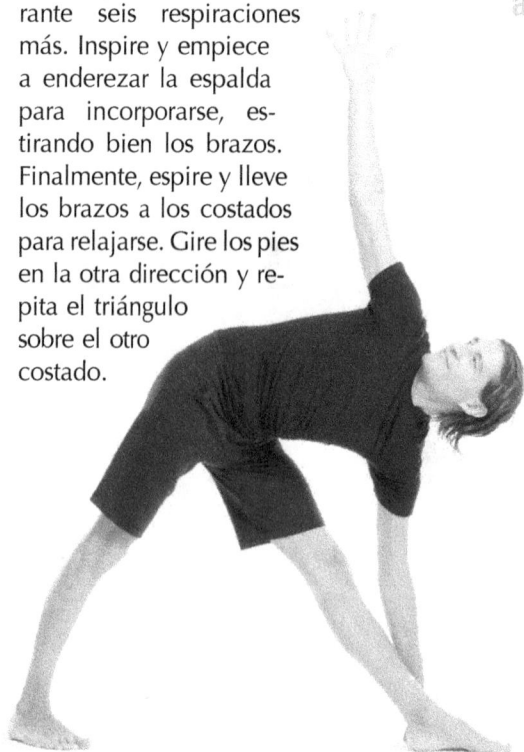

b

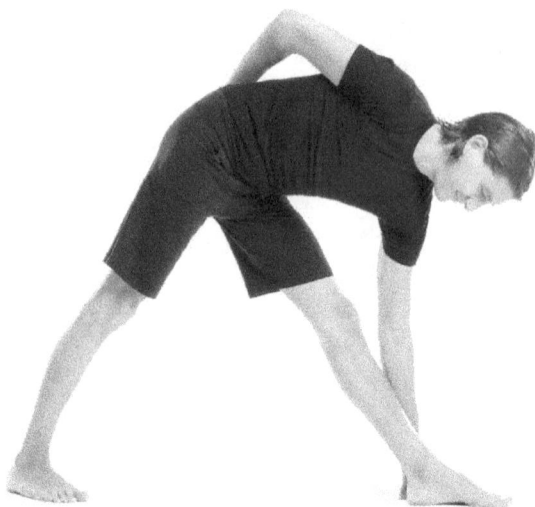

c

9. Ángulo lateral extendido (Utthita Parsva Konasana)

Adoptando la misma posición con las piernas separadas que la utilizada para ejecutar el triángulo, inspire y levante los brazos sobre los costados. Espire, flexione la rodilla izquierda y apoye la mano derecha sobre la cadera derecha y la mano izquierda en la cara interior de la espinilla izquierda o en un bloque situado en la cara exterior del pie izquierdo. Gire el muslo y la cadera izquierdos para expandirlos y, apoyando con firmeza la pierna derecha, levante el brazo derecho por encima de la cabeza. Eche el hombro derecho ligeramente hacia atrás y mire hacia la axila o el costado. Mantenga la postura durante seis respiraciones. A continuación espire, lleve la mano derecha a la cadera del mismo lado y baje la mirada al pie izquierdo. Inspire y estire ambos brazos, a la vez que incorpora y endereza la pierna izquierda. Finalmente espire y relaje los brazos sobre los costados. Gire los pies y repita la posición del ángulo lateral en la otra dirección.

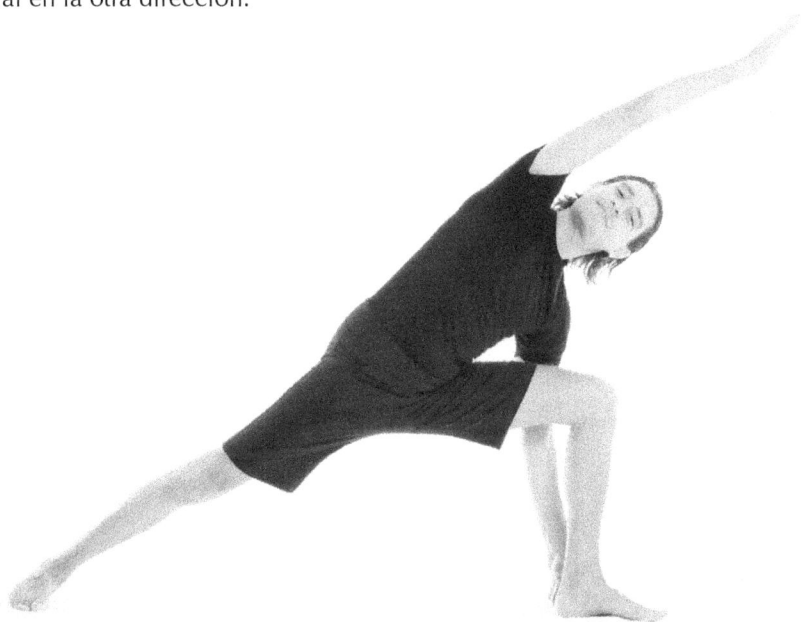

Serie moderada de entre 30 y 40 minutos

10. Triángulo con torsión (Parivrtti Trikonasana)

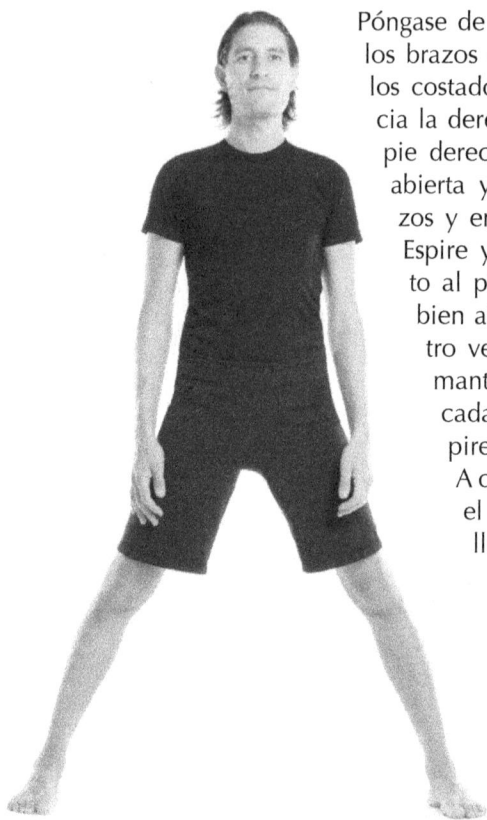

Póngase de pie con las piernas separadas, los pies paralelos y los brazos en los costados. Inspire y levante los brazos sobre los costados (a). A continuación, espire y lleve el tronco hacia la derecha, apoye la mano izquierda en el suelo junto al pie derecho, extienda la mano derecha con la palma bien abierta y levante la mirada. Inspire, extienda los dos brazos y enderece la espalda, llevándola de nuevo al centro. Espire y gire a la izquierda, apoye la mano derecha junto al pie izquierdo, extiéndala hacia arriba con la palma bien abierta y levante la mirada (b). Repita la torsión cuatro veces sobre cada costado y, en la cuarta repetición, mantenga la torsión durante seis respiraciones más sobre cada costado. Espire para intensificar la torsión e inspire para relajarla ligeramente y alargar la columna. A continuación, inspire y vuelva a llevar la espalda hacia el centro, estirando ambos brazos. Finalmente espire y lleve los brazos a los costados para relajarlos.

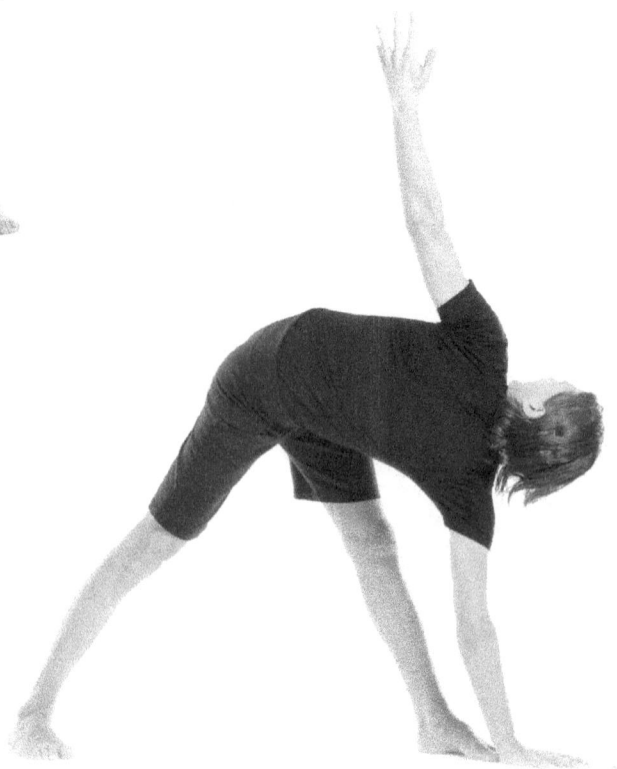

a

b

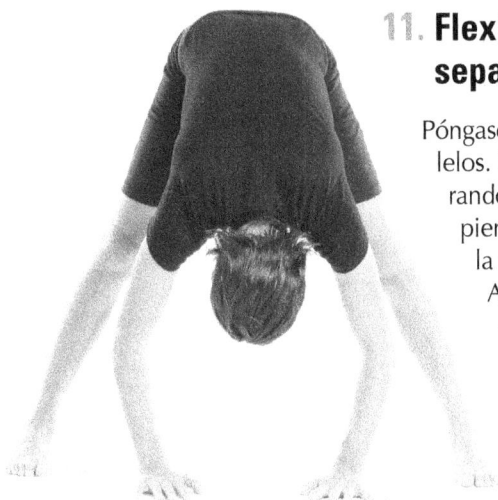

11. Flexión hacia delante con las piernas separadas (Prasarita Uttanasana)

Póngase de pie, con las piernas separadas y los pies paralelos. Inspire y extienda los brazos en los costados, estirando bien las palmas y los dedos. Espire y flexione las piernas para apoyar las manos en el suelo. Mantenga la flexión hacia delante durante seis respiraciones. A continuación, inspire para alargar la columna y espire para intensificar la flexión. Relaje el cuello y flexione las rodillas si es necesario. Inspire y empiece a incorporarse, extendiendo los brazos hacia afuera con las palmas y los dedos bien abiertos. Espire y junte las manos delante del corazón.

12. Postura del árbol (Vrksasana)

Póngase de pie delante de la colchoneta, con los pies juntos y los brazos en los costados. Apoye la mano derecha en la cadera derecha. Con el brazo izquierdo, guíe la planta del pie izquierdo hacia la parte interior del muslo derecho y abra la cadera izquierda. Mire hacia un punto situado delante de usted y lleve las palmas juntas hacia el corazón (a). Apóyese con firmeza sobre la pierna derecha, manteniendo la rodilla desbloqueada, y estire el tronco hacia arriba. Inspire, lleve las manos juntas por encima de la cabeza y, a continuación, separe los brazos y extienda bien los dedos (b). Mantenga la postura del árbol durante seis respiraciones y, finalmente, espire mientras lleva las palmas juntas hacia el corazón y apoya de nuevo el pie izquierdo en el suelo. Repita la postura del árbol con el otro costado.

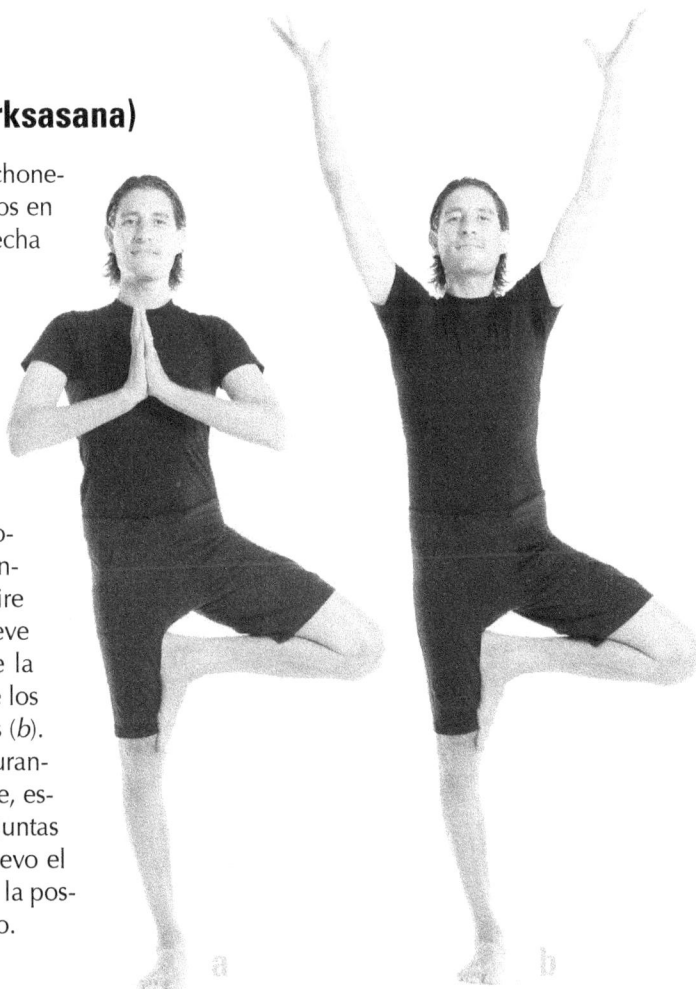

Serie moderada de entre 30 y 40 minutos

13. Elevación de piernas extendidas (Urdva Prasarita Padasana)

Túmbese sobre la espalda, lleve las rodillas al pecho y abráceselas, apoyando una mano en cada una (a). Inspire, extienda las piernas hacia arriba y flexione los pies a la vez que levanta los brazos por encima de la cabeza, dejando una separación suficiente para que los hombros puedan mantenerse cómodamente apoyados en el suelo (b). Espire y abrace de nuevo las rodillas contra el pecho. Repita la respiración y los movimientos seis veces. A continuación, mantenga las piernas extendidas y los brazos por encima de la cabeza durante seis respiraciones más. En la última espiración, abrácese las rodillas y relájese.

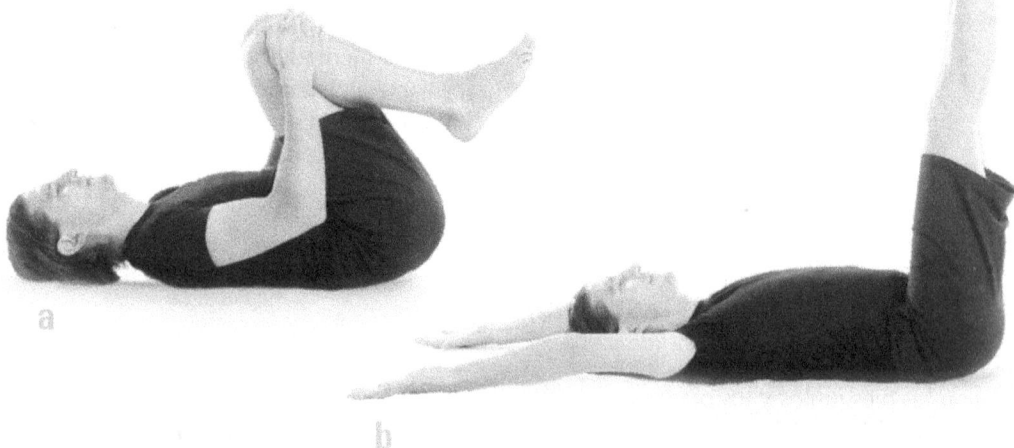

14. Elevaciones de piernas (Urdva Padasana)

Túmbese sobre la espalda, coloque los brazos ligeramente por debajo del cuerpo, con las palmas hacia abajo, y flexione las rodillas sobre el pecho. Inspire mientras levanta las piernas y flexiona los pies. Espire y mantenga la posición. A continuación inspire, baje las piernas unas dos terceras partes de la distancia que las separa del suelo y espire, levantando de nuevo las piernas y flexionando las rodillas ligeramente al alcanzar el punto más elevado de la postura, para liberar la tensión ejercida sobre la región lumbar. Repita las respiraciones y los movimientos seis veces y, a continuación, mantenga la posición durante ocho respiraciones más, con las piernas a unas dos terceras partes de la distancia que las separa del suelo. Inspire, levante de nuevo las piernas y retire los brazos de debajo de su cuerpo. Finalmente, espire y abrácese las rodillas.

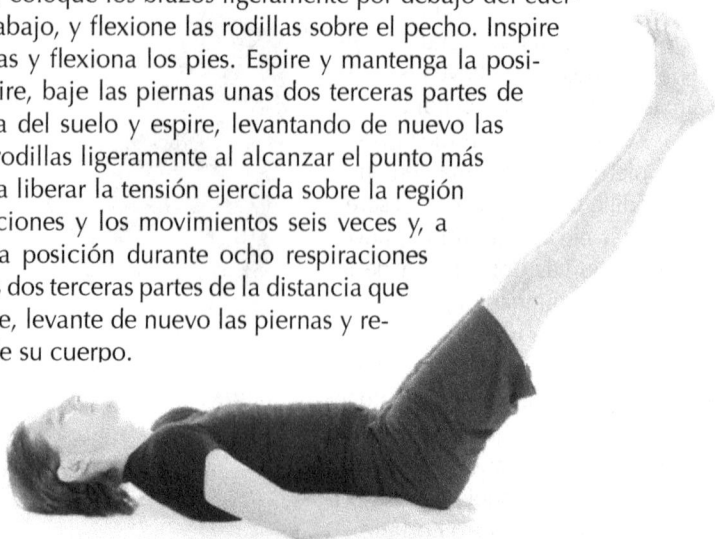

15. Postura del barco (Navasana)

Balancéese hacia arriba para sentarse y apoye los pies planos en el suelo. Inspire a la vez que extiende los brazos por delante del cuerpo (a) y espire mientras levanta los pies. A continuación, inspire y ponga rectas las piernas, estirando los brazos y curvando ligeramente la espalda (b). Mantenga la postura del barco durante seis respiraciones. Para deshacer la posición, inspire mientras lleva las piernas de nuevo al suelo y levanta los brazos por encima de la cabeza. Finalmente, espire mientras baja los brazos hacia los lados.

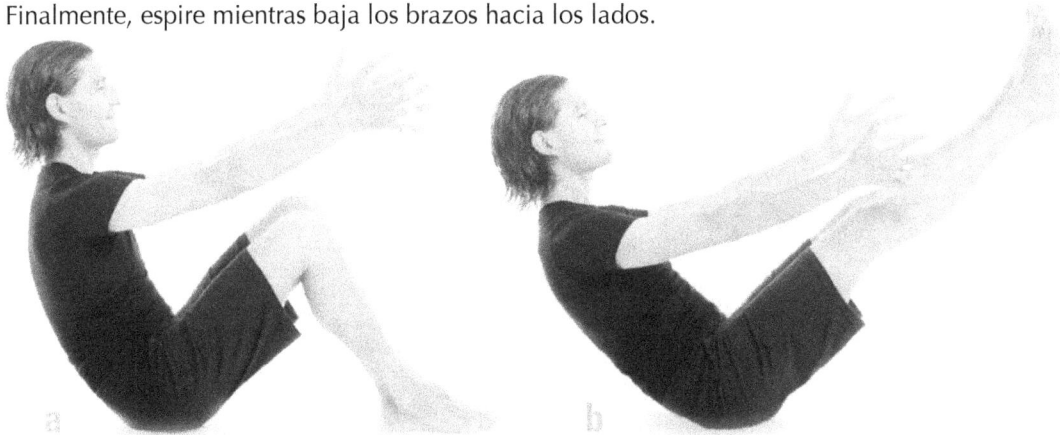

16. Flexión hacia delante sentado (Pascimatanasana)

Permanezca sentado con las dos piernas extendidas hacia delante y las manos en las caderas; si es necesario, siéntese sobre una manta. Inspire mientras levanta los brazos por encima de la cabeza (a) y espire a la vez que flexiona las piernas, apoya las manos en la parte superior de los pies y relaja el cuello (b). Permita que la columna se curve de forma natural y flexione las rodillas si es necesario, para que las caderas giren y la región lumbar se conecte con la parte superior de los muslos. Inspire y enderece la espalda, a la vez que levanta los brazos por encima de la cabeza, y espire mientras flexiona de nuevo las piernas. Repítalo cuatro veces y, después, mantenga la flexión hacia delante durante seis veces más. Inspire, expandiéndose desde la parte posterior de las costillas, y espire, intensificando la flexión hacia delante y llevando el estómago hacia dentro y arriba. A continuación, inspire y enderece de nuevo la espalda mientras levanta los brazos por encima de la cabeza, y espire mientras lleva los brazos a los costados y se relaja.

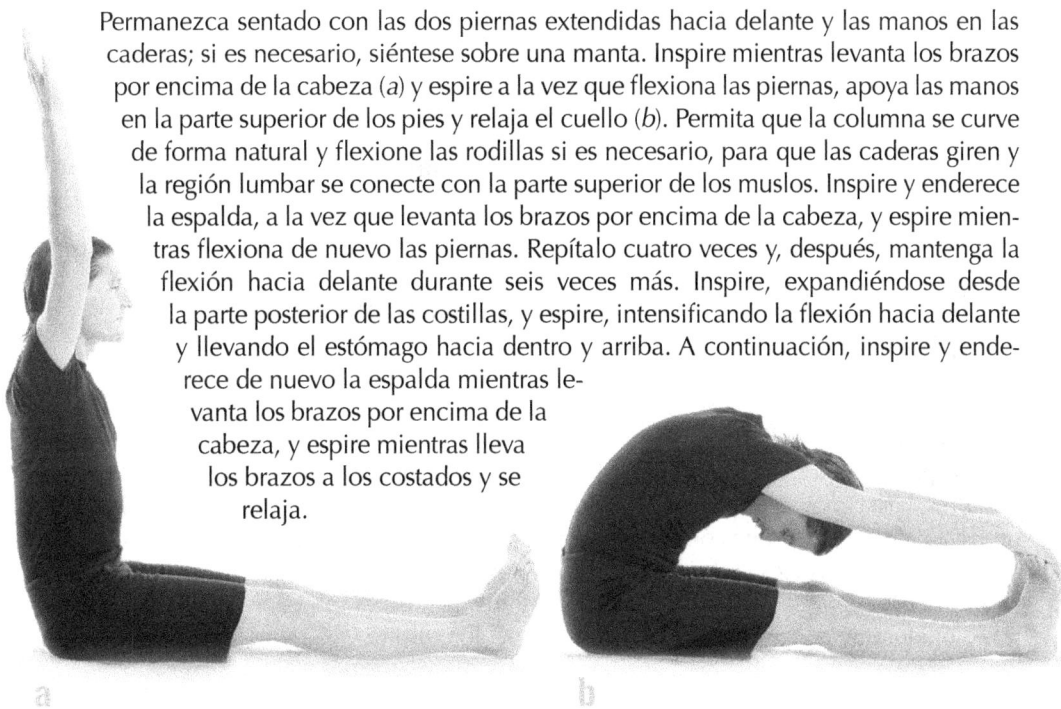

Serie moderada de entre 30 y 40 minutos

17. Postura del puente (Setu Bandhasana)

Túmbese sobre la espalda con las rodillas dobladas, los pies paralelos y alineados con las caderas y los brazos en los costados (a). Inspire mientras levanta los brazos por encima de la cabeza y eleva las caderas (b). Espire, lleve los brazos de nuevo a los costados y baje las caderas. Repítalo cuatro veces y, a continuación, mantenga la postura del puente durante seis respiraciones. Inspire, expandiendo el tórax, y espire, llevando el estómago hacia la columna. Para deshacer el puente, espire, lleve los brazos de nuevo a los costados y baje las caderas.

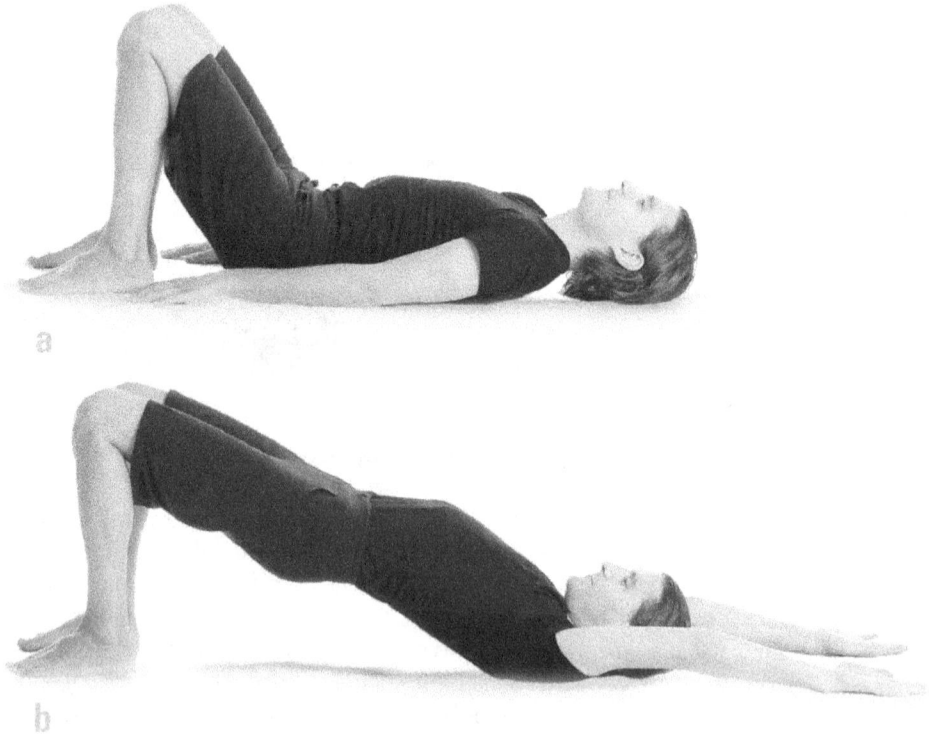

a

b

18. De la postura sobre los hombros (Sarvangasana) a la del arado (Halasana)

Túmbese sobre la espalda con las rodillas flexionadas, los pies planos sobre el suelo y los brazos en los costados. Si lo desea, coloque una manta debajo de los brazos y de la parte superior de la espalda, para mantener el cuello separado del suelo. Espire y lleve el cuerpo hacia los hombros, hasta apoyar los pies en el suelo por detrás de la cabeza (a). Manteniendo los brazos a una distancia que le resulte cómoda, flexione los codos y apoye las manos planas en la espalda. Inspire y levante las piernas hacia el techo (b). Estire los pies y los dedos para mantener activas las partes posterior y anterior de las piernas durante la postura sobre los hombros. Mantenga la posición durante doce respiraciones. A continuación, espire y baje la rodilla derecha hacia el pecho, pero mantenga la pierna izquierda levantada (*c*). Inspire mientras levanta de nuevo la pierna derecha, y espire mientras baja la rodilla izquierda hacia el pecho. Repita la respiración y los movimientos dos veces, alternando las piernas. A continuación, espire mientras lleva ambas rodillas al pecho, e inspire, levantando las piernas de nuevo. Repita este ejercicio cuatro veces. Después espire, lleve ambos pies hacia el suelo, por detrás de la cabeza, y extienda los brazos junto al cuerpo. Mantenga la postura del arado, o halasana, durante seis respiraciones. A continuación, inspire mientras deshace la posición y se tumba de nuevo sobre la espalda y, finalmente, espire para descansar.

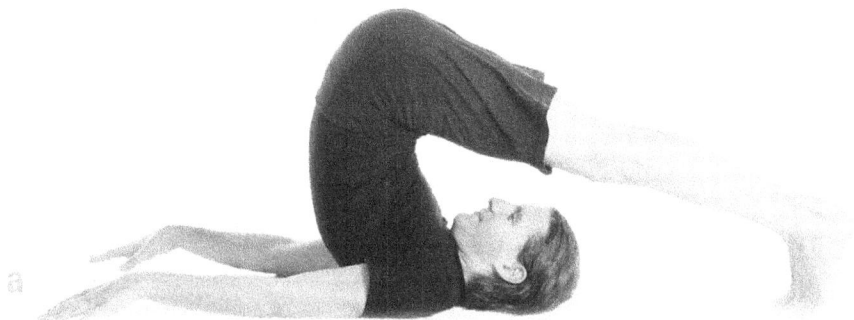

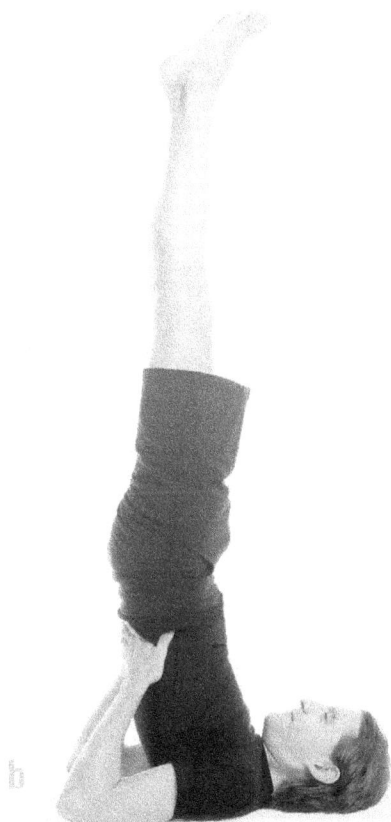

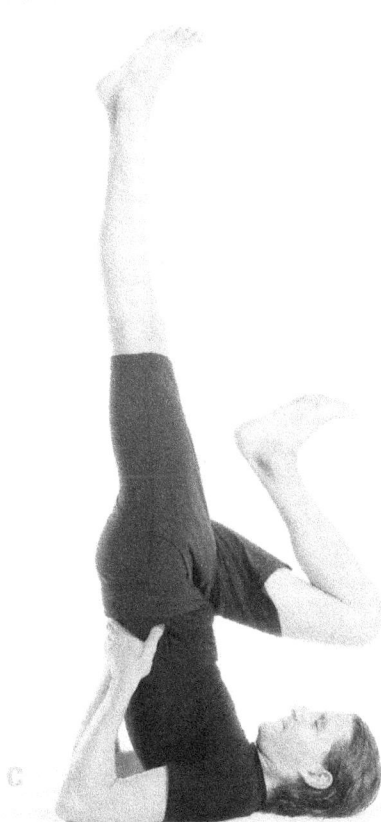

Serie moderada de entre 30 y 40 minutos

19. Postura del cadáver (Savasana)

Túmbese sobre la espalda, con las piernas extendidas, los brazos en los costados y las palmas hacia arriba. Deje escapar el aliento y toda la tensión que pueda haber en su cuerpo. Permita que los pensamientos entren y salgan de su mente, pero no que le aparten del momento presente. Disfrute durante unos minutos de la sensación de respirar de forma natural.

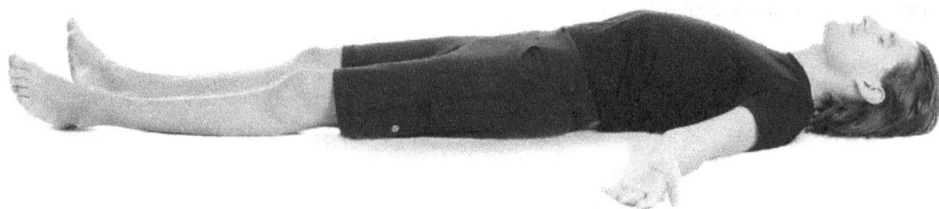

20. Postura de la cobra (Bhujangasana)

Gire sobre su cuerpo para tumbarse sobre el estómago, apoye la frente en el suelo y sitúe las manos junto a las costillas. Inspire y, presionando ligeramente con las manos, levante la cabeza, el cuello y el pecho para adoptar la postura de la cobra; espire y bájelos de nuevo hacia el suelo. Repita las respiraciones y los movimientos cuatro veces. A continuación, mantenga la postura de la cobra durante seis respiraciones. Espire mientras sigue con el tórax levantado y el estómago apoyado en el suelo, e inspire para elevar un poco más el pecho. Finalmente, espire y regrese al suelo para relajarse.

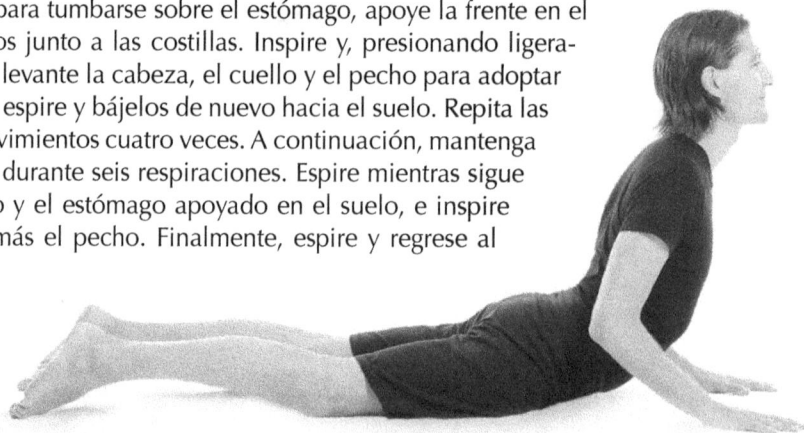

21. Flexión hacia atrás (Dhanurasana)

Flexione las rodillas y lleve los brazos hacia atrás para sujetarse los tobillos. Doble ligeramente el pie y estire los dedos, manteniendo las piernas relativamente cerca pero no pegadas. Inspire y levante la cabeza, el cuello, el pecho, los pies y las piernas, permitiendo que los hombros giren hacia atrás y expandiendo el tórax. Mantenga la flexión hacia atrás durante ocho respiraciones. Finalmente espire, regrese al suelo, suéltese los pies y relájese.

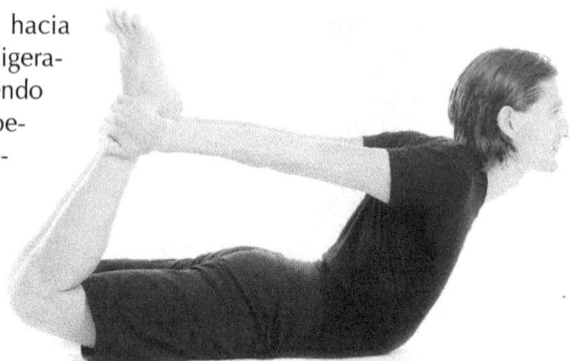

22. De la postura del niño (Balasana) a la del gato

Adopte la postura del niño, apoyando las caderas en los tobillos, extendiendo los brazos por delante del cuerpo y relajando la frente sobre el suelo (a). Inspire y apóyese sobre las manos y las rodillas, eleve el tórax y levante ligeramente la mirada (b). Espire, curve la columna para adoptar la postura del gato y vuelva a adoptar la del niño. Repita las respiraciones y los movimientos seis veces para liberar cualquier tensión que pueda tener en la región lumbar después de haber ejecutado la postura de la cobra o la flexión hacia atrás.

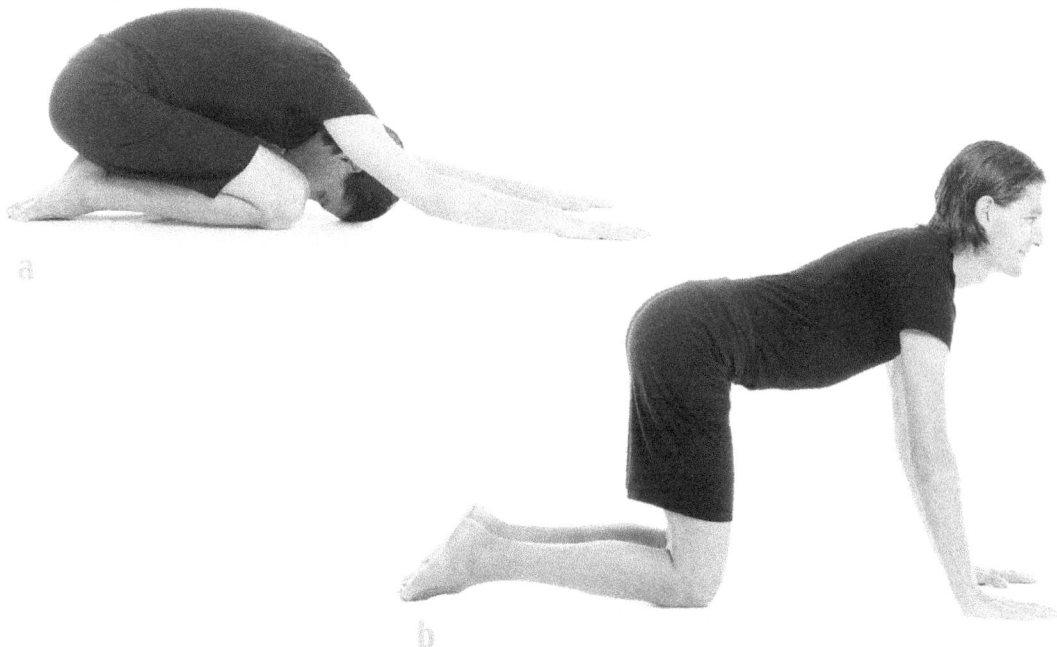

23. Respiración nasal alterna (Nadi Sodhana Pranayama)

Siéntese cómodamente y extienda la mano derecha hacia delante, con la palma hacia arriba. Cierre los dedos índice y corazón sobre la palma. Lleve la mano derecha a la nariz, apoye el dedo corazón sobre la fosa nasal izquierda y el pulgar sobre la derecha, justo debajo del puente de la nariz. Realice una respiración completa a través de ambas fosas nasales y, a continuación, tape la izquierda por completo con el dedo anular e inspire a través de la derecha. Tápese ambas fosas nasales y retenga el aliento en su interior, a la vez que inclina la barbilla hacia el pecho. Después, retire el dedo anular y espire por la fosa nasal izquierda. Contenga la respiración durante unos segundos y, a continuación, inspire por la fosa nasal izquierda. Tápese ambas fosas nasales, contenga el aliento unos segundos en su interior, destape la derecha y espire para completar un turno completo de respiración nasal alterna. Repita el nadi sodhana durante seis turnos completos (doce respiraciones) y termine espirando por la fosa nasal derecha. A continuación, baje la mano derecha para relajarla y respire libremente. Disfrute durante unos minutos del apacible y claro estado mental que ha cultivado para empezar la jornada con energía renovada.

Guía para la serie moderada de entre 30 y 40 minutos

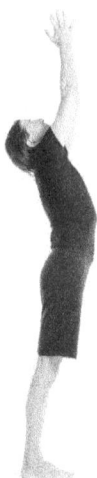

**Preparativos
para la respiración.
Postura de la montaña**

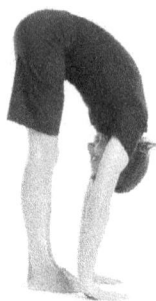

Flexión hacia delante

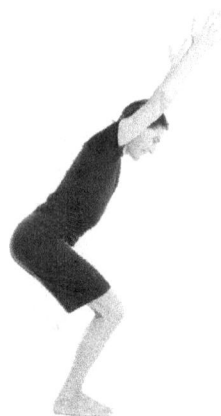

Postura de la silla

**Saludo al sol A
(Véanse páginas 52-54)**

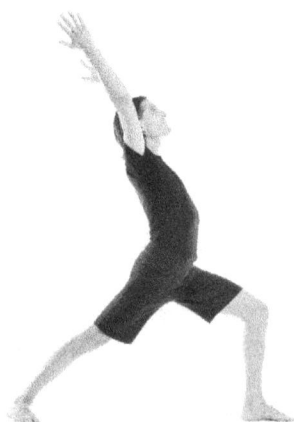

**De la postura del guerrero I
a la flexión hacia delante
sobre un costado**

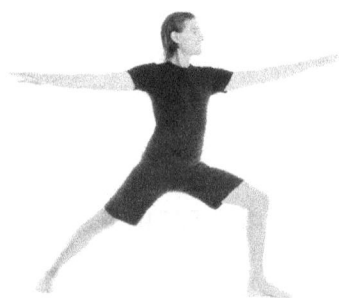

Postura del guerrero II

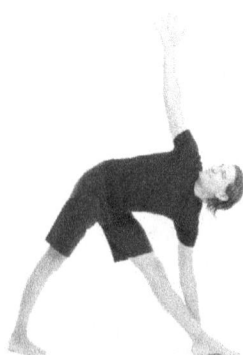

Postura del triángulo

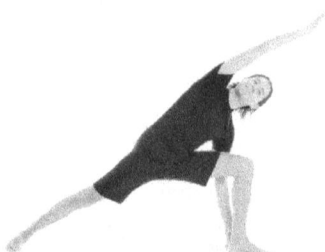

Ángulo lateral extendido

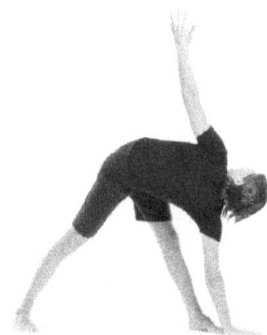

Triángulo con torsión

Guía para la serie moderada de entre 30 y 40 minutos (continúa)

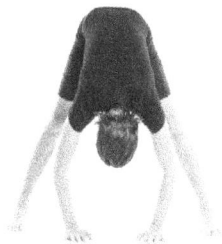

**Flexión hacia delante
con las piernas separadas**

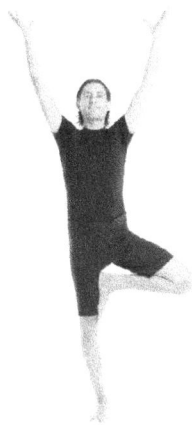

Postura del árbol

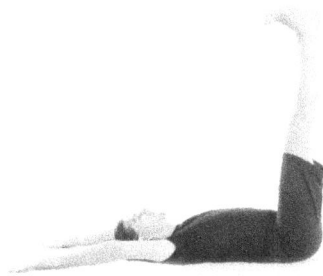

**Elevación de piernas
extendidas**

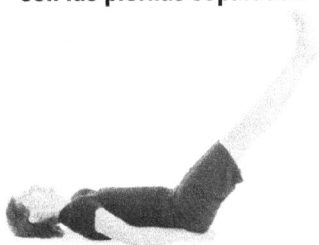

Elevaciones de piernas

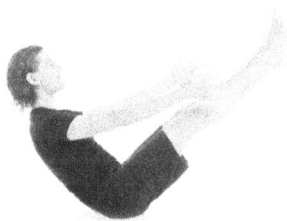

Postura del barco

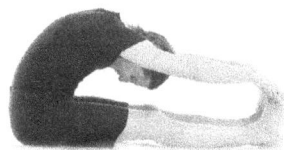

**Flexión hacia
delante sentado**

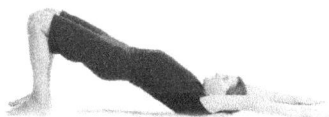

El puente

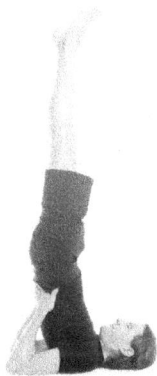

**De la postura sobre los
hombros a la del arado**

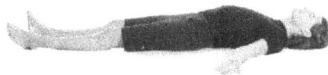

Postura del cadáver

Guía para la serie moderada de entre 30 y 40 minutos

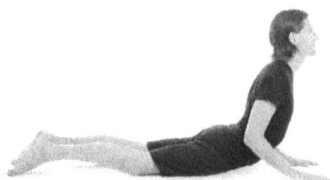

Postura de la cobra

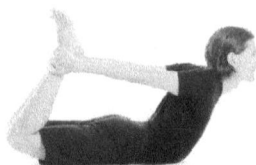

Flexión hacia atrás

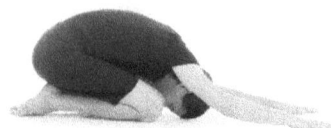

De la postura del niño
a la del gato

Respiración nasal alterna
(Véase página 24)

Realizar una larga práctica de yoga por la mañana, sin prisas, resulta sumamente gratificante. Aquellos días que disponga de tiempo en abundancia, practicar esta serie moderada de una hora de duración será un verdadero placer. Construida sobre las series de veinte y de cuarenta minutos, nos permite experimentar una mayor variedad de asanas, vinyasas y ejercicios respiratorios, que conforman una práctica moderada completa.

1. Preparativos para la respiración

Póngase de pie delante de la colchoneta, con los pies paralelos y alineados con las caderas, los brazos en los costados y la vista al frente. Centre su atención en la respiración y empiece a alargar las inspiraciones y a intensificar las espiraciones usando la respiración del océano, o ujjayi, a través de la nariz, durante seis ocasiones.

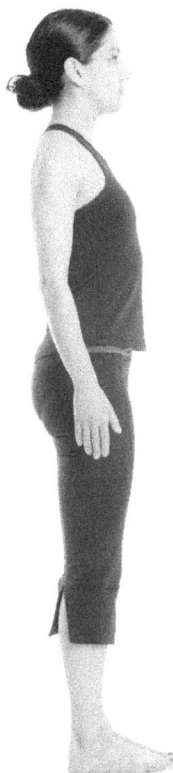

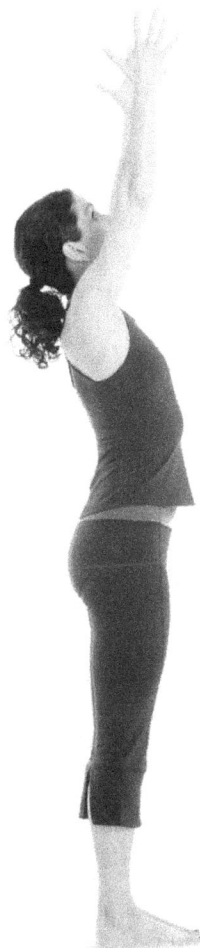

2. Postura de la montaña (Tadasana)

En la misma posición erguida, inspire y levante los brazos sobre los costados y la cabeza, mirando hacia arriba y manteniendo las manos separadas para dejar espacio a los hombros. Inicie la espiración para llevar los brazos de nuevo a los costados e incline la barbilla sobre el pecho. Repita cuatro veces el movimiento y la respiración.

Serie moderada de entre 50 y 60 minutos

3. Flexión hacia delante (Uttanasana)

Inspire mientras levanta los brazos por encima de la cabeza y espire a la vez que flexiona las piernas y lleva las manos al suelo. Relaje el cuello por completo y flexione las rodillas tanto como sea necesario. Inspire y empiece a incorporarse, llevando los brazos a los lados y por encima de la cabeza y mirando ligeramente hacia arriba. Repita las respiraciones y los movimientos cuatro veces. A continuación, mantenga la flexión hacia delante durante seis respiraciones; inspire, expandiéndose desde la parte posterior del cuerpo, y espire mientras intensifica la flexión hacia delante. Inspire de nuevo y empiece a incorporarse, levantando los brazos por encima de la cabeza. Finalmente, espire mientras lleva los brazos a los costados e inclina la barbilla sobre el pecho.

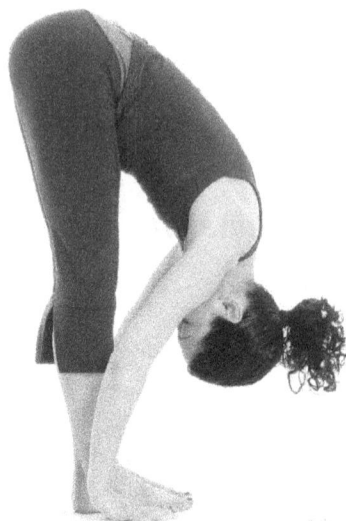

4. Postura de la silla (Utkatasana)

En posición erguida, con los pies paralelos y alineados con las caderas, inspire y levante los brazos por encima de la cabeza, con las manos separadas y las palmas mirándose entre sí. Incline la barbilla hacia el pecho y mire hacia delante. Espire, flexione las rodillas y baje las caderas para alinearlas con las rodillas, manteniendo los talones apoyados en el suelo y, si no es posible, colocando una manta enrollada debajo de los talones. Inspire mientras estira las piernas y espire mientras flexiona las rodillas y baja las caderas. Repita la respiración y los movimientos seis veces y, a continuación, mantenga la utakasana durante seis respiraciones más. Finalmente, inspire y empiece a incorporarse, mientras lleva los brazos a los costados.

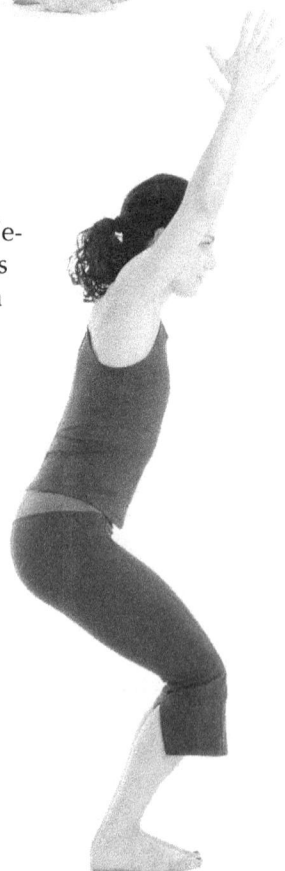

5. Saludo al sol A

Ejecute el saludo al sol A siguiendo las indicaciones de las páginas 52-54 del capítulo 3. Repita la secuencia seis veces.

6. Saludo al sol B

Ejecute el saludo al sol B siguiendo las indicaciones de las páginas 54-56 del capítulo 3. Repita la secuencia seis veces.

7. Postura del guerrero II (Virabhadrasana)

Adopte la misma posición erguida con las piernas separadas que la utilizada para ejecutar la postura del guerrero I, de modo que la pierna izquierda quede delante y la derecha detrás. Expanda los hombros hacia la derecha y gire las caderas hacia delante. Inspire mientras levanta los brazos con las palmas hacia abajo, estirándolos desde los dedos, y a continuación espire y flexione fuertemente la rodilla izquierda. Asegúrese de que la rodilla izquierda está alineada con el talón izquierdo. Mire hacia la mano derecha, apoye con firmeza el pie derecho en el suelo y extienda los brazos. A continuación, gire la cabeza y mire hacia la mano izquierda. Mantenga la postura del guerrero II durante seis respiraciones. A continuación inspire, ponga recta la pierna izquierda y espire, relajando los brazos sobre los costados. Gire los pies y repita la postura del guerrero II sobre el otro costado.

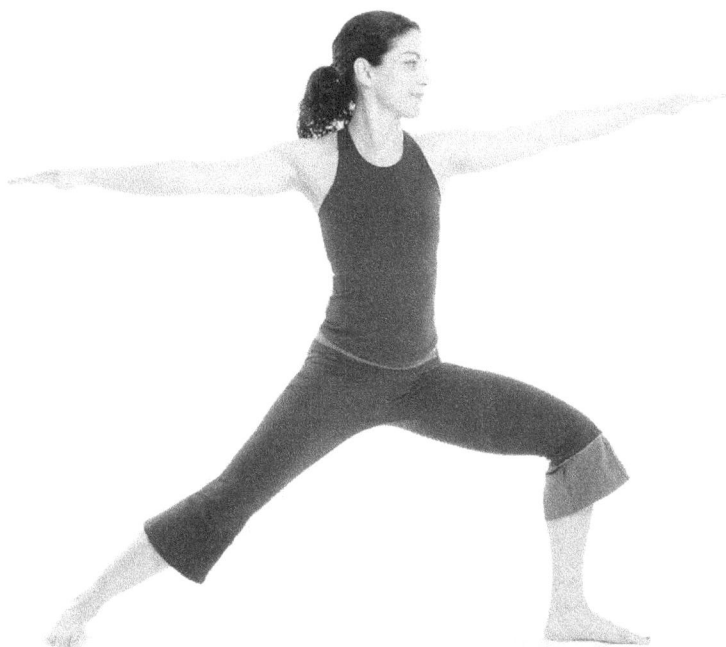

8. Postura del triángulo (Trikonasana)

Mantenga la misma posición que en el ejercicio anterior, colocando el pie izquierdo delante y el pie derecho detrás. Expanda los hombros hacia el lado izquierdo e inspire, levantando los brazos y estirando bien las manos. A continuación espire, mientras lleva la mano derecha a la espinilla derecha y levanta la mano izquierda. Enderece las piernas y desbloquee la rodilla derecha. Inspire, apoye con firmeza los pies en el suelo, levante la mirada y estire la mano superior, manteniendo la palma abierta y los dedos bien extendidos (*a*). Espire, baje la mano izquierda por detrás de la espalda y gire la cabeza para mirarse el pie derecho, manteniendo el brazo derecho recto y la parte delantera del cuerpo expandida (*b*). Inspire, levante una vez más el brazo izquierdo y repita los movimientos de brazos durante cuatro respiraciones. A continuación, mantenga la trikonasana durante seis respiraciones más. Inspire y empiece a incorporarse, estirando bien los brazos.

Finalmente espire mientras lleva los brazos a los costados y se relaja. Gire los pies en la otra dirección y repita el triángulo sobre el otro costado.

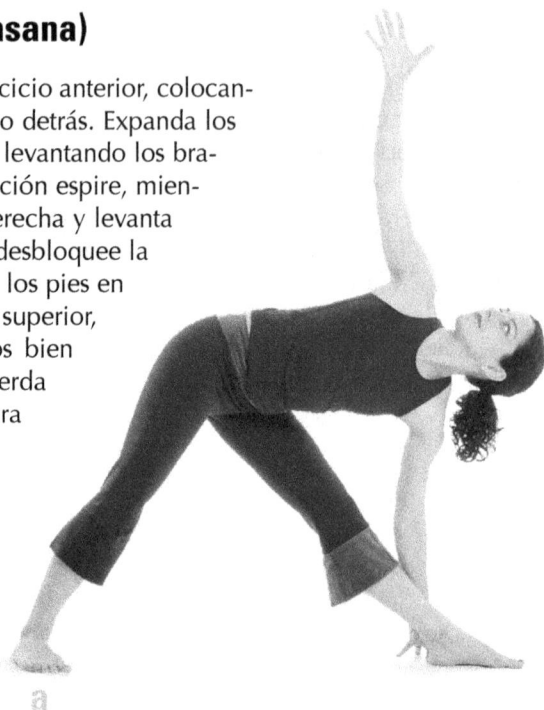

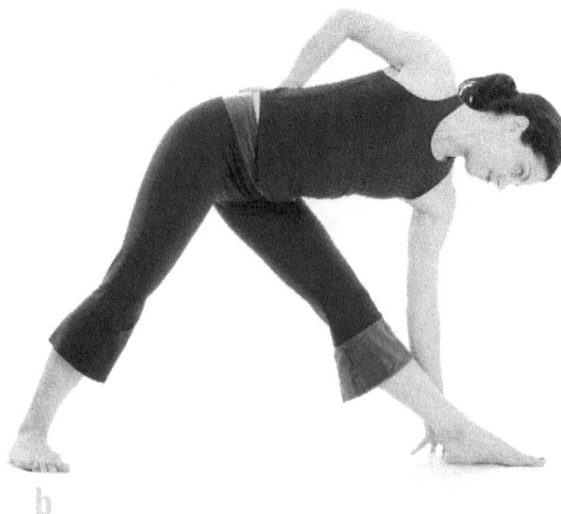

9. Ángulo lateral extendido (Utthita Parsva Konasana)

Manteniendo la misma posición con las piernas separadas que la utilizada para ejecutar el triángulo, inspire y levante los brazos sobre los costados. Espire, flexione la rodilla izquierda y apoye la mano derecha sobre la cadera derecha y la izquierda en la cara interior de la espinilla izquierda o en un bloque situado en la cara exterior del pie izquierdo. Gire el muslo y la cadera izquierdos para expandirlos y, apoyando con firmeza la pierna derecha en el suelo, levante el brazo derecho por encima de la cabeza. Lleve el hombro derecho ligeramente hacia atrás y mire hacia la axila o el costado. Mantenga la postura durante seis respiraciones. A continuación espire, lleve la mano derecha a la cadera derecha y baje la mirada al pie izquierdo. Inspire y estire los brazos, a la vez que se incorpora y extiende la pierna izquierda. Finalmente, espire y relaje los brazos sobre los costados. Gire los pies y repita el ángulo lateral extendido en la otra dirección.

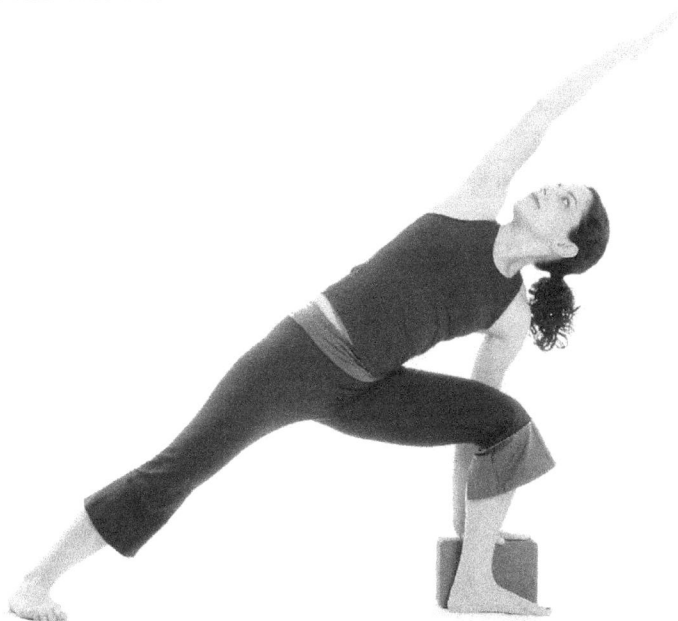

Serie moderada de entre 50 y 60 minutos

10. Triángulo con torsión (Parivrtti Trikonasana)

Póngase de pie con las piernas separadas, los pies paralelos y los brazos en los costados. Inspire y extienda los brazos hacia los lados (a). A continuación, espire y lleve el tronco hacia la derecha, apoye la mano izquierda en el suelo junto al pie derecho y extienda la derecha abriendo bien la palma. Levante la mirada (b). Inspire, extienda los brazos y lleve la espalda de nuevo al centro. Espire y gire a la izquierda, apoye la mano derecha entre los pies, extienda la izquierda hacia arriba con la palma bien abierta y levante la mirada. Repita la respiración y la torsión cuatro veces en cada lado. En la cuarta repetición, mantenga la torsión durante seis respiraciones más en cada lado. Espire para intensificar la torsión e inspire para relajarla ligeramente y alargar la columna. Finalmente, inspire mientras vuelve a llevar la espalda al centro y estira los brazos, y espire a la vez que relaja los brazos sobre los costados.

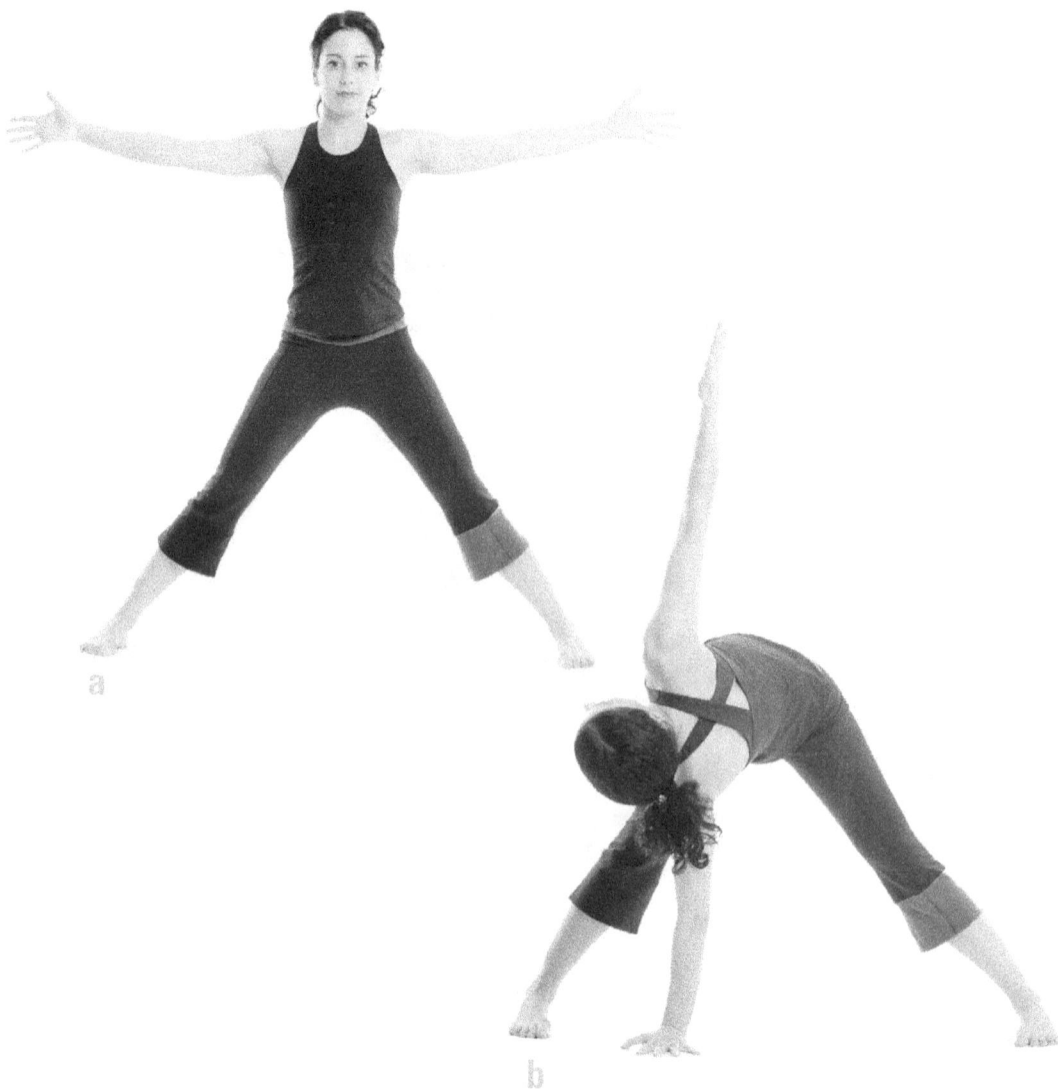

a

b

11. Flexión hacia delante con las piernas separadas (Prasarita Uttanasana)

Manteniendo las piernas separadas y los pies paralelos, inspire a la vez que extiende los brazos a los lados, estirando bien las palmas y los dedos. Espire y flexione las piernas para apoyar las manos en el suelo, entre los pies. Mantenga la flexión hacia delante durante seis respiraciones. A continuación, inspire para alargar la columna y espire, intensificando la flexión hacia delante. Relaje el cuello y flexione ligeramente las rodillas si es necesario. Inspire y empiece a incorporarse, extendiendo los brazos hacia los lados con las palmas y los dedos bien abiertos. Finalmente espire y junte las manos delante del corazón.

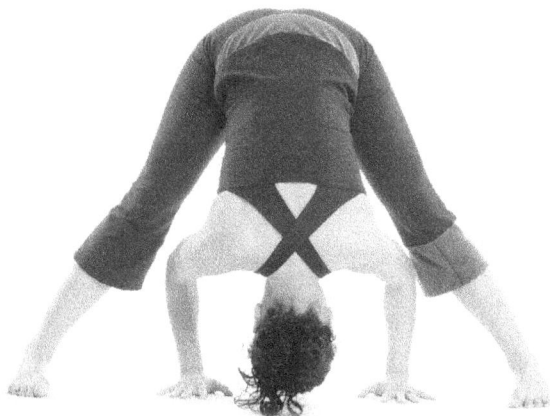

12. Postura del guerrero III (Virabhadrasana III)

Póngase de pie delante de la colchoneta con los pies alineados con las caderas, los brazos hacia delante y la mirada al frente. Inspire y levante los brazos sobre los costados. A continuación, espire mientras alarga la columna y gira las caderas para inclinarse hacia delante a la vez que levanta la pierna derecha a su espalda y coloca el pie perpendicular al suelo (*a*). Mantenga la pierna izquierda recta y la rodilla desbloqueada. Inspire y extienda los brazos hacia delante, con las palmas paralelas y mirándose entre sí (*b*). Mantenga la posición del guerrero III durante seis respiraciones. A continuación, inspire y empiece a incorporarse, llevando el pie derecho al suelo para reunirlo con el izquierdo y bajando los brazos. Finalmente, espire y lleve los brazos a los costados para relajarlos. Repita la asana sobre el otro costado.

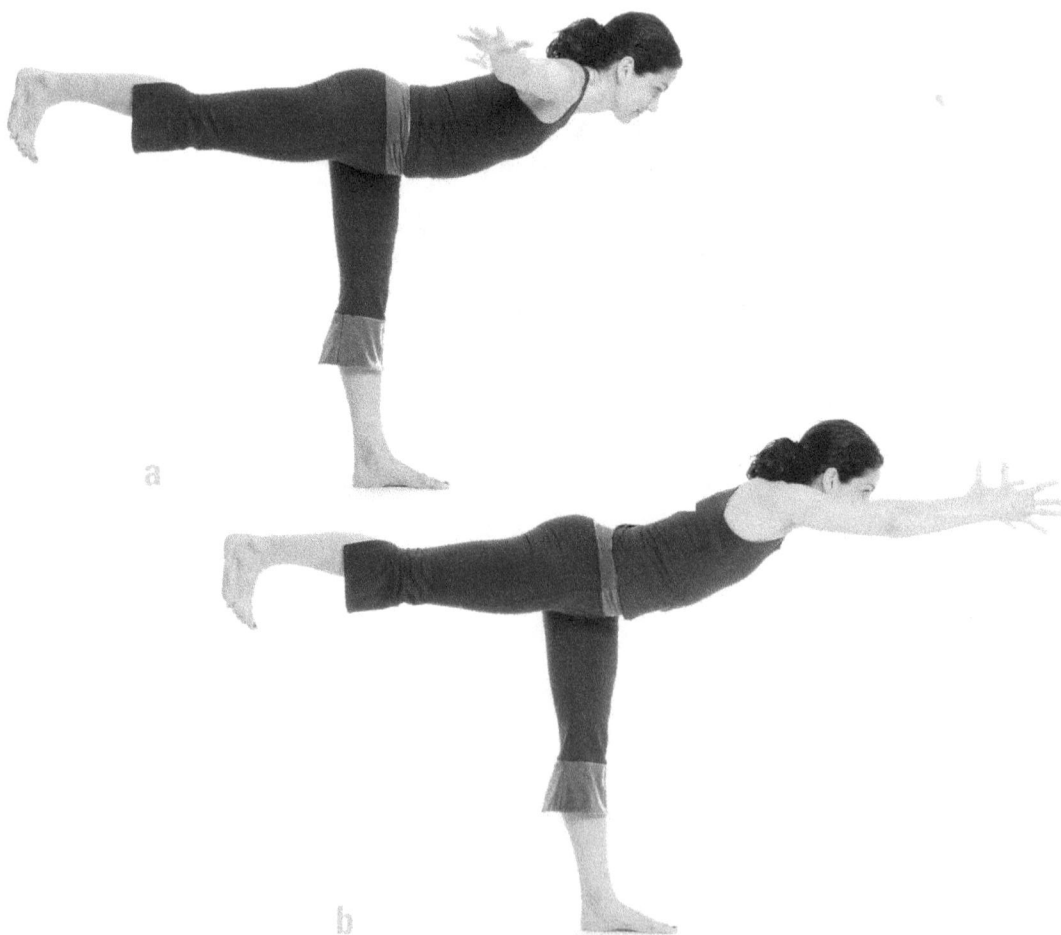

a

b

13. Postura del árbol (Vrksasana)

Póngase de pie delante de la colchoneta con los pies juntos y los brazos en los costados. Apoye la mano derecha en la cadera derecha. Con el brazo izquierdo, guíe la planta del pie izquierdo hacia la parte interior del muslo derecho y expanda la cadera izquierda. Mire hacia un punto situado delante de usted y junte las palmas delante del corazón (a). Apóyese con firmeza sobre la pierna derecha, manteniendo la rodilla desbloqueada, y estire el tronco hacia arriba. Inspire, levante las manos juntas por encima de la cabeza y, después, separe los brazos y extienda bien los dedos (b). Mantenga la postura del árbol durante seis respiraciones. Espire mientras lleva las palmas juntas hacia el corazón y baja el pie izquierdo al suelo. Repita la postura del árbol sobre el otro costado.

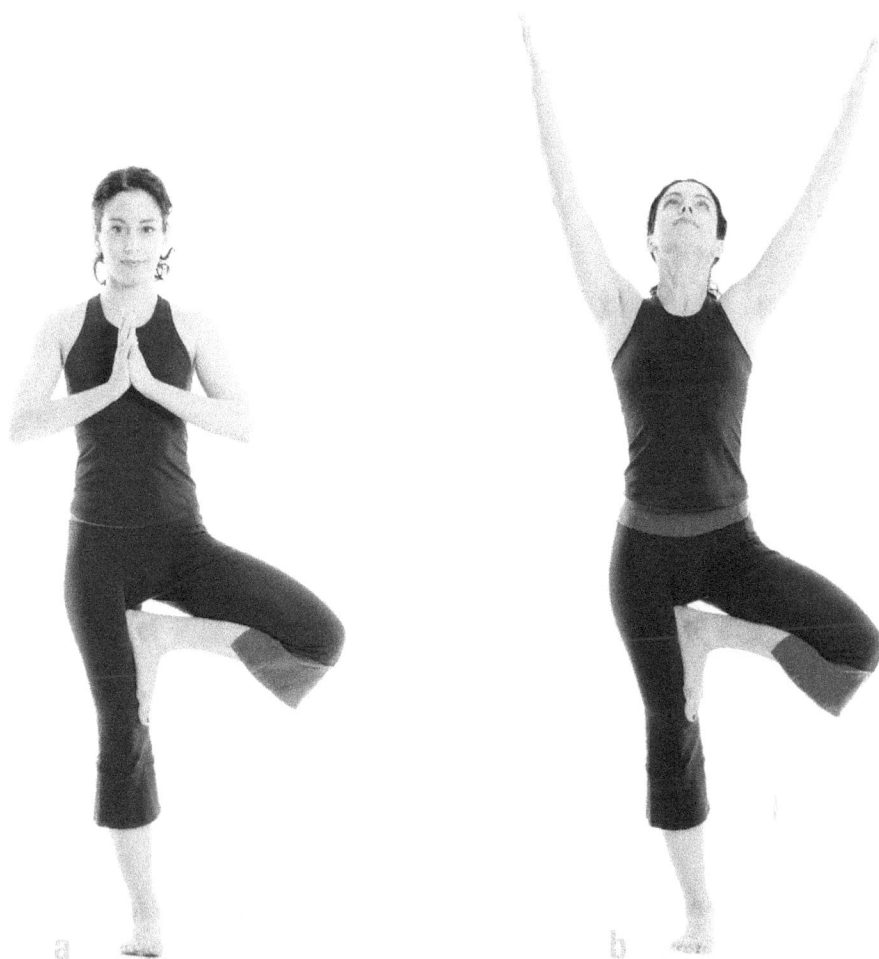

Serie moderada de entre 50 y 60 minutos

14. Transición a la postura de la cobra (Bhujangasana)

Póngase de pie delante de la colchoneta con los brazos en los costados y los pies paralelos y alineados con las caderas. Inspire, levante ligeramente la mirada y alce los brazos sobre los costados hasta unir las palmas por encima de la cabeza. Espire, flexione las piernas, lleve los brazos de nuevo a los costados y apoye las manos a ambos lados de los pies (*a*). Inspire y mantenga la flexión hacia delante, alargando la columna y levantando el pecho. Espire para intensificar la flexión delantera, mientras apoya las palmas planas sobre el suelo y flexiona ligeramente las rodillas. Conteniendo la respiración, dé un suave salto hacia atrás (*b*) para adoptar la postura de la tabla (*c*) (mantenga los dedos de los pies flexionados, estire bien los brazos y extienda el cuerpo desde el tronco hasta los tobillos). Continúe en esta posición, inspire mientras adopta la postura del perro boca arriba (*d*) y finalmente espire y flexione los codos para volver al suelo.

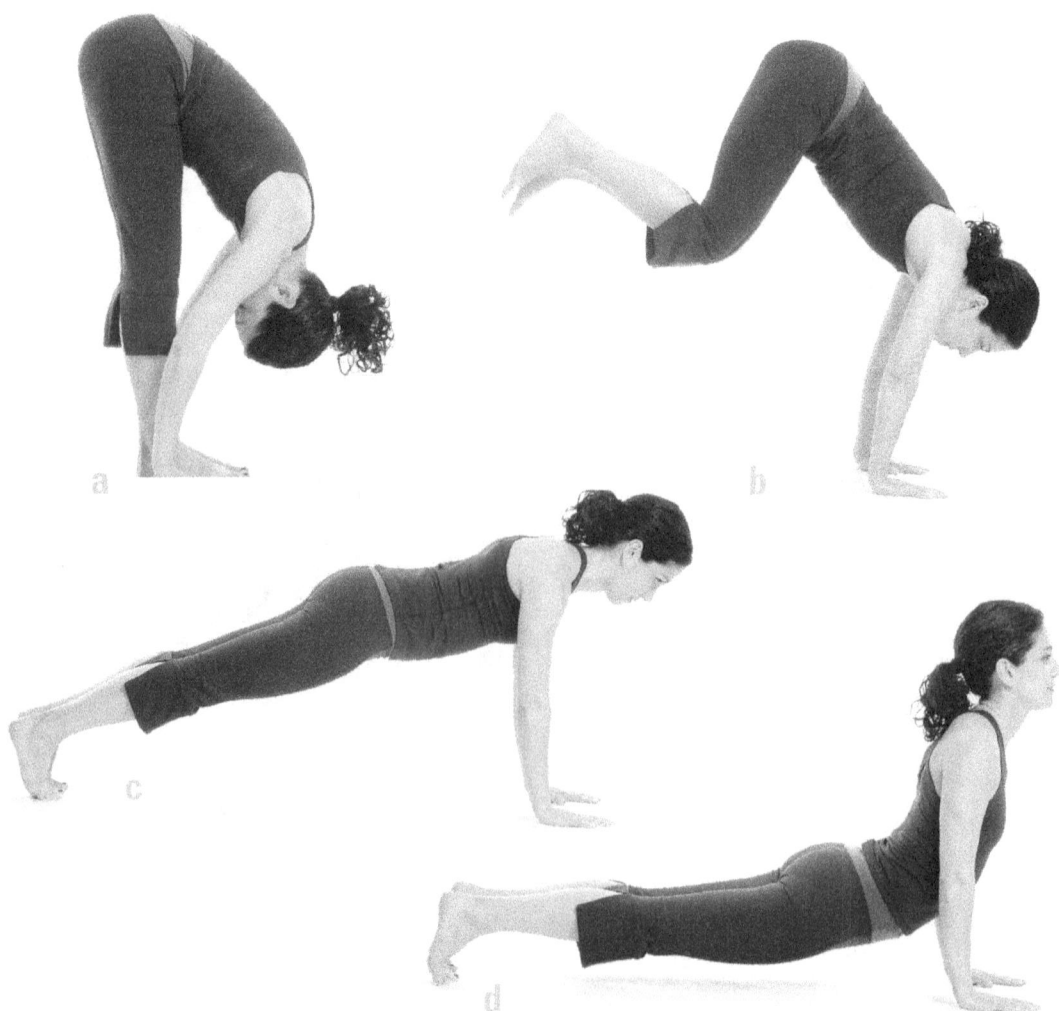

15. Postura de la cobra (Bhujangasana)

Túmbese sobre la parte delantera del cuerpo, apoye la cabeza en el suelo y coloque las manos a la altura de las costillas (*a*). Inspire mientras ejerce una ligera presión con las manos y levante la cabeza, el cuello y el pecho para adoptar la postura de la cobra (*b*); espire y bájelos hacia el suelo. Repita la respiración y los movimientos cuatro veces y, a continuación, mantenga la postura de la cobra durante seis respiraciones más. Después espire, manteniendo una posición elevada y el estómago apoyado en el suelo. Finalmente, inspire mientras eleva el tórax y espire a la vez que regresa al suelo y se relaja.

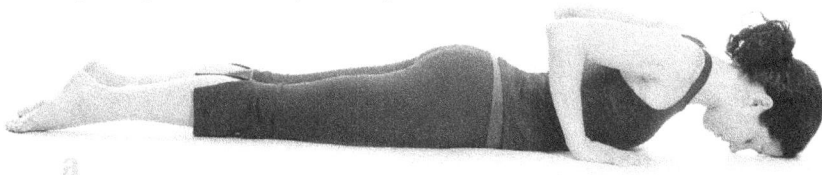

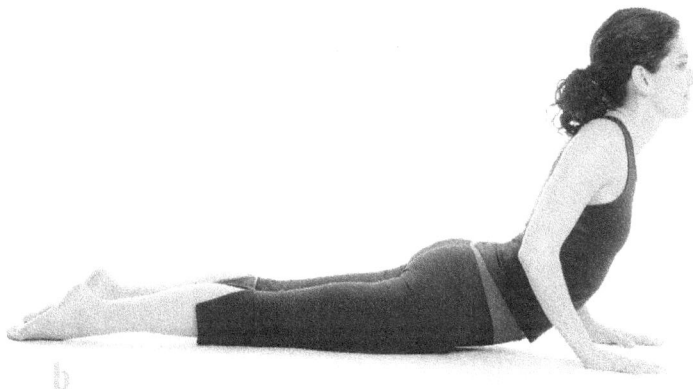

16. Flexión hacia atrás (Dhanurasana)

Tumbado boca abajo, flexione las rodillas y lleve los brazos hacia atrás para sujetarse los tobillos. Flexione los pies y estire los dedos, manteniendo las piernas relativamente juntas pero no pegadas. Inspire y levante la cabeza, el cuello, el pecho, los pies y las piernas; permita que los hombros giren hacia atrás y expanda el tórax. Mantenga la flexión hacia atrás durante ocho respiraciones. Finalmente espire mientras lleva el pecho hacia el suelo, deja libres los pies y se relaja.

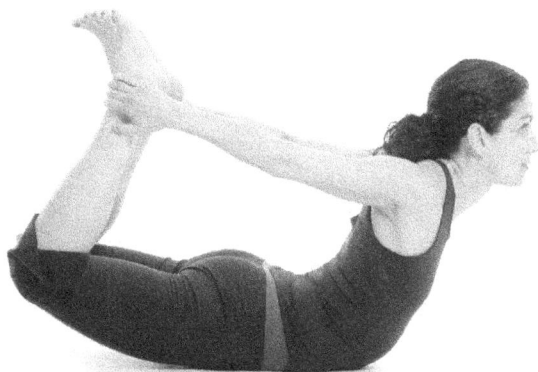

Serie moderada de entre 50 y 60 minutos

17. Elevación de piernas extendidas (Urdva Prasarita Padasana)

Túmbese sobre la espalda, lleve las rodillas al pecho y abráceselas, apoyando una mano en cada una (*a*). Inspire, extienda las piernas hacia arriba y flexione los pies a la vez que levanta los brazos sobre la cabeza, dejando una separación suficiente para que los hombros puedan apoyarse cómodamente en el suelo (*b*). Espire y abrace de nuevo las rodillas contra el pecho. Repita la respiración y los movimientos seis veces. A continuación, mantenga las piernas extendidas y los brazos por encima de la cabeza durante seis respiraciones más. En la última espiración, abrácese las rodillas y relájese.

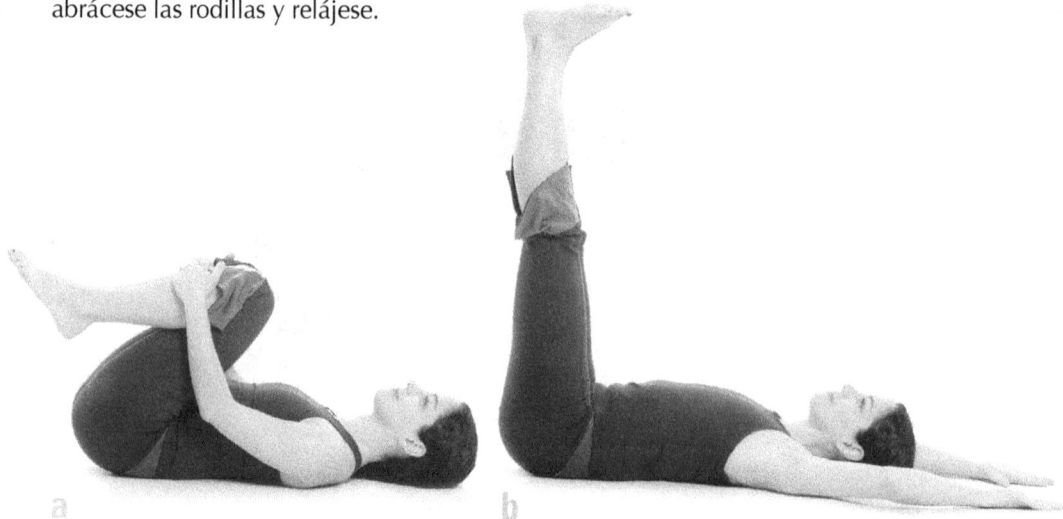

18. Elevaciones de piernas (Urdva Padasana)

Túmbese sobre la espalda, coloque los brazos ligeramente por debajo del cuerpo, con las palmas hacia abajo, y flexione las rodillas sobre el pecho. Inspire, levante las piernas y flexione los pies. Espire y mantenga la posición. Baje las piernas dos terceras partes de la distancia que las separa del suelo y espire, levantando de nuevo las piernas y flexionando las rodillas para alcanzar el punto más elevado. Repítalo seis veces y mantenga la posición durante ocho respiraciones más, con las piernas a unas dos terceras partes de la distancia que las separa del suelo. Inspire, levante las piernas y retire los brazos de debajo de su cuerpo. Finalmente, espire y abrácese las rodillas.

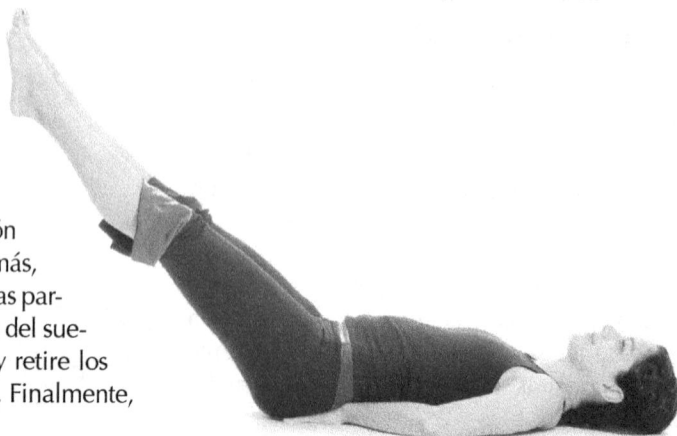

19. Postura del barco (Navasana)

Balancéese hacia arriba para sentarse y apoye los pies planos sobre el suelo. Inspire mientras extiende los brazos por delante del cuerpo y espire a la vez que levanta los pies del suelo. Inspire y ponga rectas las piernas, estirando los brazos y curvando ligeramente la espalda. Mantenga la postura del barco durante seis respiraciones. Para deshacer la posición, inspire mientras baja las piernas hacia el suelo y eleva los brazos sobre la cabeza. Finalmente, espire y lleve los brazos a los costados.

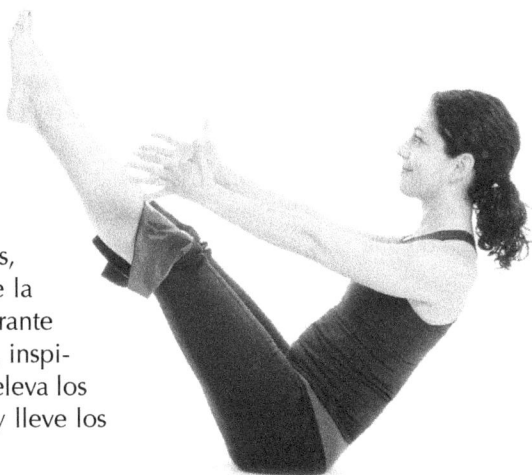

20. Flexión hacia delante sentado (Pascimatanasana)

Permanezca sentado con las dos piernas extendidas hacia delante y las manos en las caderas; si es necesario, siéntese sobre una manta. Inspire mientras levanta los brazos por encima de la cabeza y espire a la vez que flexiona las piernas, apoya las manos en la parte superior de los pies y relaja el cuello. Permita que la columna se curve de forma natural y flexione las rodillas si es necesario para que las caderas giren y la región lumbar esté en contacto con la parte superior de los muslos. Inspire y enderece la espalda, a la vez que levanta los brazos por encima de la cabeza, y espire mientras flexiona de nuevo las piernas. Repita la respiración y los movimientos cuatro veces y, después, mantenga la flexión hacia delante durante seis respiraciones más. Inspire, expandiéndose desde la parte posterior de las costillas, y espire intensificando la flexión hacia delante y contrayendo el estómago hacia dentro y arriba. A continuación, inspire y enderece de nuevo la espalda, mientras levanta los brazos por encima de la cabeza, y finalmente espire a la vez que lleva los brazos a los costados y se relaja.

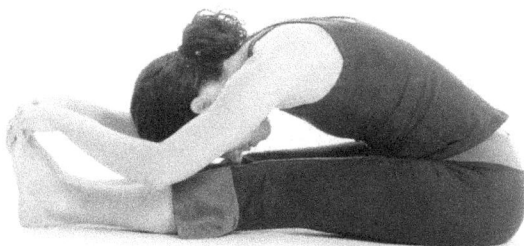

Serie moderada de entre 50 y 60 minutos

21. Torsión tumbada (Jathara Parivrtti)

Túmbese sobre la espalda, con las piernas extendidas y los brazos en los costados. Flexione la rodilla derecha hacia el pecho, lleve la mano izquierda al muslo derecho y extienda el brazo derecho hacia un lado. Espire y gire a la izquierda, a la vez que lleva la rodilla derecha al suelo. Mantenga la posición durante seis respiraciones y, después inspire, relajando la torsión, y espire mientras la intensifica y relaja el hombro derecho. Finalmente inspire, lleve la rodilla derecha de nuevo al pecho, cambie de pierna y repita la torsión sobre el lado derecho.

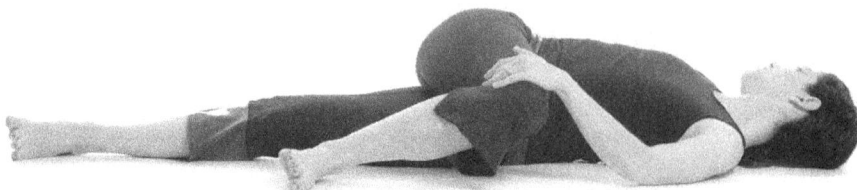

22. El puente (Setu Bandhasana)

Túmbese sobre la espalda con las rodillas dobladas, los pies paralelos y alineados con las caderas y los brazos en los costados (a). Inspire mientras levanta los brazos por encima de la cabeza y eleve las caderas (b). Espire, lleve los brazos de nuevo a los costados y baje las caderas. Repita las respiraciones y los movimientos cuatro veces y, a continuación, mantenga la postura del puente durante seis respiraciones más. Inspire, expandiendo el tórax, y espire, llevando el estómago hacia la columna. Para deshacer el puente, espire, lleve los brazos de nuevo a los costados y baje las caderas.

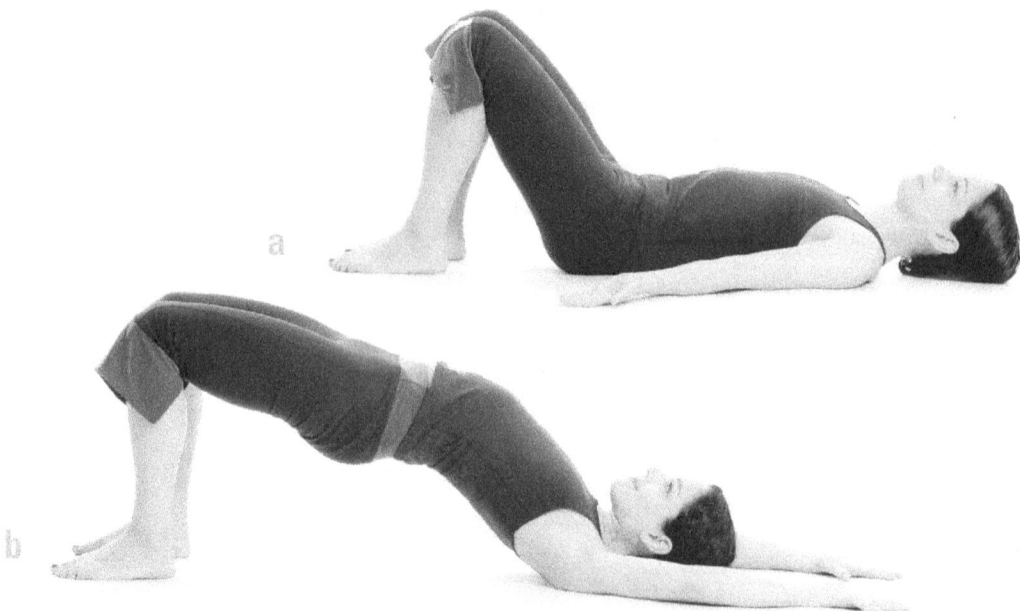

23. De la postura sobre los hombros (Sarvangasana) a la del arado (Halasana)

Túmbese sobre la espalda con las rodillas flexionadas, los pies planos sobre el suelo y los brazos en los costados con las palmas hacia abajo. Si es necesario, coloque una manta debajo. Espire y lleve el cuerpo hacia los hombros hasta apoyar los pies en el suelo por detrás de la cabeza (*a*). Manteniendo los brazos cerca del cuerpo, flexione los codos y apoye las manos planas en la espalda. Inspire y levante las piernas. Estire los pies y los dedos, para que las partes posterior y anterior de las piernas se mantengan activas (*b*). Mantenga la posición durante doce respiraciones.

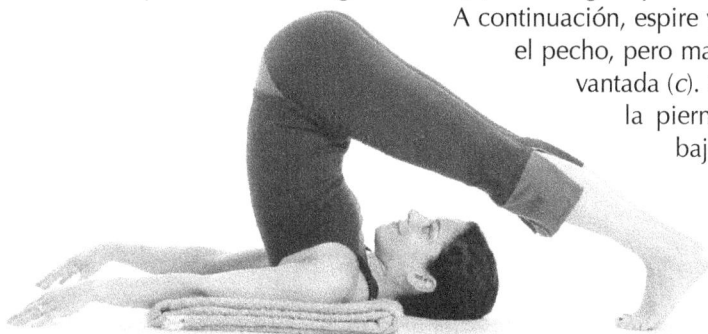

A continuación, espire y baje la rodilla derecha hacia el pecho, pero mantenga la pierna izquierda levantada (*c*). Inspire mientras alza de nuevo la pierna derecha, y espire mientras baja la rodilla izquierda hacia el pecho. Repita la respiración y los movimientos dos veces, alternando las piernas. Después, espire mientras lleva ambas rodillas al pecho (*d*), e inspire, levantando las piernas de nuevo. Repítalo cuatro veces. Espire mientras lleva los pies hacia el suelo, por detrás de la cabeza, y extiende los brazos junto al cuerpo. Mantenga la posición del arado, o halasana, seis respiraciones más. Finalmente, inspire mientras deshace la postura y espire para descansar.

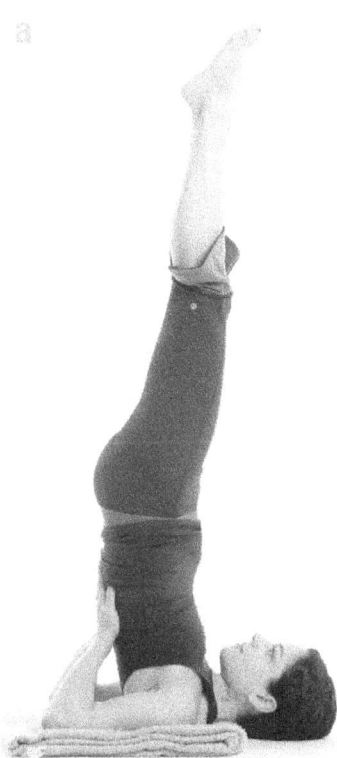

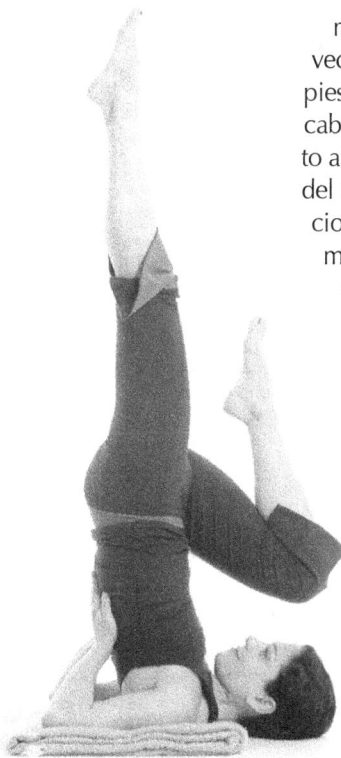

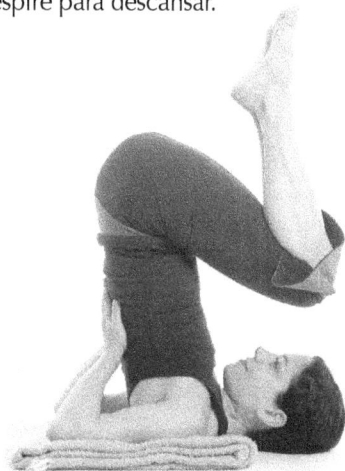

Serie moderada de entre 50 y 60 minutos

24. Postura del cadáver (Savasana)

Túmbese sobre la espalda con las piernas extendidas, los brazos en los costados y las palmas hacia arriba. Saque todo el aire y toda la tensión que pueda haber en su cuerpo. Permita que los pensamientos entren y salgan de su mente, pero no que le aparten del momento presente. Disfrute durante unos minutos de la sensación de respirar de forma natural.

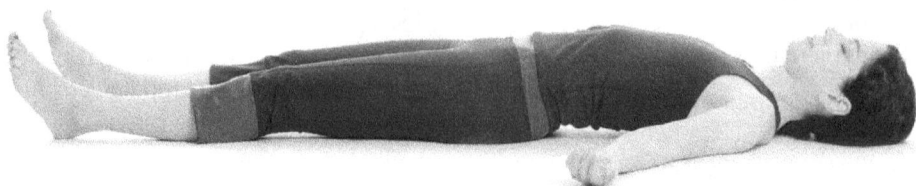

25. El saltamontes (Salabasana)

Gire sobre sí mismo para tumbarse sobre la parte superior del cuerpo. Apoye la frente en el suelo, extienda los brazos a sus espaldas y entrecruce los dedos para unir las palmas. Inspire y levante la cabeza, el cuello, el pecho y las piernas, a la vez que estira hacia atrás los brazos y mira hacia arriba. A continuación, espire y relaje la cabeza, el cuello, el pecho, las piernas y la frente sobre el suelo. Repita las respiraciones y los movimientos cuatro veces y, después, mantenga la postura del saltamontes durante seis respiraciones. Espire, dejando que el estómago presione el suelo e inspire, elevando el tórax. Finalmente espire y relájese una vez más sobre el suelo, suéltese las manos y colóquelas a la altura de las costillas. Finalmente inspire, espire de nuevo y vuelva a adoptar la posición del niño para descansar.

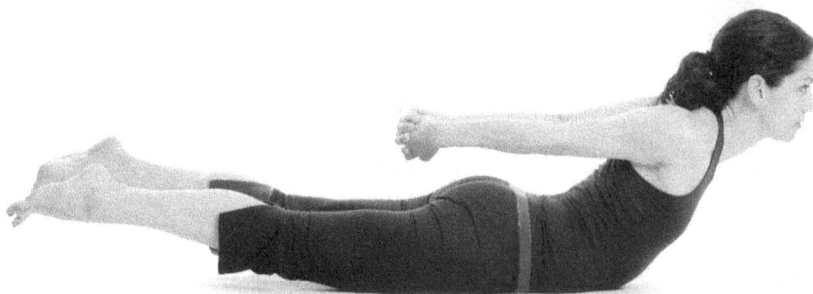

26. Postura del camello (Ustrasana)

Partiendo de la postura del niño, lleve las manos a la
espalda de forma que las palmas miren hacia arriba.
Inspire e incorpórese sobre las rodillas, a la vez que
levanta los brazos sobre los costados y la cabeza. Espire
y descienda de nuevo para recuperar la postura del niño, llevando los brazos a los costados y las manos a la espalda. Relaje
los hombros y repita las respiraciones y los movimientos cuatro
veces. A continuación, espire mientras se mantiene erguido sobre
las rodillas y lleve los brazos hacia atrás para sujetarse los tobillos,
flexionando los dedos de los pies si es necesario. Con los tobillos sujetos, inspire mientras levanta el tórax y expande la región
lumbar, y espire mientras relaja la cabeza llevándola hacia
atrás. Mantenga esta posición durante seis respiraciones.
A continuación inspire, levante los brazos por encima de la
cabeza y lleve el pecho hacia la barbilla. Espire, adopte una vez
más la postura del niño y descanse.

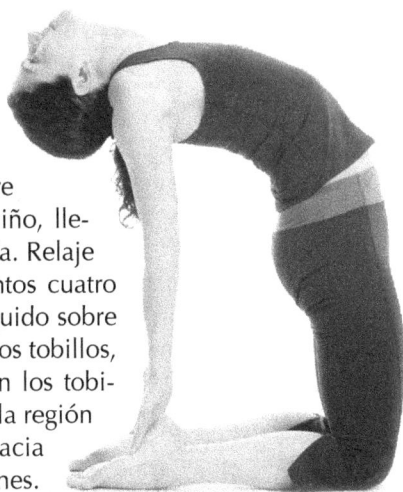

27. Torsión sentada (Ardha Matsyendrasana)

Siéntese con las dos piernas extendidas hacia delante. Apoye el pie derecho en la parte exterior del muslo izquierdo y mantenga la pierna izquierda extendida. Coloque el brazo izquierdo a lo largo de la parte exterior del muslo derecho y apoye la mano derecha en el suelo,
detrás del cuerpo y ligeramente elevada sobre las puntas de los dedos. Relaje la mirada para
centrarse en su interior. Inspire, elevando y alargando la columna, y espire mientras inicia la
torsión hacia la derecha, contrae el estómago hacia dentro y arriba y vuelve la cabeza en
la misma dirección. Recuerde que no debe forzar la columna ejerciendo una tensión excesiva con los brazos y los hombros. Mantenga la torsión durante seis respiraciones y, después,
repítala hacia la izquierda.

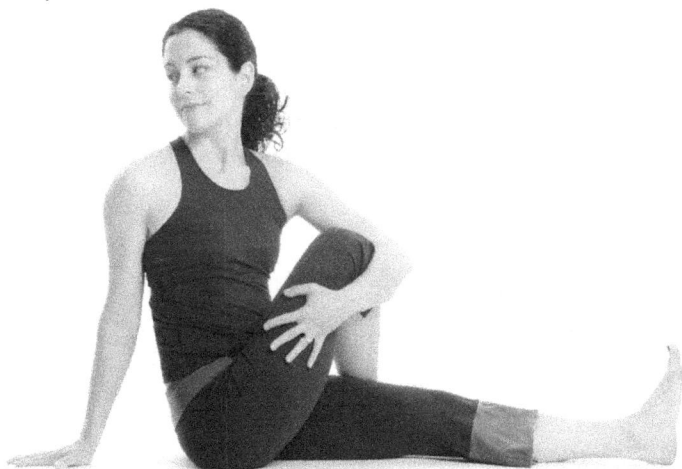

Serie moderada de entre 50 y 60 minutos

28. Flexión hacia delante de la cabeza a la rodilla (Janu Sirsasana)

Siéntese con las dos piernas extendidas y apoye la planta del pie derecho en la parte interior del muslo izquierdo, de forma que la rodilla derecha mire hacia el costado. Mueva las caderas hacia delante e inspire, alzando los brazos por encima de la cabeza. Espire e inclínese sobre la pierna extendida, en este caso la izquierda, y apoye las manos en la parte superior del pie derecho. Relaje la cabeza llevándola hacia la rodilla izquierda, que podrá flexionar ligeramente si es necesario. Inspire y lleve de nuevo la columna hacia arriba, alzando los brazos por encima de la cabeza. A continuación, espire y flexione de nuevo la pierna izquierda. Repita las respiraciones y los movimientos cuatro veces. Después, mantenga la posición sobre la pierna izquierda durante seis respiraciones más. Inspire, expandiendo la parte posterior de las costillas, y espire, intensificando la flexión hacia delante. Finalmente inspire y enderece la espada a la vez que levanta los brazos por encima de la cabeza, y espire, mientras lleva los brazos al suelo. Repita la asana con la otra pierna.

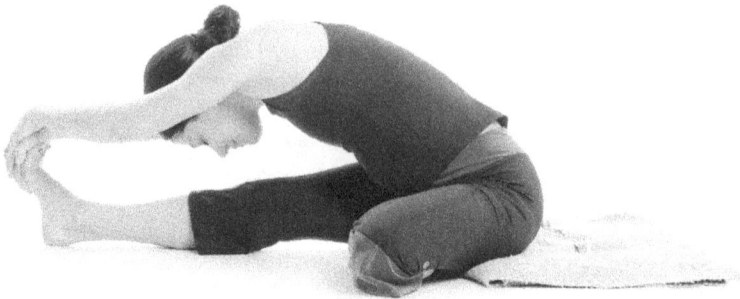

29. Postura del zapatero (Baddha Konasana)

Siéntese sobre la manta con la espalda recta y junte las plantas de los pies delante del cuerpo, cerca de las ingles. Utilice las manos para abrir los pies como si fueran un libro y gire las caderas para expandirlas (a). Sujetándose los pies, inspire y extienda los brazos para alargar la columna. Lleve la barbilla hacia el pecho en jalandhara bandha y mantenga la posición durante seis respiraciones, añadiendo una ligera pausa entre ellas. En la sexta espiración, curve la columna sobre las piernas y extienda los brazos por delante del cuerpo (b) durante seis respiraciones más. A continuación, camine con los brazos para llevarlos hacia atrás e inspire mientras endereza de nuevo la columna.

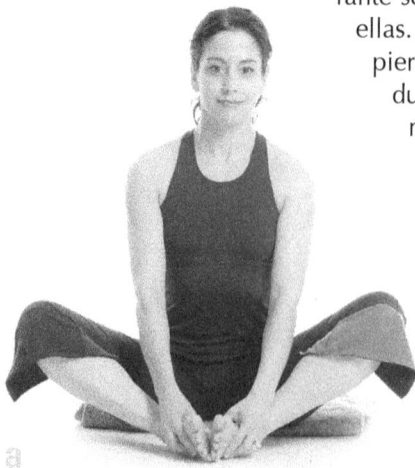

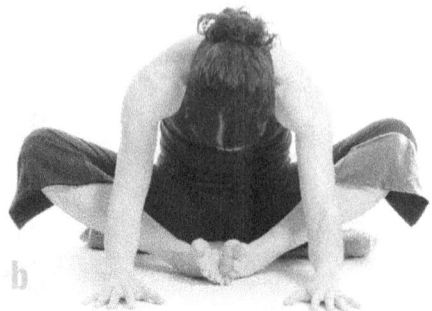

30. La mesa

Sentando con las rodillas flexionadas, apoye los pies planos sobre el suelo y coloque las palmas detrás del cuerpo, con los dedos mirando hacia delante. Inspire y levante las caderas, llevando la cabeza hacia atrás y manteniendo una sólida conexión con el suelo a través de los pies. Espire, baje las caderas y lleve la barbilla hacia el pecho. Repita la respiración y los movimientos cuatro veces y, a continuación, mantenga la postura de la mesa durante seis respiraciones más. Finalmente espire, lleve las caderas al suelo e incline la barbilla hacia el pecho.

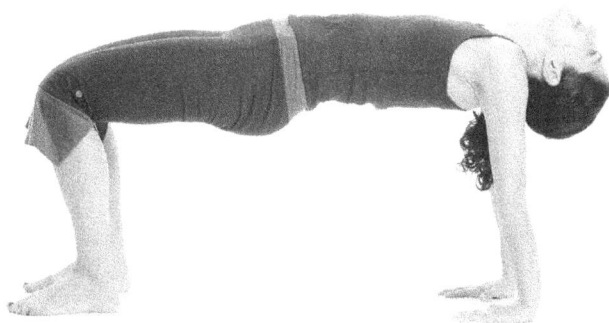

31. Respiración nasal alterna (Nadi Sodhana Pranayama)

Siéntese cómodamente y extienda la mano derecha hacia delante, con la palma hacia arriba. Cierre los dedos índice y corazón sobre la palma. Lleve la mano derecha a la nariz, apoye el dedo corazón sobre la fosa nasal izquierda y el pulgar sobre la derecha, justo debajo del puente de la nariz. Realice una respiración completa a través de ambas fosas nasales. A continuación, tápese la izquierda por completo con el dedo anular e inspire a través de la derecha. Tápese ambas fosas nasales y retenga el aliento en su interior, a la vez que inclina la barbilla hacia el pecho. Retire el dedo anular y espire por la izquierda; contenga la respiración durante unos segundos y, a continuación, inspire por esta misma fosa nasal. Tápese ambas, retenga el aliento unos segundos en su interior, destape la derecha y espire para completar un turno completo de respiración nasal alterna. Repita el nadi sodhana durante seis turnos completos (doce respiraciones) y termine espirando por la fosa nasal derecha. A continuación, baje la mano derecha para relajarla y respire libremente, disfrutando durante unos minutos del apacible y claro estado mental conseguido a través de la respiración nasal alterna.

32. Invocación con las manos en el corazón

Siéntese con las piernas cruzadas, junte las palmas delante del corazón y cierre los ojos. Inspire y levante los brazos sobre los costados, hasta que las palmas se reúnan por encima de la cabeza. Espire y lleve las palmas juntas hacia el corazón. Repita la respiración y los movimientos tres veces, para aportar una sensación de sinceridad y receptividad al comenzar el día.

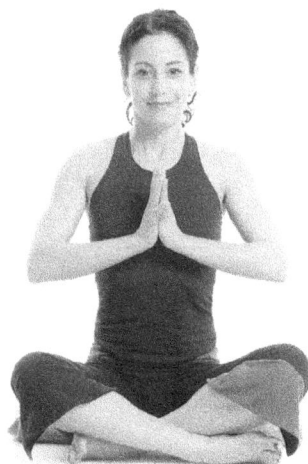

Guía para la serie moderada de entre 50 y 60 minutos

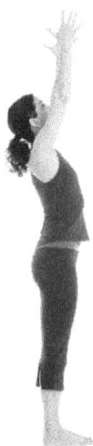

**Preparativos
para la respiración.
Postura de la montaña**

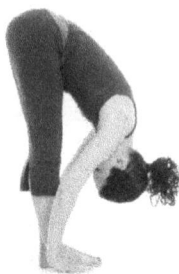

Flexión hacia delante

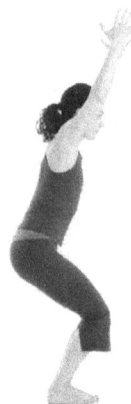

Postura de la silla

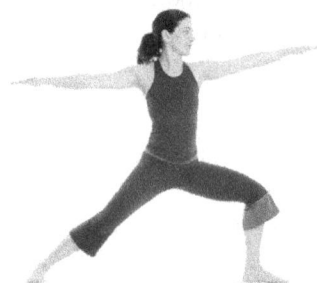

**Saludo al sol A
(Véanse páginas 42-54)**

**Saludo al sol B
(Véanse páginas 54-56)**

Postura del guerrero II

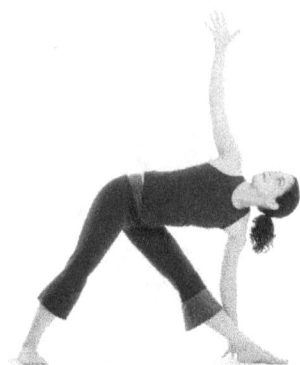

Postura del triángulo

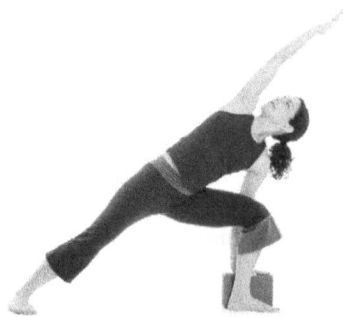

Ángulo lateral extendido

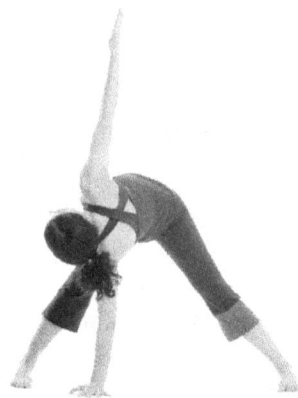

Triángulo con torsión

Guía para la serie moderada de entre 50 y 60 minutos (continúa)

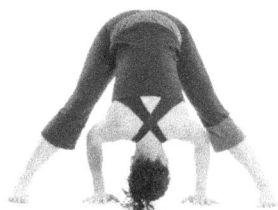

**Flexión hacia delante
con las piernas separadas**

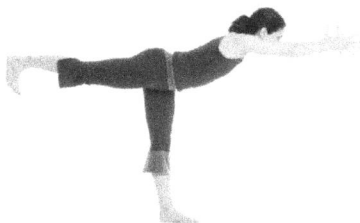

Postura del guerrero III

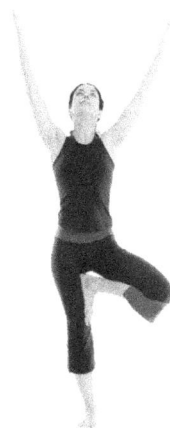

Postura del árbol

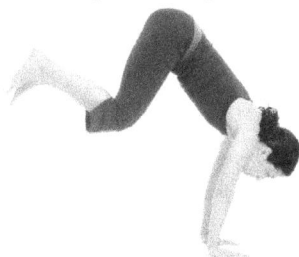

**Transición a la postura
de la cobra**

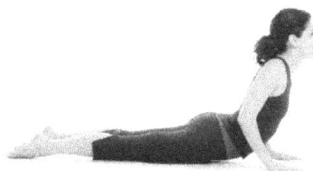

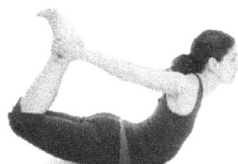

Postura de la cobra

Flexión hacia atrás

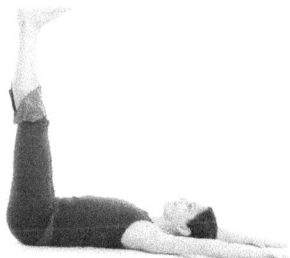

**Elevación de piernas
extendidas**

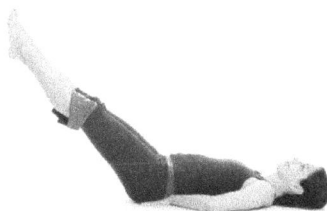

Elevaciones de piernas

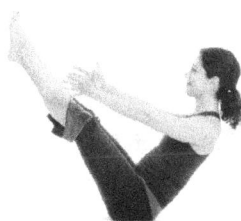

Postura del barco

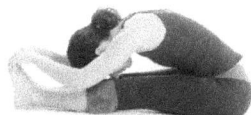

Flexión hacia delante sentado

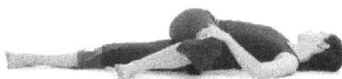

Torsión tumbada

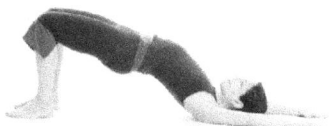

El puente

Guía para la serie moderada de entre 50 y 60 minutos

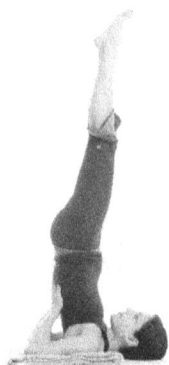

De la postura sobre los
hombros a la del arado

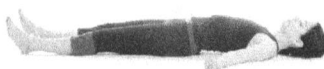

Postura del cadáver

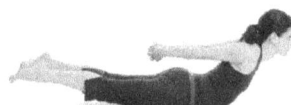

El saltamontes

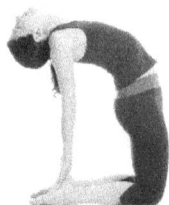

Postura del camello

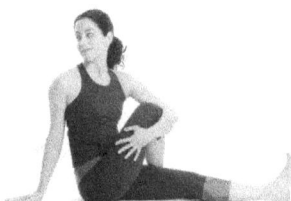

Torsión sentada

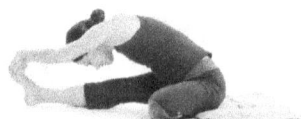

Flexión hacia delante
de la cabeza a la rodilla

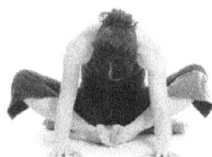

Postura del zapatero

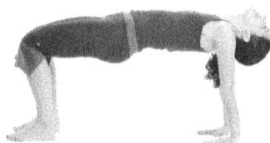

La mesa

Respiración nasal alterna
(Véase página 23)

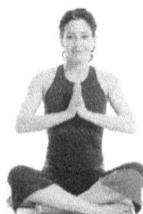

Invocación con las manos
en el corazón

6

Práctica intensa

Las prácticas intensas de yoga que se presentan en este capítulo contienen las asanas y vinyasas más desafiantes del libro. Estas asanas, vinyasas y técnicas de respiración son las que requieren mayor fuerza, equilibrio, flexibilidad y concentración, tanto en los bandhas como en los ejercicios de equilibrio sobre brazos, las posiciones erguidas, las flexiones hacia atrás intensas y las posturas invertidas complejas. No he incluido adrede aquellas asanas que pueden provocar lesiones en las articulaciones y los ligamentos, sobre todo en las rodillas, los hombros y la columna vertebral.

Practique estos ejercicios de forma responsable y únicamente cuando se sienta preparado y disponga de la energía suficiente. Una vez dicho esto, debo añadir que las asanas y vinyasas más intensas son divertidas, vigorizantes y liberadoras. Aquellos que no estén preparados para realizar este tipo de práctica no deben preocuparse, pues pueden considerarla simplemente como un objetivo hacia el que trabajar. Recuerde que no debe forzar su cuerpo ni sobreejercitarlo. Como ya hemos dicho con anterioridad, la calidad de la respiración y la unión consciente entre la respiración y el cuerpo son la verdadera esencia del yoga, de modo que utilícelos para medir la calidad de su práctica. Las asanas y vinyasas que practique tienen que resultarle entretenidas y agradables. A medida que explore las fronteras y los límites de su habilidad, podrá experimentar variaciones más intensas de las asanas, manteniendo siempre un espíritu alegre y abierto.

Serie intensa de entre 15 y 20 minutos

La serie intensa de 20 minutos de duración es una verdadera corriente de energía atlética. Las variaciones de las posturas y la secuenciación de esta serie (y de las otras dos que se incluyen en el capítulo) suponen un verdadero desafío. Esta práctica es la esencia de un yoga de gran intensidad en el que la calidad de la práctica es más importante que la cantidad.

1. Preparativos para la respiración

Póngase de pie delante de la colchoneta, con los brazos en los costados y los pies paralelos y alineados con las caderas. Relaje la mirada e inicie la respiración ujjayi a través de la nariz, alargando las inspiraciones e intensificando las espiraciones durante seis respiraciones.

2. Postura de la montaña (Tadasana)

Inspire y levante los brazos sobre los costados para unir las palmas por encima de la cabeza, extienda bien los dedos y levante la mirada. Espire y baje los brazos de nuevo a los costados, a la vez que lleva la barbilla hacia el pecho. Repita la respiración y los movimientos seis veces.

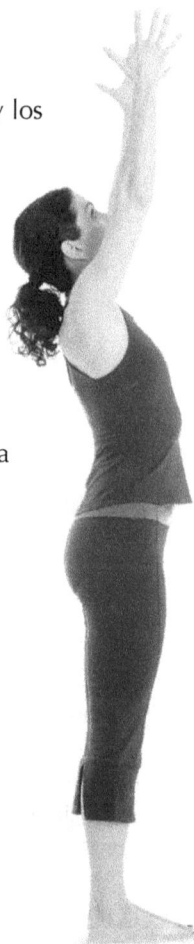

3. Flexión hacia delante (Uttanasana)

Inspire y levante los brazos sobre los costados para unir las palmas por encima de la cabeza, lleve el cuello hacia atrás y levante ligeramente la mirada. Inicie la espiración y flexione las piernas, a la vez que lleva las palmas hacia el suelo, las apoya a ambos lados de los pies e inclina la barbilla sobre el pecho. Inspire e incorpórese, mientras levanta de nuevo los brazos sobre los costados y une las palmas por encima de la cabeza. Repita la respiración y los movimientos cuatro veces y, a continuación, mantenga la flexión hacia delante durante seis respiraciones. Después, inspire y empiece a incorporarse, levantando los brazos sobre los costados y uniendo las palmas por encima de la cabeza. Finalmente espire y lleve las palmas juntas hacia el corazón.

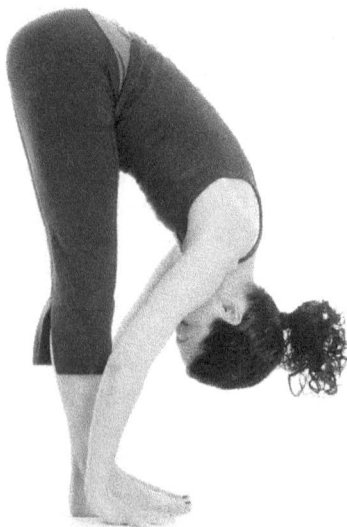

4. Saludo al sol con salto

Ejecute el saludo al sol con salto siguiendo las indicaciones de las páginas 59-60 del capítulo 3.

5. Postura del guerrero (Virabhadrasana)

Colóquese delante de la colchoneta con los pies juntos, los brazos en los costados y la mirada al frente. Inspire, levante los brazos sobre los costados para unir las palmas por encima de la cabeza y alce ligeramente la mirada (*a*). Inicie la espiración y flexione las piernas, a la vez que apoya las palmas en el suelo a ambos lados de los pies (*b*).

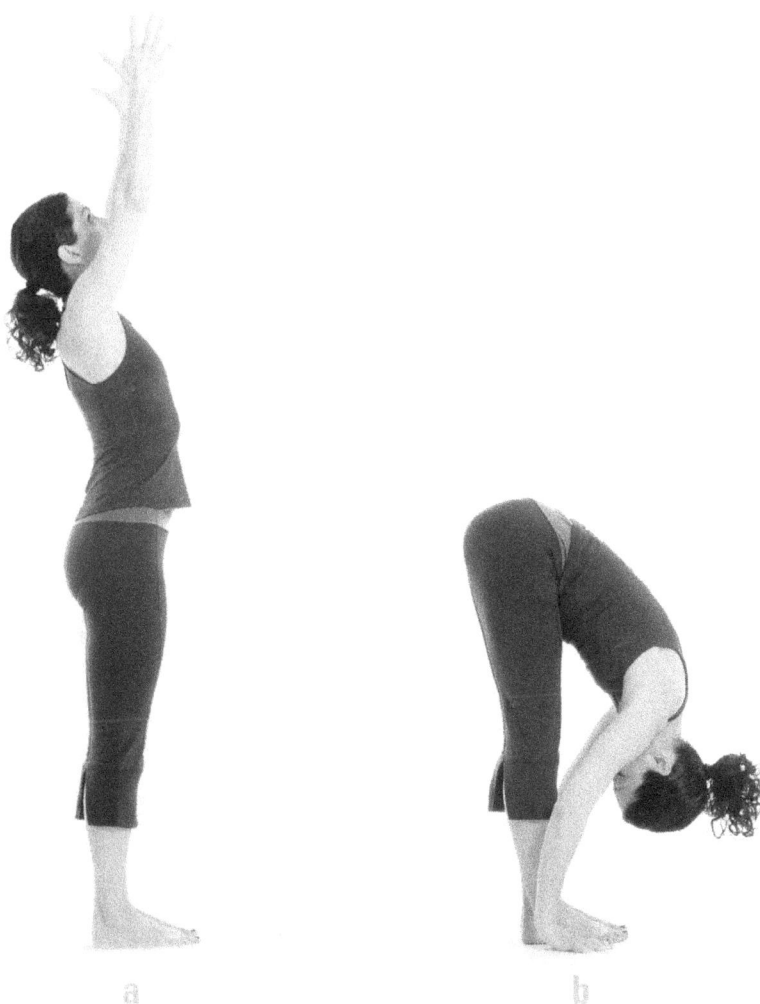

a

b

Serie intensa de entre 15 y 20 minutos

En la pausa posterior a la espiración, lleve el pie derecho hacia atrás, apóyelo de modo que forme un ángulo de cuarenta y cinco grados y flexione la rodilla izquierda (c). Inspire y levante los brazos sobre los costados para unir las palmas por encima de la cabeza, a la vez que levanta la mirada (d). Espire y lleve los brazos a los costados, apoye las palmas en el suelo a ambos lados del pie izquierdo y relaje el cuello. Inspire, enderece la espalda y levante los brazos sobre los costados para volver a unir las palmas por encima de la cabeza. Repita los movimientos cuatro veces y, en la cuarta inspiración, mantenga la postura del guerrero durante seis respiraciones. Después, en la sexta espiración, apoye las manos a ambos lados del pie izquierdo. En la pausa posterior a la espiración, adelante el pie derecho para reunirlo con el izquierdo delante de la colchoneta, entre las manos, y relaje el cuello. Inspire y empiece a incorporarse, levantando los brazos sobre los costados y uniendo las palmas por encima de la cabeza. Finalmente, espire y junte las palmas delante del corazón. Repita la secuencia sobre el otro costado.

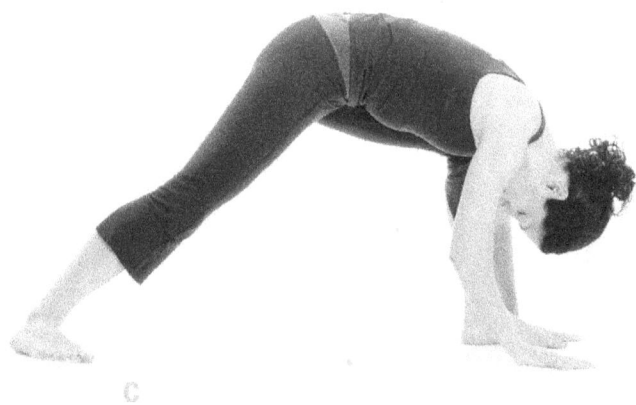

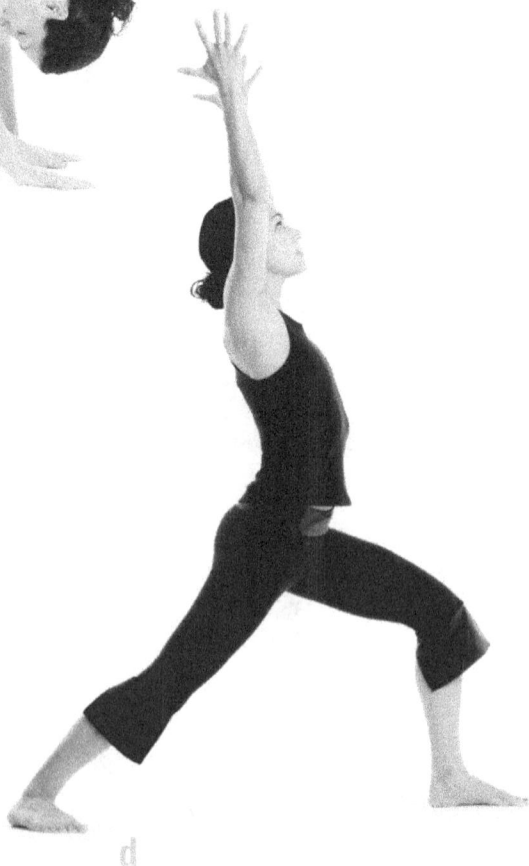

6. Postura del guerrero II (Virabhadrasana II)

Abra las piernas y deje una separación de algo más de un metro entre ellas. Coloque la pierna izquierda delante, la derecha detrás y el pie izquierdo en un ángulo de cuarenta y cinco grados. Expanda los hombros hacia los lados e inspire, a la vez que extiende los brazos sobre los costados, con las palmas hacia abajo, y estira bien los dedos. Espire y flexione profundamente la rodilla izquierda, asegurándose de que esté alineada con el talón izquierdo. Mire hacia la mano derecha y apoye con firmeza el pie derecho en el suelo, mientras extiende los brazos. A continuación, sintiendo la energía a través de los brazos y las piernas, mire hacia la mano izquierda y mantenga la postura del guerrero II durante seis respiraciones. Inspire y estire la pierna izquierda y, finalmente, espire y lleve los brazos a los costados. Gire los pies y repita la postura del guerrero II sobre el otro costado.

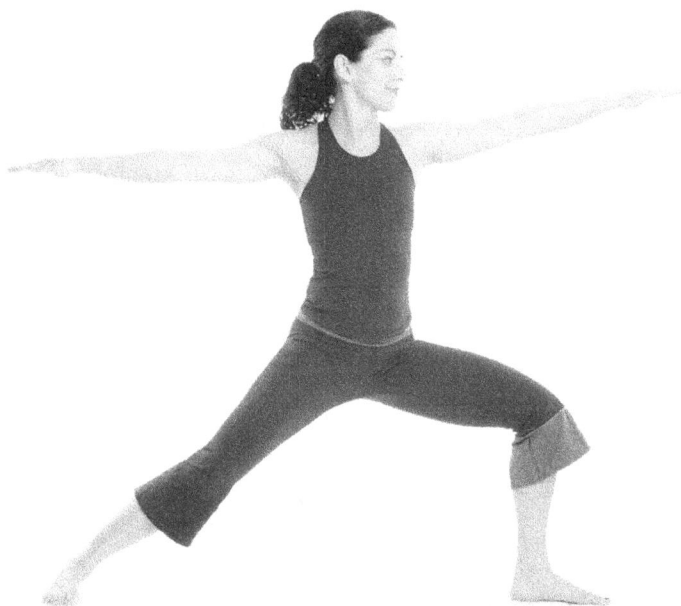

Serie intensa de entre 15 y 20 minutos

7. El triángulo (Trikonasana)

Manteniendo las piernas separadas, como en la postura del guerrero anterior, inspire y lleve los brazos a los costados, extendiendo bien los dedos. Estire la pierna izquierda y desbloquee la rodilla. Espire mientras lleva la mano izquierda hacia la parte exterior del pie izquierdo y permita que las yemas de los dedos toquen el suelo (o un bloque, en caso necesario). Inspire, levante el brazo derecho manteniendo la palma bien abierta y mírese la mano derecha. Mantenga la trikonasana durante seis respiraciones. A continuación, inspire y empiece a incorporarse, extendiendo bien los brazos, y espire mientras lleva los brazos a los lados. Gire los pies para repetir el triángulo sobre el otro costado.

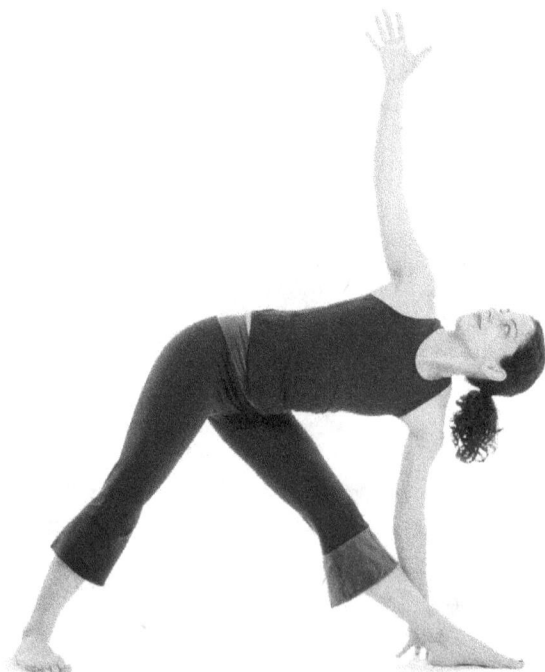

8. De ángulo lateral extendido (Utthita Parsva Konasana) a medialuna (Ardha Chandrasana) y flexión hacia delante sobre un costado (Parsva Uttanasana)

Separe las piernas de forma que el pie derecho quede delante y el izquierdo detrás, inspire y levante los brazos sobre los costados. Espire, flexione la rodilla izquierda y apoye la mano derecha en la cadera derecha y la izquierda en la cara interior de la espinilla izquierda o sobre un bloque situado en el lado exterior del pie izquierdo. Gire el muslo derecho para abrirlo y lleve la cadera izquierda hacia atrás. Apoyándose con firmeza en el pie derecho, extienda el brazo derecho hacia delante para adoptar la postura de ángulo lateral extendido, o utthita parsva konasana (a), y mire hacia la axila o el costado durante seis respiraciones. En la sexta espiración, lleve la mano derecha a la cadera derecha y deslice la mirada al pie izquierdo. Para adoptar la postura de la medialuna, apoye la mano en un bloque situado en el lado exterior del pie izquierdo, pero unos centímetros por delante, y apóyese en las puntas de los dedos. Inspire y levante la pierna derecha, manteniendo el pie paralelo al suelo, y espire a la vez que estira la pierna izquierda. Inspire, expanda el tórax hacia el costado y levante el brazo derecho, extendiendo bien la palma y los dedos. Mire hacia el costado o la mano derecha (b) y mantenga la postura de la media luna durante seis respiraciones.

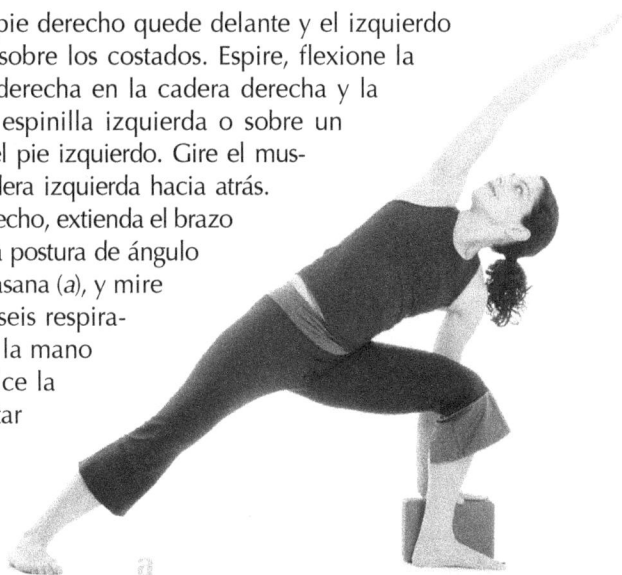

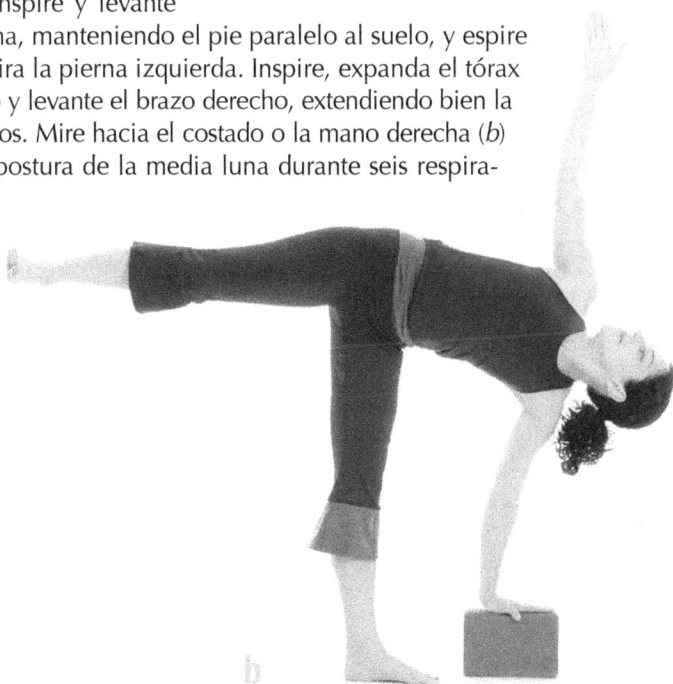

Serie intensa de entre 15 y 20 minutos

En la sexta espiración lleve la pierna derecha al suelo, coloque el pie derecho en un ángulo de cuarenta y cinco grados y apoye las manos a ambos lados del pie izquierdo. Inspire, estire la columna y lleve las caderas y los hombros hacia delante. Acto seguido espire, flexione la pierna izquierda para llevar la cabeza hacia la rodilla izquierda y mantenga la postura de parsva uttanasana (c) durante seis respiraciones. Con la pierna izquierda recta, inspire y levante los brazos por encima de la cabeza (d). Finalmente, espire y lleve los brazos a los costados. Cambie de pierna y repita esta vinyasa sobre el otro costado.

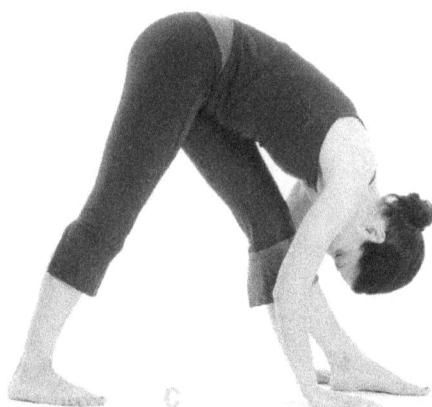

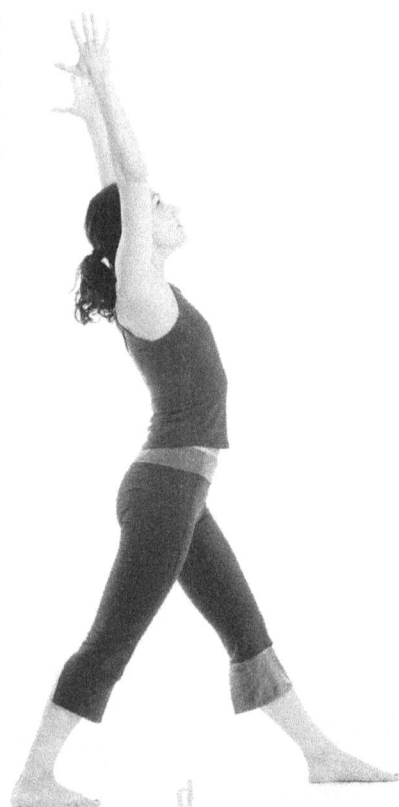

9. De la postura de la silla (Utkatasana) y transición a postura arrodillada

Colóquese delante de la colchoneta, con los brazos en los costados y los pies paralelos y alineados con las caderas. Mire hacia delante, inspire y levante los brazos sobre los costados y la cabeza, manteniendo las palmas separadas y paralelas. Espire, flexione las rodillas, baje las caderas y apoye las palmas en el suelo, por delante del cuerpo (a). Asegúrese de curvar la columna y de relajar el cuello. Si es posible, apoye los talones en el suelo; de lo contrario, manténgalos levantados o coloque una manta debajo.

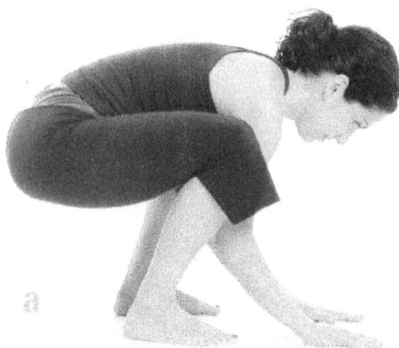

Inspire y levante los brazos por delante del cuerpo y por encima de la cabeza a la vez que eleva el tórax y estira las piernas. Repita las respiraciones y los movimientos seis veces. En la pausa posterior a la sexta espiración, apoye las manos a ambos lados de los pies y dé un suave salto hacia atrás (*b*) para adoptar la postura del palo, o chataranga dandasana, manteniendo los codos y los dedos de los pies flexionados. Para ejecutar bien esta postura, el pecho y los muslos deben estar alineados y separados del suelo, los codos tienen que estar cerca del cuerpo y los hombros ha de estar hacia atrás (*c*). Inspire y lleve las caderas hacia delante para adoptar la postura del perro boca arriba (*d*). Espire y llévelas hacia atrás para colocarse en la postura del perro boca abajo y manténgala durante cinco respiraciones. A continuación inspire, lleve las rodillas al suelo, levante el abdomen y mire ligeramente hacia arriba.

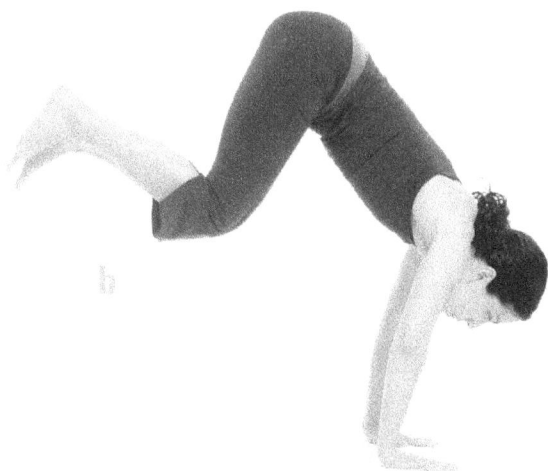

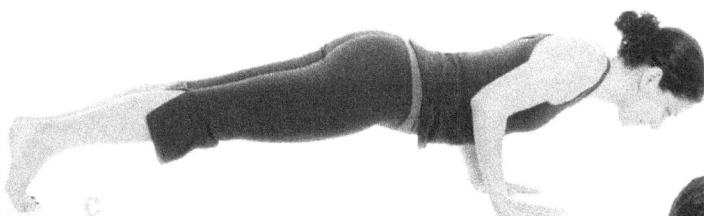

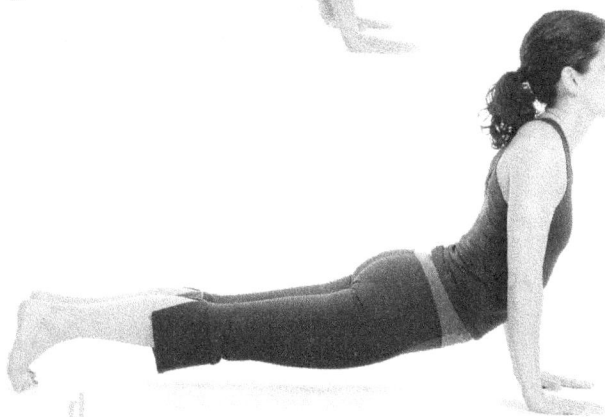

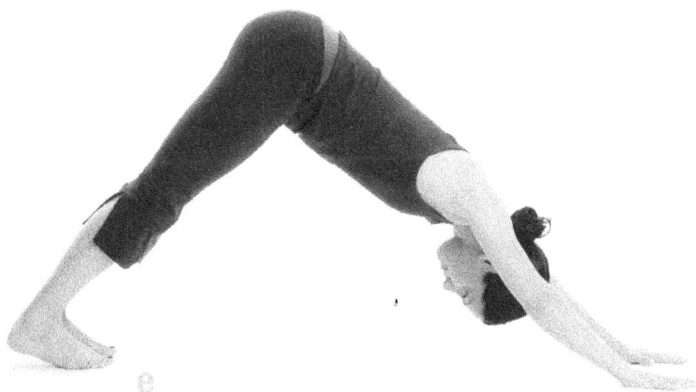

Serie intensa de entre 15 y 20 minutos

10. De la postura de la paloma (Eka Pada Kapotasana) a la del perro boca abajo (Adho Mukha Svanasana)

Apóyese sobre las manos y las rodillas. Deslice la pierna izquierda hacia delante y apoye la barbilla en el suelo, en ángulo. Mantenga la rodilla y la cadera alineadas y estire la espalda a través de la pierna derecha. Si es necesario, coloque una manta debajo de la cadera izquierda.

Apoye las manos a ambos lados del arco de la espalda, estire los brazos y levante ligeramente la mirada (a). Espire, flexione los codos y lleve la frente al suelo. Repita las respiraciones y los movimientos tres veces. A continuación espire, extienda los brazos por delante del cuerpo y mantenga la postura de la paloma sobre la pierna (b) durante seis respiraciones. Lleve las manos a ambos lados de la rodilla izquierda e inspire, estirando los brazos y levantando el tórax. A continuación, flexione la pierna derecha, sujete la cara interior del pie derecho con la mano derecha, apóyese sobre las puntas de los dedos de la mano izquierda y expanda los hombros hacia la derecha (c) durante seis respiraciones más.

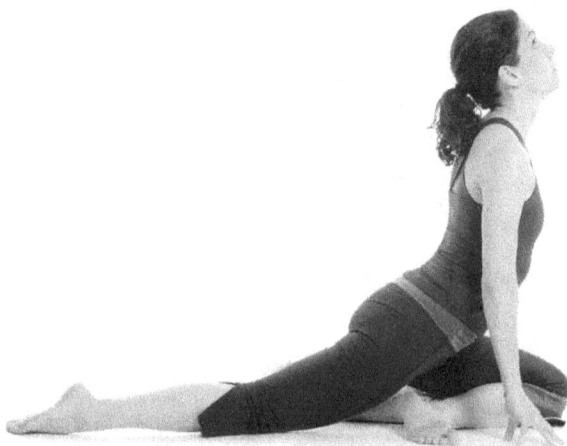

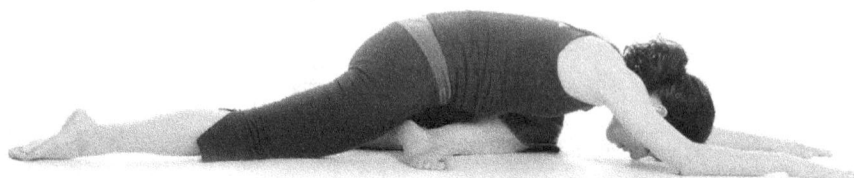

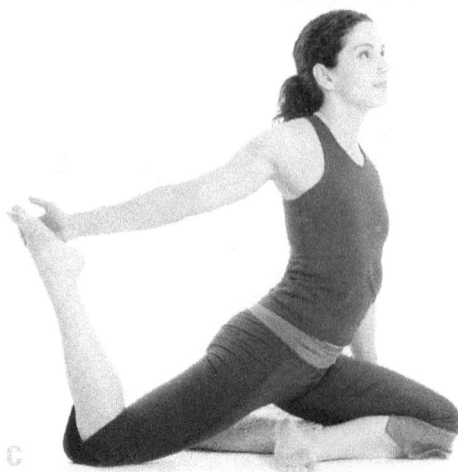

Suéltese el tobillo y vuelva a llevar la mano derecha al suelo, flexione los dedos del pie derecho y espire mientras adopta la postura del perro boca abajo (*d*) durante cinco respiraciones. Finalmente, lleve las rodillas al suelo, eleve el tórax y repita la vinyasa sobre el otro costado.

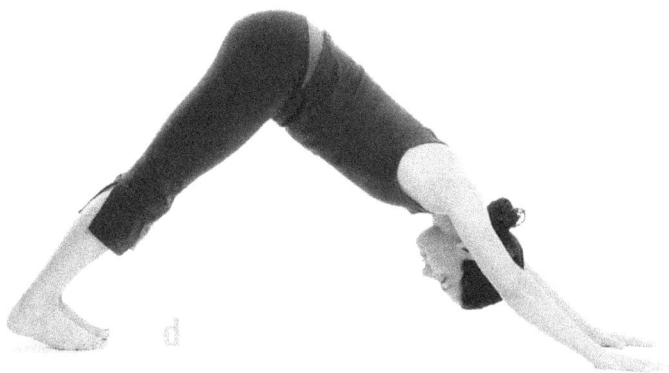

11. De la postura del niño (Balasana) a la postura erguida sobre las rodillas y la del camello (Ustrasana)

Espire y adopte la postura del niño (*a*). A continuación, inspire e incorpórese sobre las rodillas, a la vez que levanta los brazos por delante del cuerpo y por encima de la cabeza y alza ligeramente la mirada. Espire y vuelva a adoptar la postura del niño, a la vez que baja los brazos por delante del cuerpo. Repita la respiración y los movimientos cuatro veces. En la cuarta espiración, manténgase erguido sobre las rodillas y lleve los brazos hacia atrás para sujetarse los tobillos en la postura del camello o ustrasana (*b*). Inspire y estire el tórax a la vez que expande la región abdominal. Espire, lleve la cabeza por completo hacia atrás y mantenga la postura durante seis respiraciones. A continuación, inspire y enderece la espalda, a la vez que levanta los brazos por encima de la cabeza. Finalmente espire, adopte de nuevo la postura del niño y descanse.

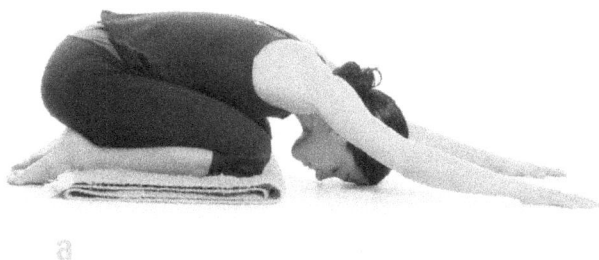

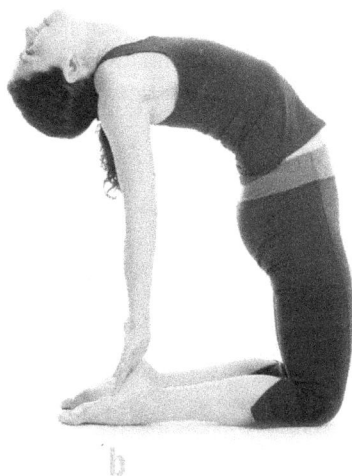

Serie intensa de entre 15 y 20 minutos

12. De la postura del niño (Balasana) a la del gato

Adopte la postura del niño (a) y extienda los brazos por delante del cuerpo. Inspire y apóyese sobre las manos y las rodillas, levante el pecho para formar un pequeño arco con la espalda y alce ligeramente la mirada (b). Espire y vuelva a adoptar la postura del niño. Repita la respiración y los movimientos seis veces.

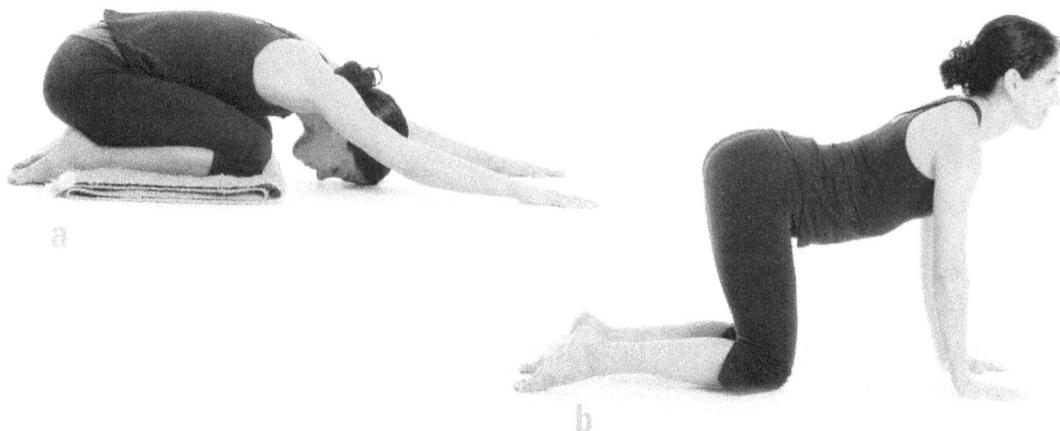

13. Postura del barco (Navasana)

Siéntese sobre la colchoneta con las piernas delante del cuerpo, flexione las rodillas y apoye los pies planos en el suelo. Inspire mientras extiende los brazos hacia delante y espire a la vez que levanta los pies del suelo. A continuación, inspire mientras estira las piernas desde los pies. Mantenga la postura de navasana durante seis respiraciones, balanceándose sobre las nalgas y curvando ligeramente la parte superior de la espalda. Finalmente inspire, lleve las piernas al suelo por delante del cuerpo y apoye las manos en las caderas.

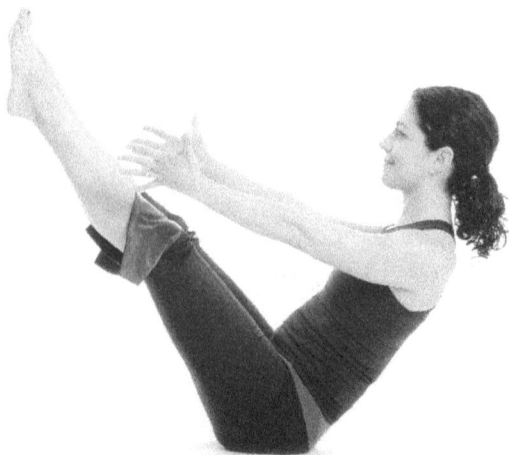

14. Flexión hacia delante sentado (Pascimatanasana)

Permanezca sentado con las dos piernas extendidas hacia delante y las manos en las caderas. Inspire mientras levanta los brazos por encima de la cabeza y espire mientras flexiona las piernas, apoya las manos en la parte superior de los pies y relaja el cuello. Inspire y estire la espalda, a la vez que levanta de nuevo los brazos por encima de la cabeza y mantiene la barbilla inclinada sobre el pecho. Después espire y flexione de nuevo las piernas. Repita la respiración y los movimientos cuatro veces y, a continuación, mantenga la flexión hacia delante, o pascimatanasana, durante seis respiraciones más. Inspire, expandiéndose desde las costillas y la parte posterior del cuerpo, y espire, intensificando la flexión hacia delante y llevando el estómago hacia la columna. Finalmente, inspire y enderece de nuevo la espalda, a la vez que levanta los brazos por encima de la cabeza, y espire mientras los lleva a los costados y se relaja.

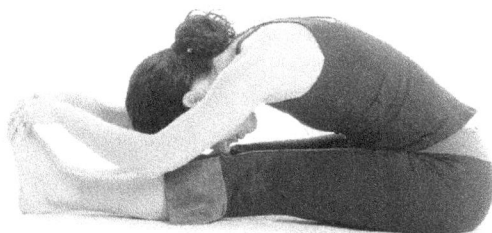

15. Torsión sentada (Ardha Matsyendrasana)

Siéntese con las dos piernas extendidas hacia delante. Apoye el pie derecho en la parte exterior del muslo izquierdo, flexione la pierna derecha llevándola hacia el cuerpo, coloque el brazo izquierdo alrededor del muslo derecho y apoye la mano derecha en el suelo detrás del cuerpo. Manténgase apoyado sobre las caderas y relaje la mirada. Inspire mientras alarga la columna y espire a la vez que gira el tronco hacia la derecha y mira por encima del hombro derecho. Mantenga la torsión durante seis respiraciones. Inspire mientras alarga la columna y espire mientras intensifica la torsión y contrae el estómago. A continuación inspire, extienda las piernas y repita la torsión sobre el lado izquierdo.

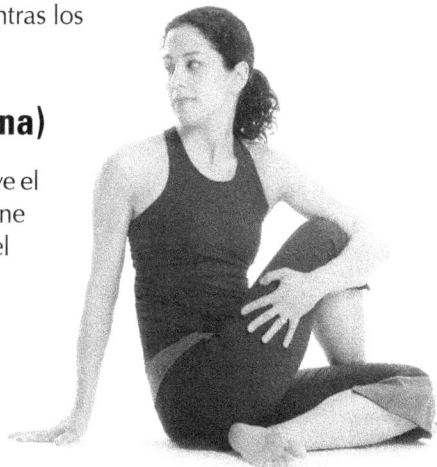

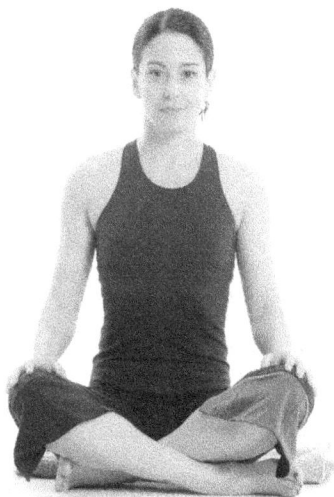

16. Postura con las piernas cruzadas (Sukhasana)

Siéntese con las piernas cruzadas, coloque la planta del pie más próximo al cuerpo cerca de las ingles y apoye las manos en las rodillas, con las palmas hacia arriba. Lleve el dedo índice de cada mano al pulgar. Cierre los ojos y disfrute de la respiración consciente para absorber los beneficios de la práctica.

Guía para la serie intensa de entre 15 y 20 minutos

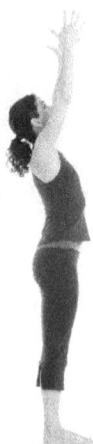

**Preparativos
para la respiración.
Postura de la montaña**

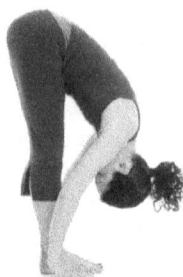

Flexión hacia delante

**Saludo al sol con salto
(Véase página 59-60)**

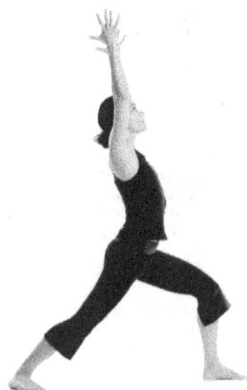

Postura del guerrero

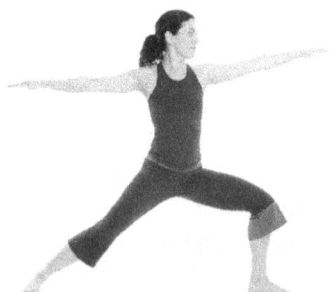

Postura del guerrero II

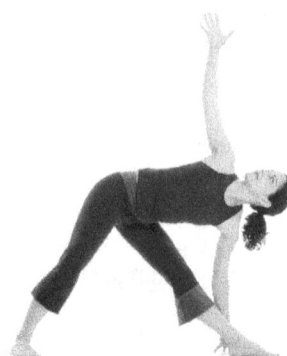

Postura del triángulo

Guía para la serie intensa de entre 15 y 20 minutos

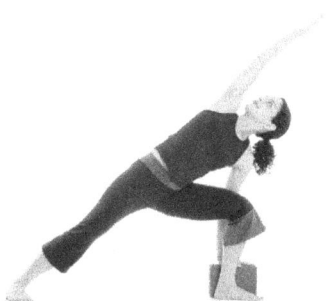

Vinyasa de ángulo
lateral extendido.
Cambiar de pierna
y repetir sobre el otro
costado

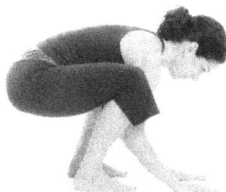

Postura de la silla
y transición a postura
arrodillada

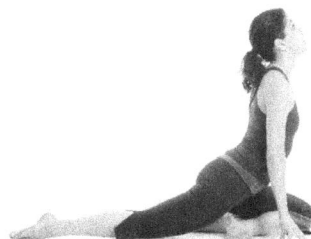

De la postura de la paloma a
la del perro boca abajo

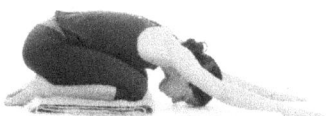

Vinyasa de la postura
del niño

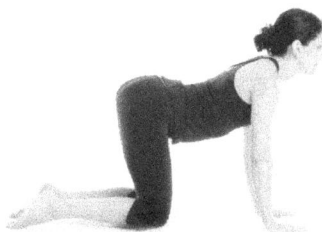

De la postura del niño
a la del gato

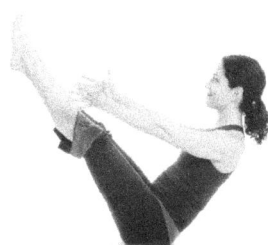

Postura del barco

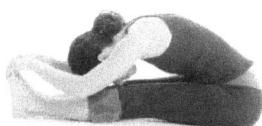

Flexión hacia delante
sentado

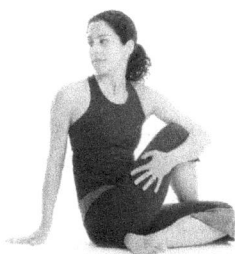

Torsión sentada

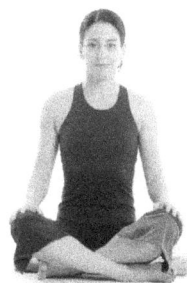

Postura con las piernas
cruzadas

Serie intensa de entre 30 y 40 minutos

La serie intensa de 40 minutos de duración se construye sobre la práctica anterior. Tiene un ritmo similar, pero se trata de una secuencia más vigorosa, que incluye variaciones de posturas aún más desafiantes.

1. Preparativos para la respiración

Póngase de pie delante de la colchoneta, con los pies juntos y los brazos en los costados. Relaje la mirada e inicie la respiración ujjayi por la nariz, alargando las inspiraciones e intensificando las espiraciones durante seis respiraciones.

2. Postura de la montaña (Tadasana)

Inspire y levante los brazos sobre los costados para unir las palmas por encima de la cabeza, extienda los dedos y levante la mirada. Espire y baje los brazos de nuevo a los costados, a la vez que lleva la barbilla hacia el pecho. Repita la respiración y los movimientos seis veces.

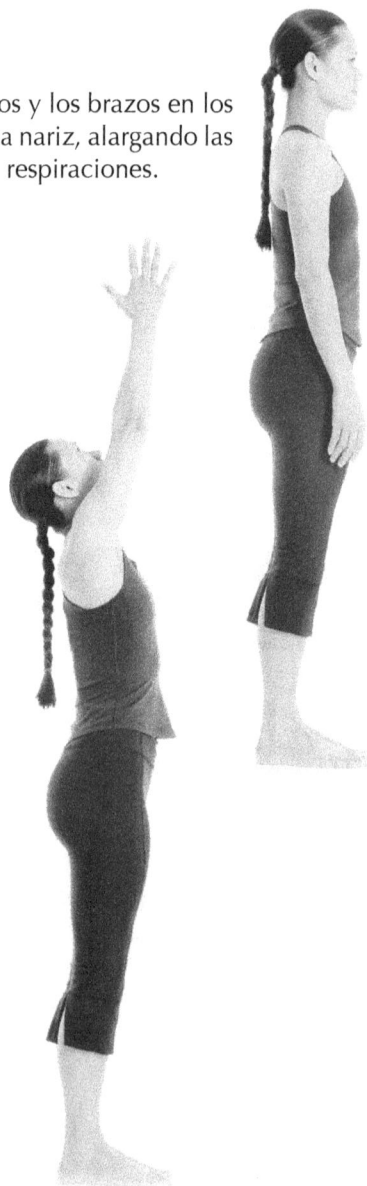

3. Flexión hacia delante (Uttanasana)

Inspire y levante los brazos sobre los costados para unir las palmas por encima de la cabeza, eche la cabeza hacia atrás y levante ligeramente la mirada. Inicie la espiración y flexione las piernas mientras lleva las palmas hacia el suelo, las apoya a ambos lados de los pies e inclina la barbilla sobre el pecho. Inspire e incorpórese de nuevo, levantando los brazos sobre los costados y uniendo las palmas por encima de la cabeza. Repita la respiración y los movimientos cuatro veces y, a continuación, mantenga la flexión hacia delante durante seis respiraciones más. Después inspire, estire la espalda y levante los brazos sobre los costados para unir las palmas por encima de la cabeza. Finalmente, espire y lleve las palmas juntas hacia el corazón.

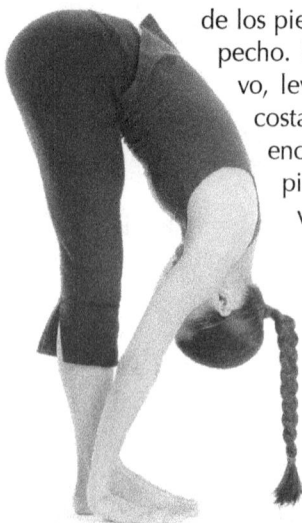

4. Saludo al sol con zancada

Ejecute el saludo al sol con zancada siguiendo las indicaciones de las páginas 56-58 del capítulo 3.

5. Saludo al sol con salto

Ejecute el saludo al sol con salto siguiendo las indicaciones de las páginas 59-60 del capítulo 3.

6. De guerrero I (Virabhadrasana) a guerrero II (Virabhadrasana II), triángulo (Trikonasana), ángulo lateral extendido (Utthita Parsva Konasana), medialuna (Ardha Chandrasana), flexión hacia delante sobre un costado (Parsva Uttanasana), guerrero III (Virabhadrasana III) y posición incorporada

Póngase de pie delante de la colchoneta, con los brazos en los costados y los pies paralelos y alineados con las caderas. Mirando hacia delante, inspire y levante los brazos sobre los costados para unir las palmas por encima de la cabeza. Espire y flexione las rodillas, a la vez que apoya las palmas en el suelo a ambos lados de los pies. Contenga la respiración y lleve la pierna derecha hacia atrás, dejando una separación de algo más de un metro entre ambas y colocando el pie en un ángulo de cuarenta y cinco grados (*a*). Inspire, flexione la rodilla izquierda y levante los brazos sobre los costados para reunir las palmas por encima de la cabeza y adoptar la postura del guerrero I (*b*). Mantenga la posición durante seis respiraciones.

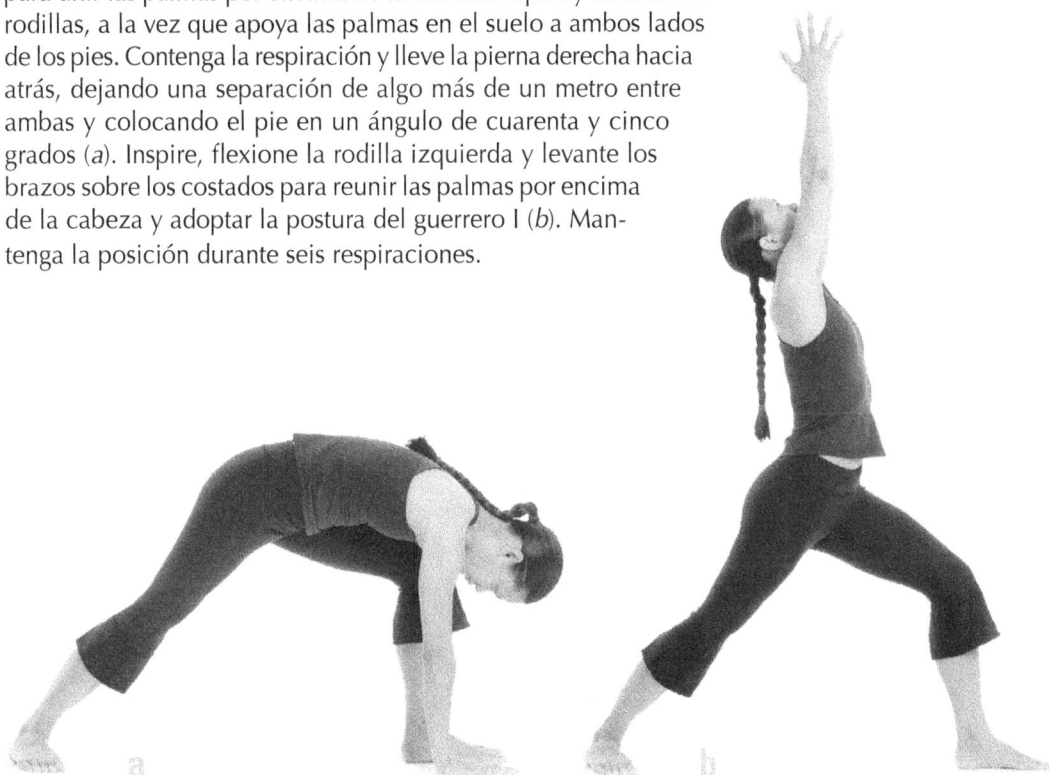

Serie intensa de entre 30 y 40 minutos

A continuación espire y adopte la postura del guerrero II. Mire hacia delante y estire los hombros y los brazos hacia la derecha, con los dedos extendidos y las palmas hacia abajo (c). Mantenga la postura durante seis respiraciones. Acto seguido, inspire y estire la pierna izquierda para adoptar la postura del triángulo. Después espire y estírese hacia delante, para apoyar la mano izquierda en la espinilla izquierda o en la cara exterior del pie izquierdo; utilice un bloque si es necesario. Inspire y estire el brazo derecho, mire hacia la mano derecha y mantenga el triángulo (d) durante seis respiraciones. Para adoptar la postura utthita parsva konasana, espire, flexione la rodilla derecha y apóyese sobre ambos pies. A continuación, inspire y levante el brazo derecho durante seis respiraciones, mirando o bien hacia delante o bien hacia arriba (e).

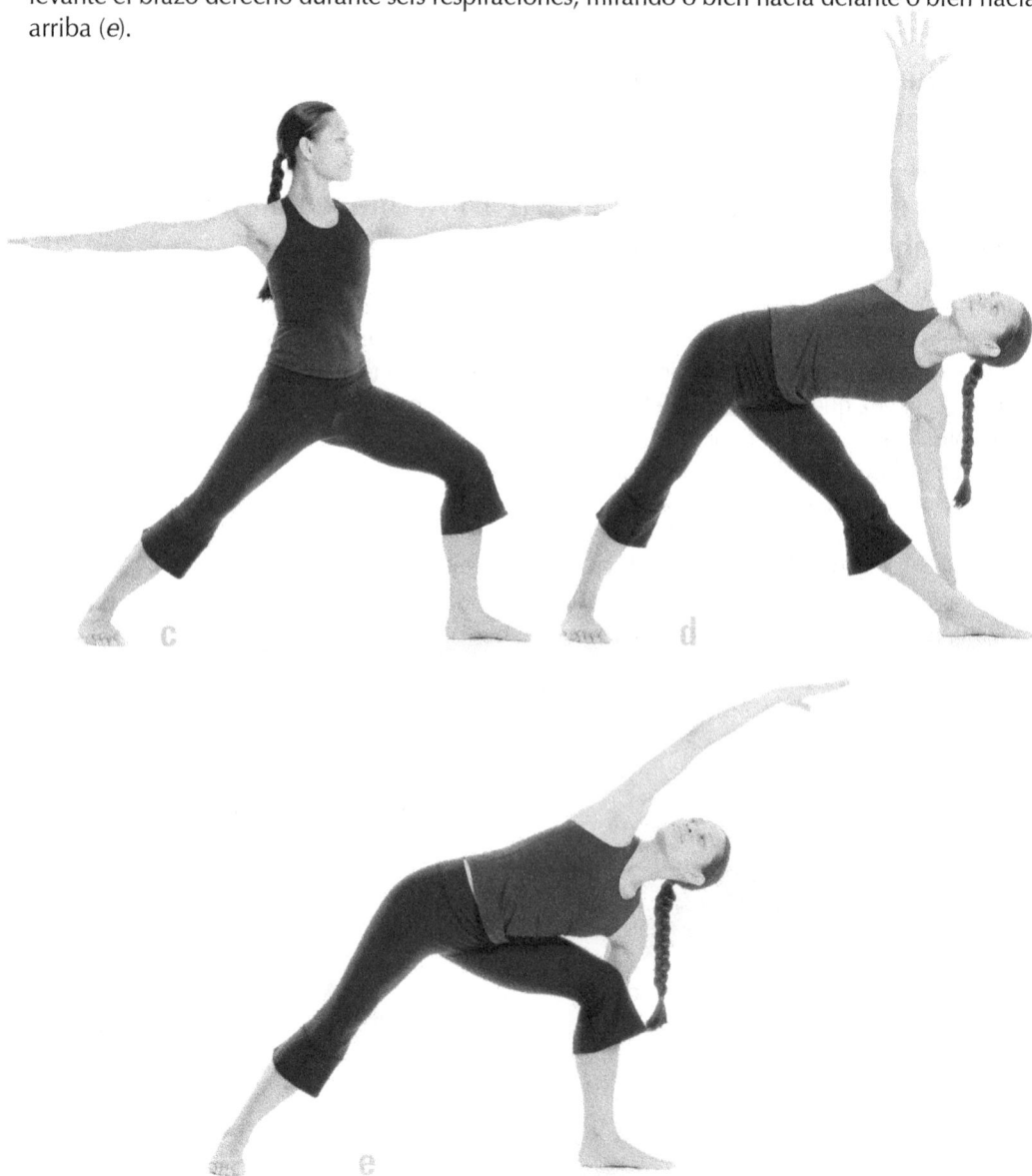

Para adoptar la postura de la medialuna, o ardha chandrasana, apoye la mano derecha en la cadera derecha e inspire, a la vez que levanta la pierna del mismo lado. Espire mientras estira la pierna izquierda e inspire a la vez que gira el torso para expandirlo hacia el costado, levanta el brazo recto hacia arriba y mira hacia la mano derecha (f). Mantenga la postura de la medialuna durante seis respiraciones. A continuación espire, lleve la pierna derecha al suelo, coloque el pie derecho de modo que forme un ángulo de cuarenta y cinco grados y apoye las manos a ambos lados del pie izquierdo. Inspire mientras estira la columna y mueve las caderas y los hombros hacia delante. A continuación espire, estire la pierna izquierda para adoptar la posición de parsva uttanasana (g) y manténgala durante seis respiraciones.

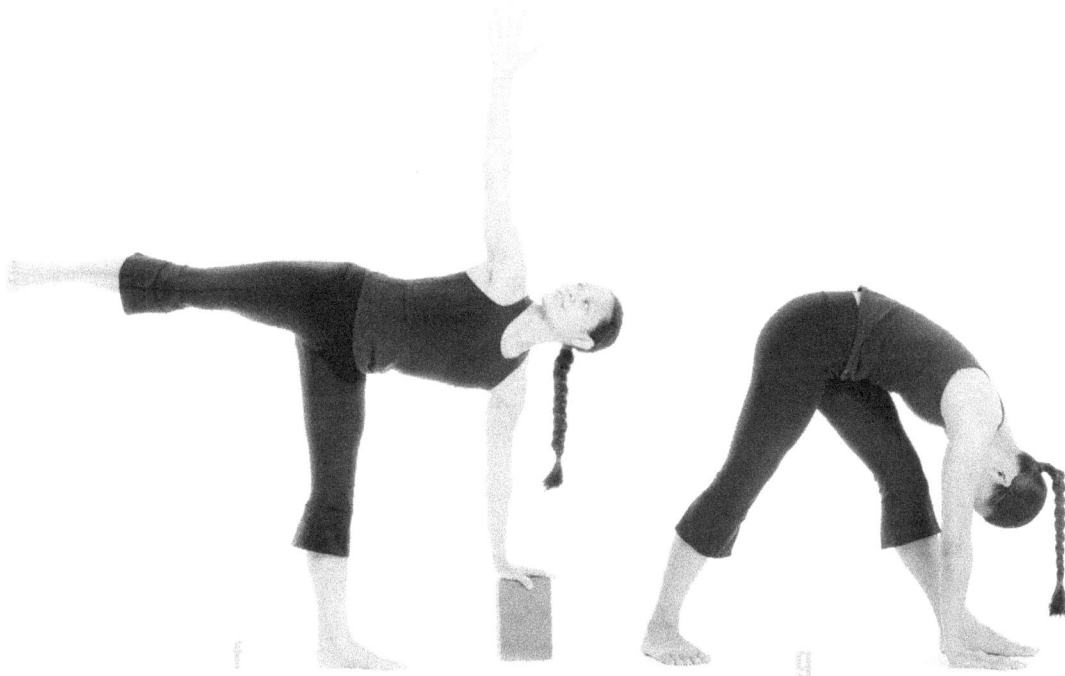

Serie intensa de entre 30 y 40 minutos

Para adoptar la postura del guerrero III, lleve las manos a las caderas y flexione ligeramente la pierna izquierda. Inspire y levante la pierna derecha, de forma que quede paralela al pecho y que el pie derecho y las caderas estén perpendiculares al suelo. Espire y estire la pierna izquierda, y después inspire y extienda los brazos por delante del cuerpo (*h*). Mantenga la postura del guerrero III durante seis respiraciones. A continuación, inspire y empiece a incorporarse, levantando los brazos por encima de la cabeza a la vez que lleva el pie derecho al suelo para reunirlo con el izquierdo. Espire y lleve las palmas juntas hacia el corazón. Repita la vinyasa completa sobre el otro costado.

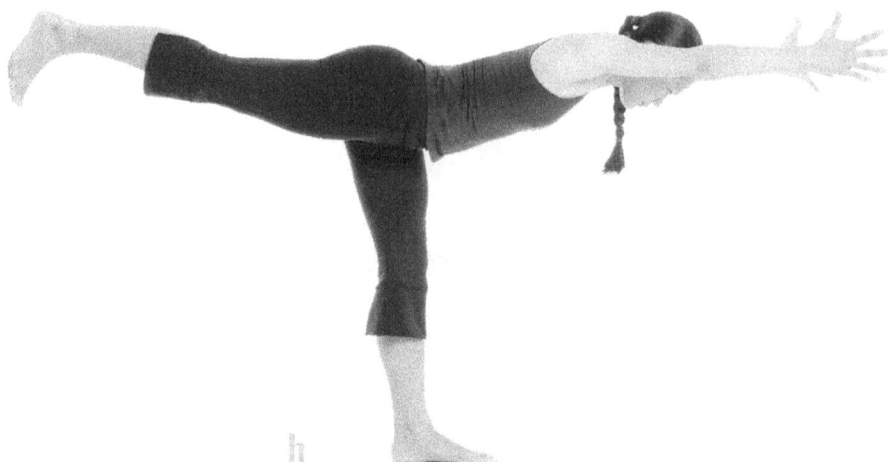

7. Triángulo con torsión (Parivrtti Trikonasana)

Póngase de pie con las piernas separadas, los pies paralelos y los brazos en los costados. Inspire y alce los brazos (*a*). Espire, lleve el tronco hacia la derecha y apoye la mano izquierda en el suelo, en la cara externa del pie derecho. Extienda la mano derecha con la palma bien abierta y mírela (*b*). Inspire y regrese al centro, extendiendo los brazos. A continuación espire, gire a la izquierda, apoye la mano derecha en la cara exterior del pie izquierdo, levante el brazo izquierdo y mírese la mano izquierda. Después inspire, extienda los brazos y regrese al centro. Repita la torsión cuatro veces en cada lado y, a continuación, manténgala durante seis respiraciones más. Inspire, extienda los brazos y regrese al centro y, finalmente, espire y lleve los brazos a los costados.

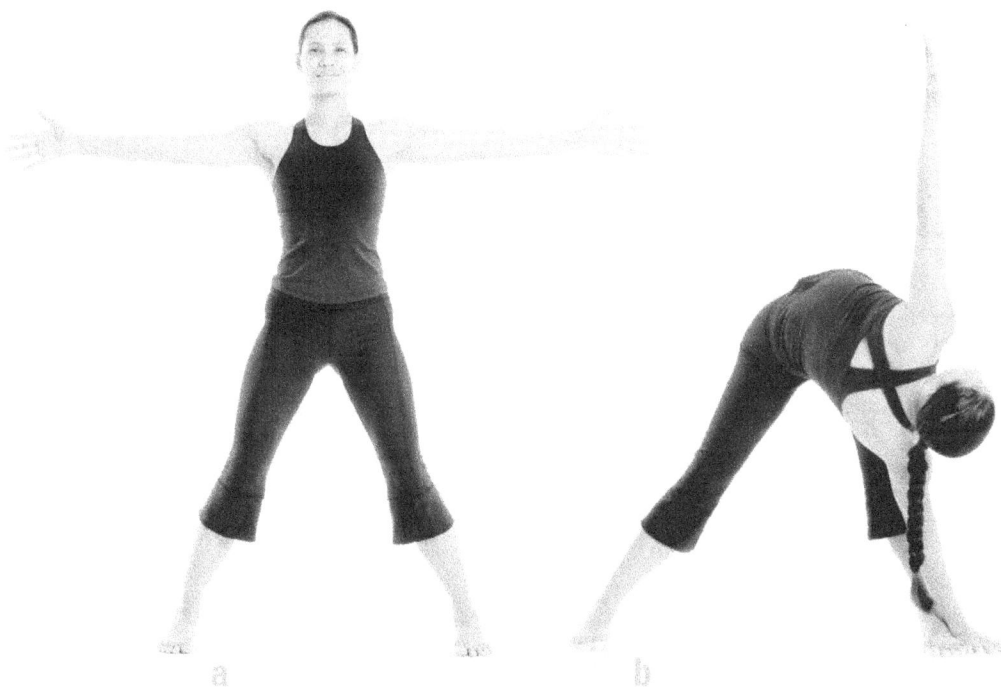

a   b

Serie intensa de entre 30 y 40 minutos

8. Postura acuclillada para orar (Namaskarasana) y postura de la grulla (Bakasana)

Póngase de pie delante de la colchoneta, con los brazos en los costados, los pies paralelos y alineados con las caderas y la mirada al frente. Inspire y levante los brazos por encima de la cabeza, manteniendo las palmas separadas y paralelas. Espire y flexione las rodillas, baje las caderas y apoye las manos en el suelo (*a*). Abra las caderas y apriete la cara exterior de los brazos contra la parte interior de los muslos. Eleve el tórax, junte las manos delante del corazón (*b*) y mantenga la postura acuclillada durante seis respiraciones. A continuación espire, vuelva a apoyar las manos en el suelo y siga presionando el interior de los muslos con la cara exterior de los brazos (*a*). Inspire, inclínese hacia delante y apóyese sobre los dedos de los pies mientras mira hacia delante. Realice una respiración completa y, en la pausa posterior a la espiración, contraiga el estómago en mula bandha y levante los pies del suelo para mantener el equilibrio sobre las manos en la postura de la grulla, o bakasana (*c*). Mantenga la posición durante seis respiraciones, realizando un uso intenso de la musculatura abdominal.

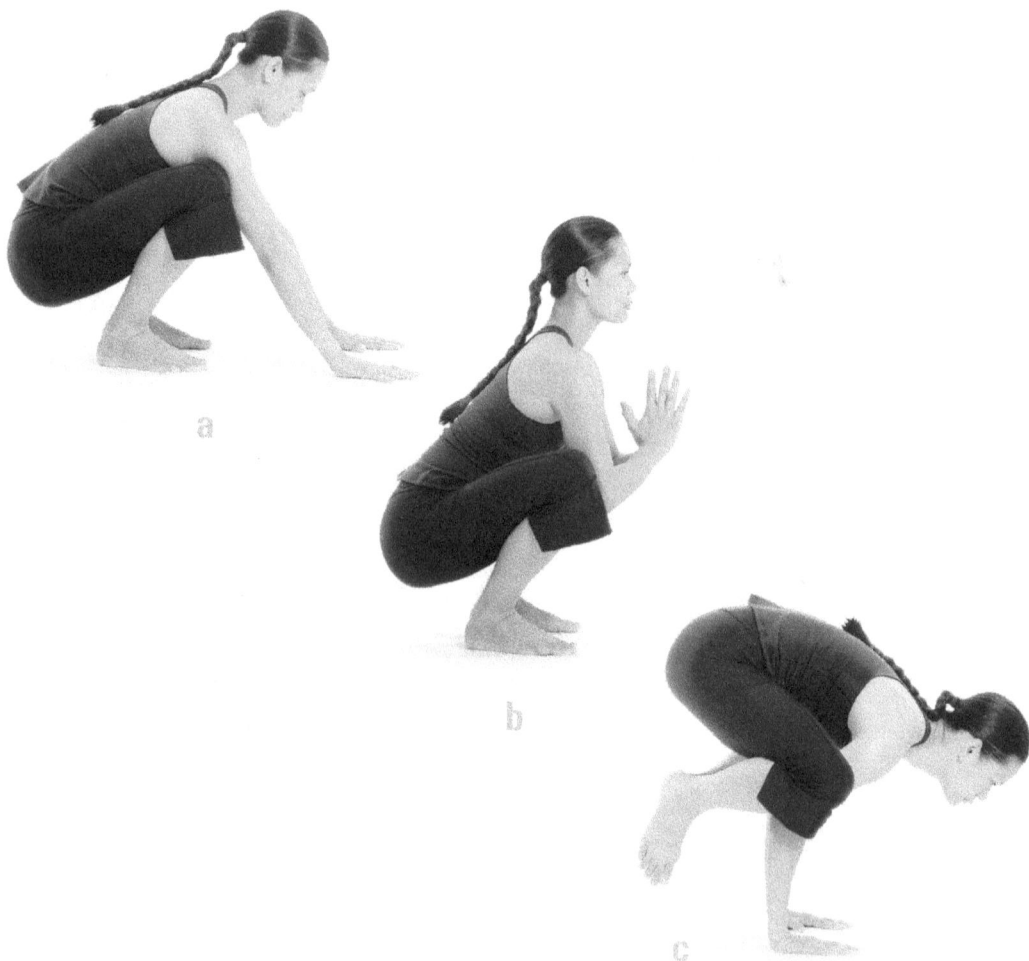

a

b

c

9. De salto hacia atrás a postura del palo (Chataranga Dandasana), postura del perro boca arriba (Urdva Mukha Svanasana), postura del perro boca abajo (Adho Mukha Svanasana) y salto para sentarse

Mantenga la postura de la grulla y, antes de la última espiración, salte hacia atrás para adoptar la postura del palo, o chataranga dandasana (*a*). Para ejecutarla bien mantenga los dedos de los pies flexionados, el cuerpo a unos centímetros del suelo, los codos cerca del cuerpo y los hombros hacia atrás. Inspire y lleve las caderas hacia delante hasta la postura del perro boca arriba (*b*). A continuación, espire en la postura del perro boca abajo durante cuatro respiraciones (*c*). Antes de la última espiración, apóyese sobre las puntas de los dedos de las manos y lleve las piernas hacia delante, dando un salto, para dejarlas entre los brazos (*d*). Finalmente, siéntese con las piernas extendidas por delante del cuerpo (*e*).

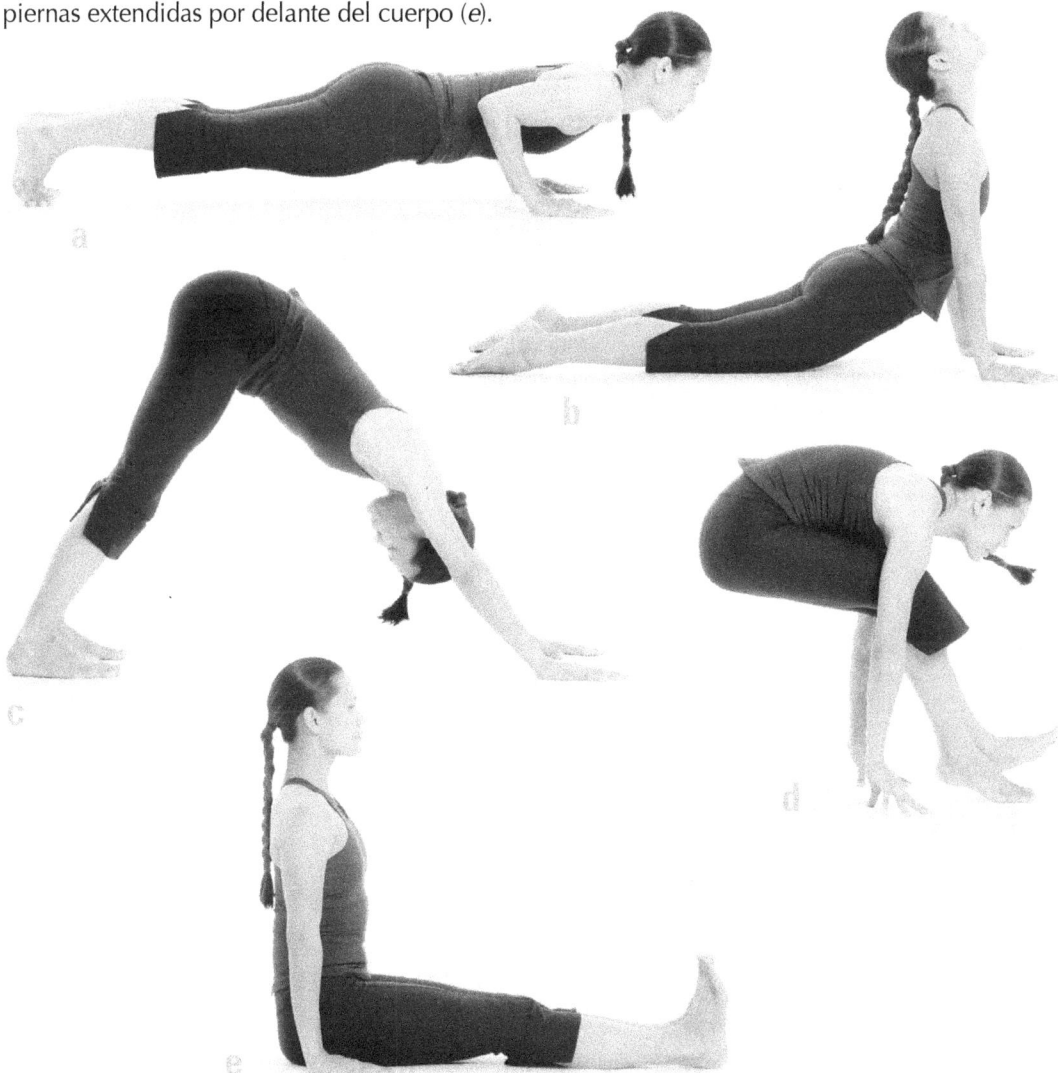

Serie intensa de entre 30 y 40 minutos

10. Postura del barco (Navasana)

Siéntese sobre la colchoneta, flexione las rodillas y apoye los pies planos en el suelo. Inspire mientras extiende los brazos hacia delante y espire a la vez que levanta los pies del suelo. A continuación inspire y enderece las piernas, estirando bien los pies. Mantenga la navasana durante seis respiraciones. Finalmente inspire, lleve las piernas al suelo por delante del cuerpo y apoye las manos en las caderas.

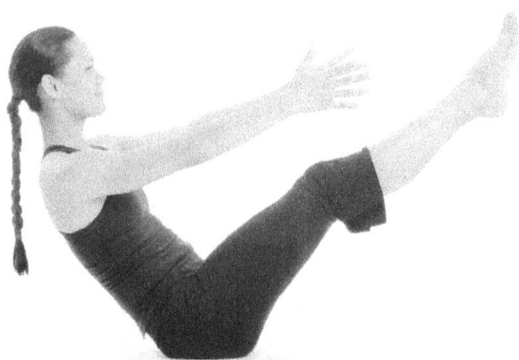

11. Flexión hacia delante sentado (Pascimatanasana)

Siéntese con las piernas extendidas y apoye las manos en las caderas. Inspire y levante los brazos sobre la cabeza (a) y espire a la vez que flexiona las piernas, apoya las manos en los pies y relaja el cuello (b). Inspire y enderece la espalda, levantando los brazos sobre la cabeza, y espire a la vez que flexiona de nuevo las piernas. Repita la respiración y los movimientos cuatro veces y, después, mantenga la flexión hacia delante, o pascimatanasana, durante seis respiraciones más. Inspire y estire las costillas y la parte posterior del cuerpo, y espire flexionando hacia delante y llevando el estómago hacia la columna. Finalmente, inspire y enderece la espalda, a la vez que levanta los brazos, y espire mientras lleva los brazos a los costados y se relaja.

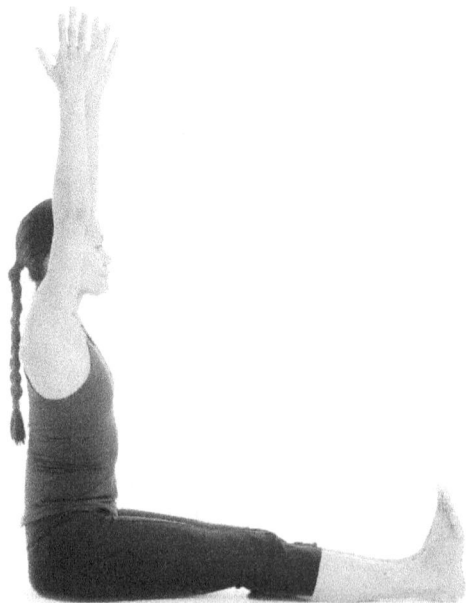

a

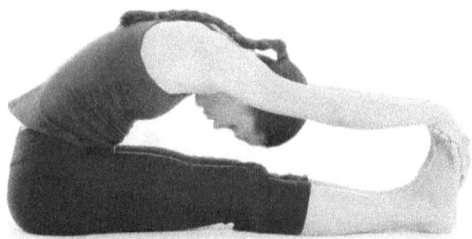

b

12. Torsión sentada (Ardha Matsyendrasana)

Siéntese con las piernas hacia delante. Apoye el pie derecho en la parte exterior del muslo izquierdo, flexione la pierna derecha, coloque el brazo izquierdo a lo largo del muslo derecho y la mano derecha en el suelo detrás del cuerpo. Manténgase apoyado sobre ambas caderas. Inspire mientras alarga la columna y espire a la vez que gira el tronco hacia la derecha. Mantenga la torsión durante seis respiraciones. A continuación, inspire mientras alarga la columna y espire mientras intensifica la torsión y contrae el estómago llevándolo hacia dentro y arriba. Finalmente inspire, extienda las piernas y repita la torsión sobre el lado izquierdo.

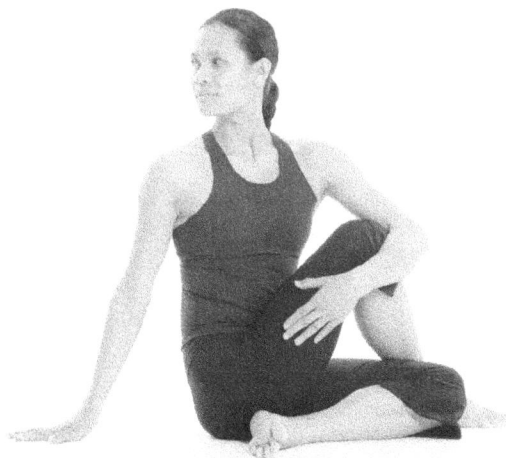

13. Postura del zapatero (Baddha Konasana)

Siéntese encima de la manta con la espalda recta y junte las plantas de los pies delante del cuerpo, cerca de las ingles. Utilice las manos para abrir los pies como si fueran un libro y gire las caderas para expandirlas. Sujetándose los pies, inspire y extienda los brazos para alargar la columna. Lleve la barbilla hacia el pecho en jalandhara bandha (a) y mantenga la posición durante seis respiraciones, añadiendo una ligera pausa entre ellas. En la sexta espiración, curve la columna sobre las piernas y extienda los brazos por delante del cuerpo (b) durante seis respiraciones más. Finalmente, camine con las manos para llevarlas hacia atrás e inspire mientras estira de nuevo la columna.

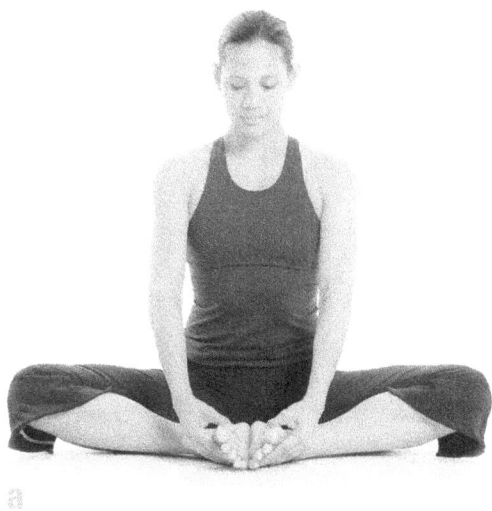

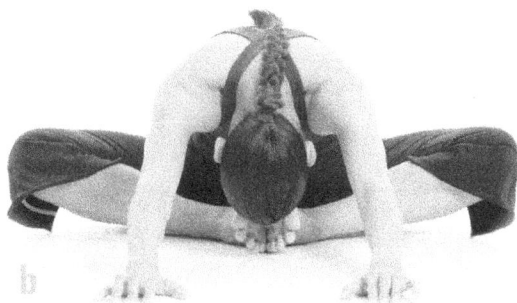

Serie intensa de entre 30 y 40 minutos

14. El puente (Setu Bandhasana)

Túmbese sobre la espalda con las rodillas flexionadas, los pies paralelos y alineados con las caderas y los brazos en los costados (a). Inspire mientras levanta los brazos por encima de la cabeza y eleve las caderas (b). Espire, lleve los brazos de nuevo a los costados y baje las caderas. Repita la respiración y los movimientos cuatro veces y, a continuación, mantenga la postura del puente durante seis respiraciones. Inspire, expandiendo el tórax, y espire, llevando el estómago hacia la columna. Para deshacer el puente, espire, lleve los brazos de nuevo a los costados y baje las caderas.

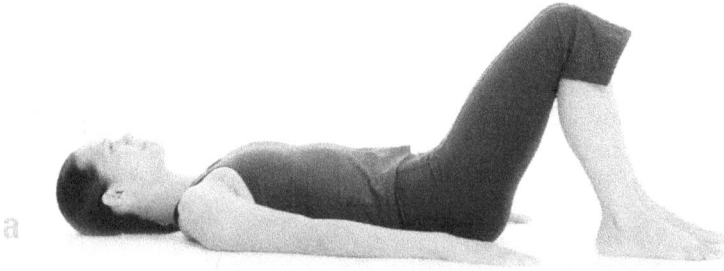

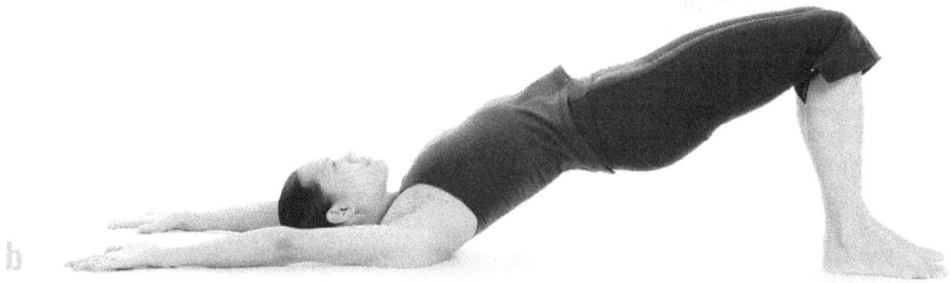

15. El arco boca arriba (Urdva Danurasana)

Túmbese sobre la espalda, con las rodillas flexionadas y los pies paralelos y alineados con las caderas. Apoye las palmas planas junto a las orejas, de forma que los dedos apunten hacia el cuerpo (*a*). Espire y, apoyando con firmeza los pies en el suelo, estire los brazos y empiece a elevar el cuerpo para adoptar la postura de urdva danurasana, llevando la cabeza hacia atrás (*b*). Mantenga la postura del arco boca arriba durante ocho respiraciones. Recuerde que debe distribuir el peso por el conjunto del tronco y apoyar en el suelo con firmeza la parte frontal de los pies para evitar lesiones en la región lumbar y en la espalda. En la última espiración, incline la barbilla hacia el pecho, enderece la espalda y regrese al suelo para descansar.

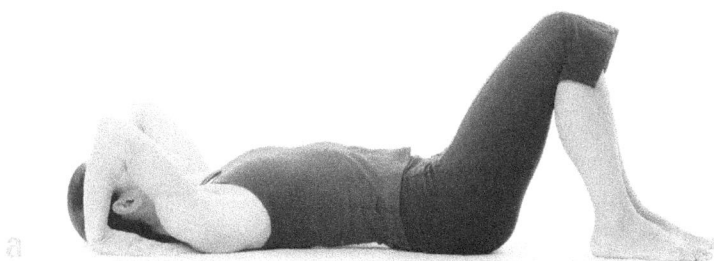

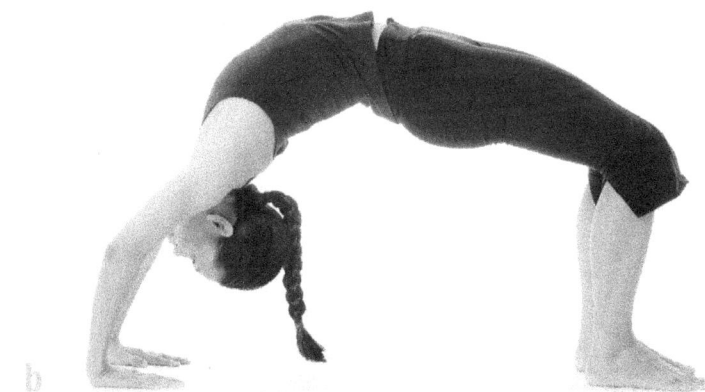

Serie intensa de entre 30 y 40 minutos

16. Elevación de piernas extendidas (Urdva Prasarita Padasana)

Túmbese sobre la espalda y abrácese las rodillas contra el pecho, apoyando una mano en cada una (a). Inspire y levante los brazos por encima de la cabeza a la vez que extiende las piernas hacia arriba y flexiona los pies (b). Espire y abrácese de nuevo las rodillas. Repita la respiración y los movimientos cuatro veces y, a continuación, mantenga las piernas extendidas y los brazos por encima de la cabeza durante seis respiraciones más. En la última espiración, abrácese las rodillas y relájese.

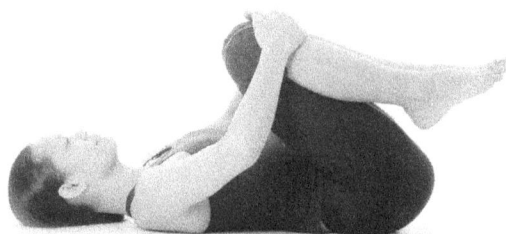

a

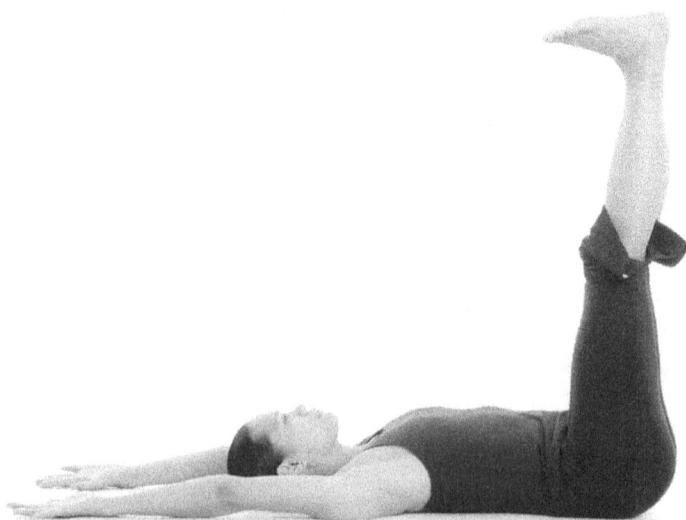

b

17. Postura invertida sobre la cabeza (Sirsasana)

Apóyese sobre las manos y las rodillas, dejando una separación de alrededor de un antebrazo entre ambos codos. Apoye la parte posterior de la cabeza en el suelo y entrecruce los dedos para protegerla. Flexione los dedos de los pies, levante las caderas y lleve los pies hacia los codos, hasta que las caderas queden por encima del torso (*a*). Manteniendo el equilibrio sobre las manos y los antebrazos, y ejerciendo muy poca presión sobre la cabeza, flexione las rodillas para llevarlas hacia el pecho (*b*) e inspire, a la vez que levanta las piernas para mantener la postura invertida sobre la cabeza (*c*) durante doce respiraciones. A continuación, espire y baje las piernas rectas hacia el suelo. Flexione las rodillas y retire las manos. Finalmente, adopte la postura del niño y descanse. Las primeras veces, puede practicar esta postura contra la pared para tener un apoyo adicional.

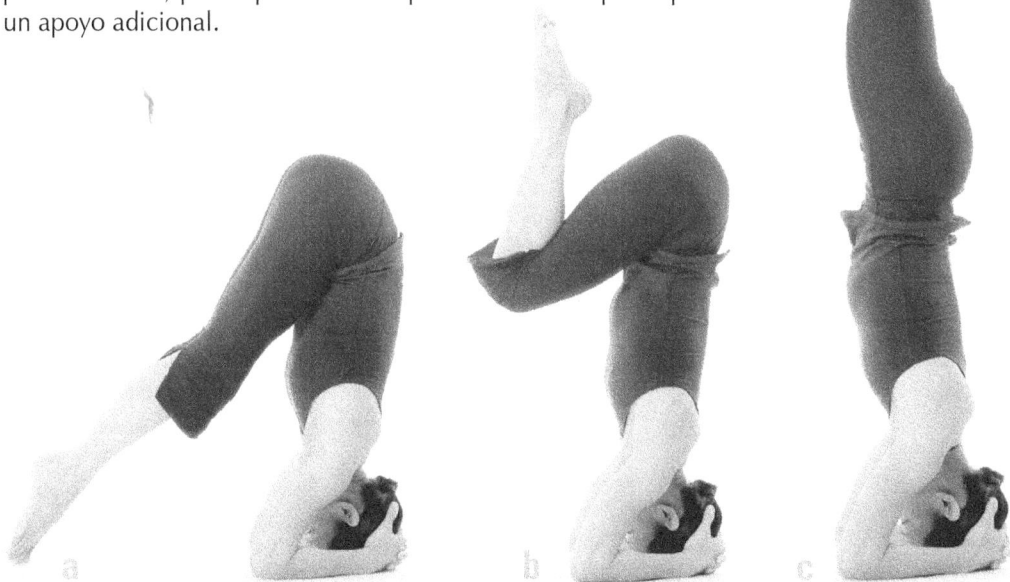

Serie intensa de entre 30 y 40 minutos

18. De la postura sobre los hombros (Sarvangasana) a la del arado (Halasana)

Adopte la postura del niño y, después túmbese sobre la espalda con las rodillas flexionadas, los pies planos y los brazos en los costados. Si necesita un apoyo, coloque una manta bajo los hombros y la parte superior de la espalda. Espire y lleve el cuerpo hacia los hombros, hasta apoyar los pies por detrás de la cabeza (*a*). Flexione los codos y apoye las manos en la espalda. Inspire y

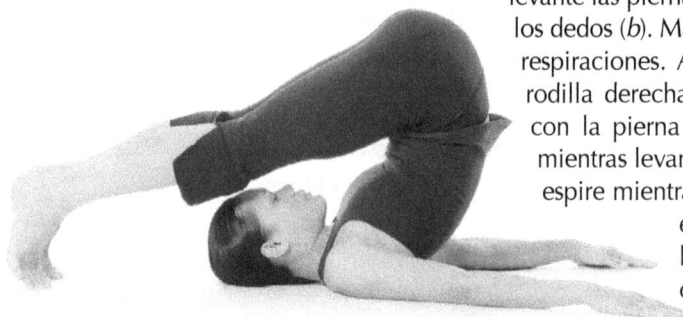

levante las piernas hacia el techo. Estire los pies y los dedos (*b*). Mantenga la posición durante doce respiraciones. A continuación, espire y baje la rodilla derecha hacia el pecho, pero continúe con la pierna izquierda levantada (*c*). Inspire mientras levanta de nuevo la pierna derecha, y espire mientras baja la rodilla izquierda hacia el pecho. Repita la respiración y los movimientos, alternándolos dos veces en cada lado. Después, espire mientras lleva ambas rodillas al pecho (*d*), e inspire, levantando las piernas de nuevo. Repita el ejercicio cuatro veces. Espire y lleve ambos pies hacia el suelo, por detrás de la cabeza, a la vez que baja los brazos. Mantenga la postura del arado, o halasana, durante seis respiraciones. Finalmente inspire, deshaga la posición para tumbarse de nuevo sobre la espalda y espire para descansar.

a

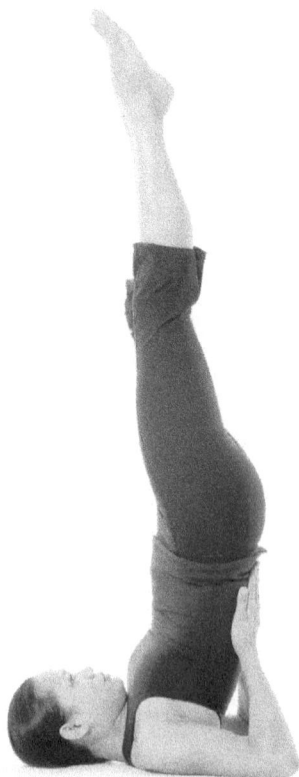

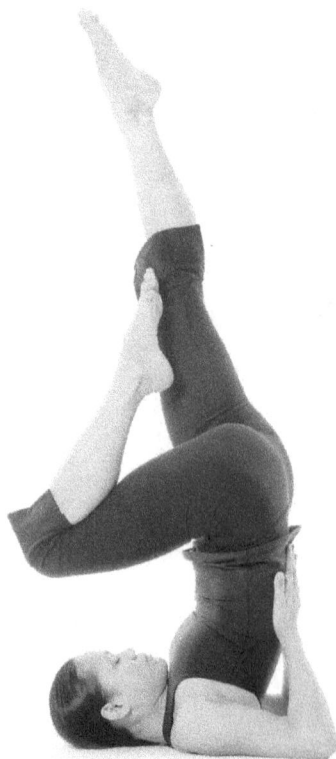

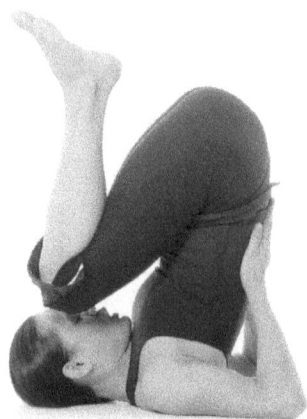

b

c

d

19. Postura del cadáver (Savasana)

Túmbese sobre la espalda, con las piernas extendidas, los brazos en los costados y las palmas hacia arriba. Deje escapar el aliento y toda la tensión que pueda haber en su cuerpo. Permita que los pensamientos entren y salgan libremente de su mente, pero no que le aparten del momento presente. Disfrute durante unos minutos de la sensación de respirar de forma natural.

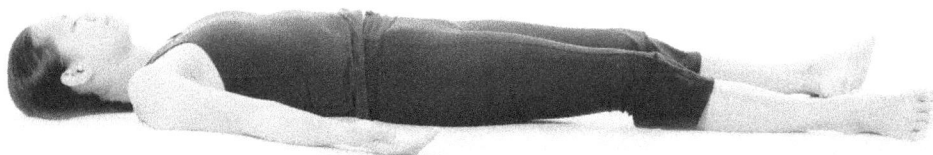

20. Postura de la cobra (Bhujangasana)

Gire sobre su cuerpo para tumbarse sobre el estómago, apoye las palmas planas sobre el suelo, cerca de las costillas, y levante los codos. Inspire y, haciendo una ligera presión con las manos, levante la cabeza, el cuello y el pecho para adoptar la postura de la cobra; espire y bájelos de nuevo hacia el suelo. Repita la respiración y los movimientos cuatro veces. A continuación, mantenga la postura de la cobra durante seis respiraciones. Espire mientras eleva el tórax y mantiene el estómago apoyado sobre el suelo, e inspire mientras levanta un poco más el pecho. En la sexta espiración, relaje la cabeza, el cuello y el pecho, llevándolos de nuevo al suelo. Inspire una vez más y espire mientras adopta de nuevo la postura del niño.

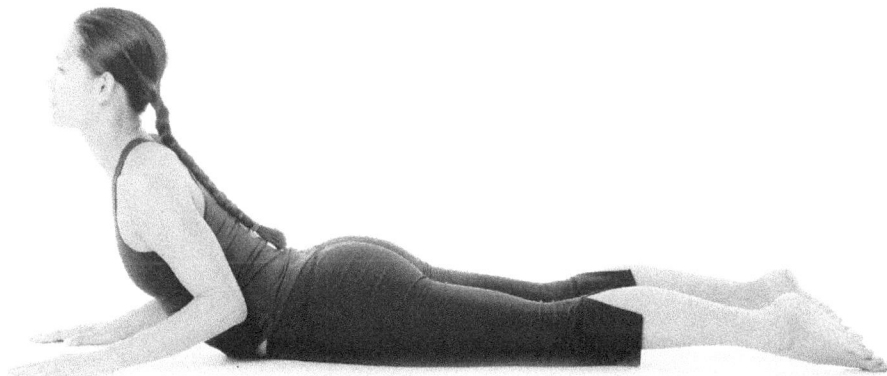

Serie intensa de entre 30 y 40 minutos

21. De la postura del niño (Balasana) a la del gato

Adopte la postura del niño (a) y extienda los brazos por delante del cuerpo. Inspire y apóyese sobre las manos y las rodillas, levante el pecho para formar un arco con la espalda y alce ligeramente la mirada (b). Espire y vuelva a adoptar la postura del niño. Repita las respiraciones y los movimientos seis veces.

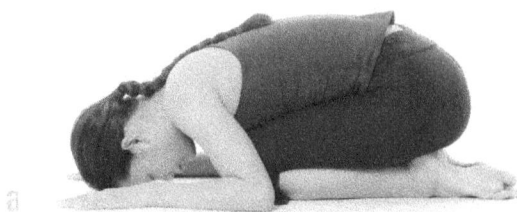

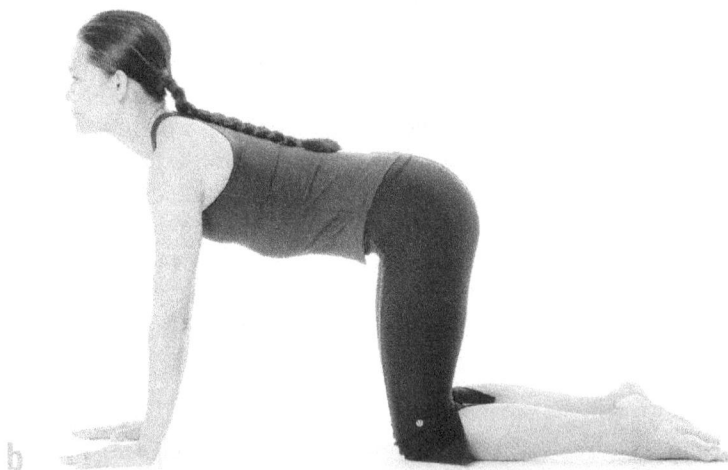

Serie intensa de entre 30 y 40 minutos

22. Respiración del océano en posición sentada (Ujjayi pranayama) con bandha

Siéntese en una posición que le resulte cómoda, apoye las manos en las rodillas con las palmas hacia arriba y eleve el pecho hacia la barbilla. Cierre los ojos y forme un mudra, o un gesto energético, uniendo el dedo índice y el pulgar y extendiendo el resto de los dedos de ambas manos. Inspire durante ocho segundos usando la respiración del océano y, a continuación, lleve la barbilla hacia el pecho y retenga el aliento en su interior durante cinco segundos. Manteniendo la columna estirada, espire durante ocho segundos a la vez que contrae el estómago hacia dentro y arriba. Baje la barbilla de nuevo, levante el pecho y contenga la respiración durante cinco segundos. Repita esta secuencia durante cuatro respiraciones y, a continuación, prolongue a doce segundos la siguiente inspiración. Después, retenga el aliento en su interior durante ocho segundos e intensifique la espiración durante doce segundos. En la pausa posterior a la espiración, baje la barbilla, eleve el tórax y lleve el estómago hacia las costillas para iniciar udayana bandha y experimentar mula y jalandhara bandha juntos durante ocho segundos. Relaje ligeramente el diafragma, el abdomen y la garganta antes de iniciar la siguiente inspiración. Repita esta técnica de respiración durante diez respiraciones más y, después, retome la secuencia inicial (inspirar durante ocho segundos, hacer una pausa de cinco segundos, espirar durante ocho segundos y hacer una nueva pausa de cinco segundos) durante cuatro respiraciones más. Para finalizar el pranayama, respire libremente durante unos minutos, hasta que el aliento entre y salga de su cuerpo con absoluta facilidad. Disfrute durante unos momentos de sus sensaciones antes de iniciar el resto de la jornada.

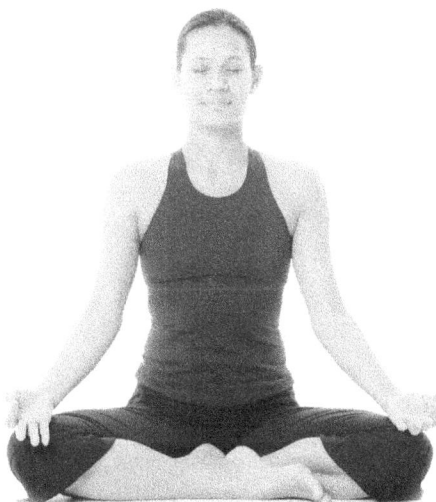

Guía para la serie intensa de entre 30 y 40 minutos

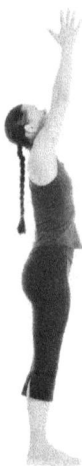

**Preparativos
para la respiración.
Postura de la montaña**

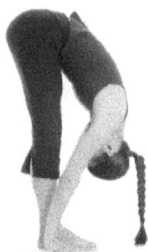

Flexión hacia delante

**Saludo al sol con zancada
(Véanse páginas 56-59)**

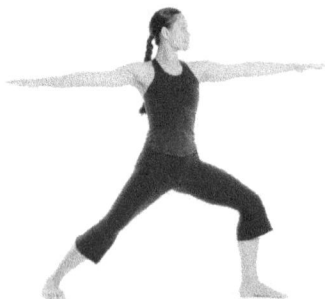

**Saludo al sol con salto
(Véase página 59-60)**

**Vinyasa del guerrero I.
Repetir sobre el otro costado**

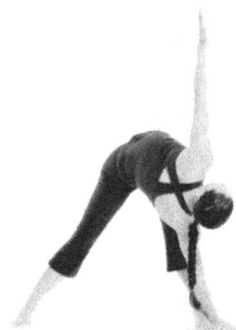

Triángulo con torsión

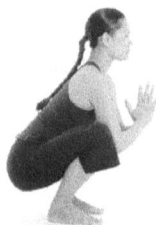

**Postura acuclillada para orar
y postura de la grulla**

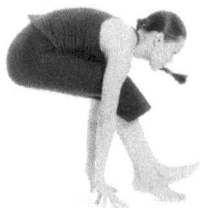

**Vinyasa de salto hacia atrás
a postura del palo**

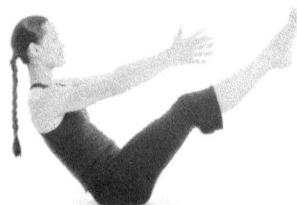

Postura del barco

Guía para la serie intensa de entre 30 y 40 minutos

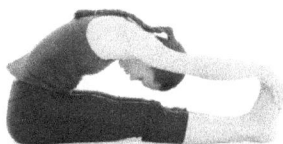

Flexión hacia delante sentado

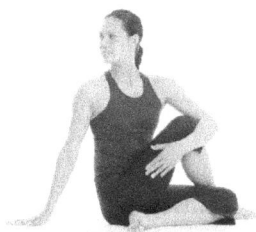

Torsión sentada

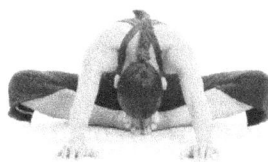

Postura del zapatero

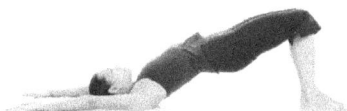

El puente

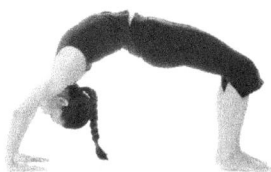

El arco boca arriba

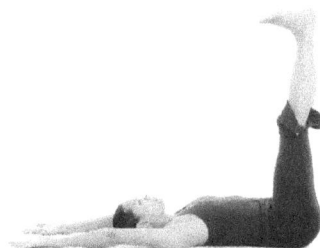

Elevación de piernas extendidas

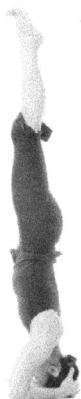

Postura invertida sobre la cabeza

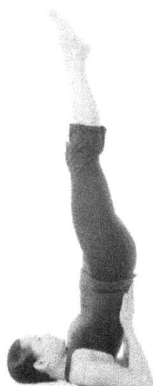

De la postura sobre los hombros a la del arado

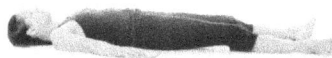

Postura del cadáver

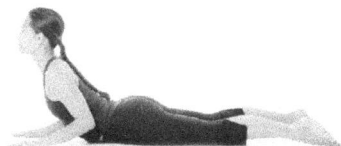

Postura de la cobra

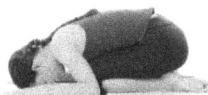

De la postura del niño a la del gato

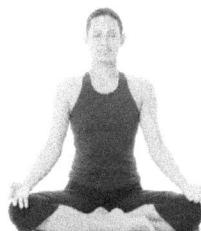

Respiración del océano en posición sentada con bandha

Serie intensa de entre 50 y 60 minutos

La serie intensa de una hora de duración constituye el apogeo del desafío físico, la culminación de todas las posturas y secuencias que hemos ejecutado con anterioridad. Esta serie, que no es apropiada para todo el mundo ni para todas las situaciones, requiere una profunda concentración y el deseo de poner a prueba nuestros límites.

1. Preparativos para la respiración

Póngase de pie delante de la colchoneta, con los pies juntos y los brazos en los costados. Relaje la mirada e inicie la respiración ujjayi a través de la nariz, alargando las inspiraciones e intensificando las espiraciones durante seis respiraciones.

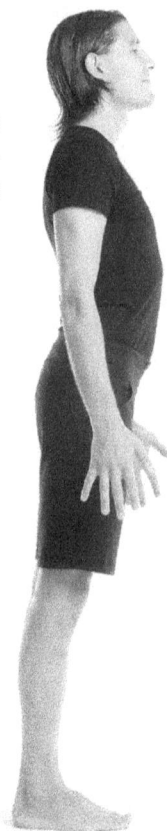

2. Postura de la montaña (Tadasana)

Inspire y levante los brazos sobre los costados para unir las palmas por encima de la cabeza, extienda bien los dedos y alce la mirada. Espire y lleve de nuevo los brazos a los costados, a la vez que inclina la barbilla sobre el pecho. Repita la respiración y los movimientos seis veces.

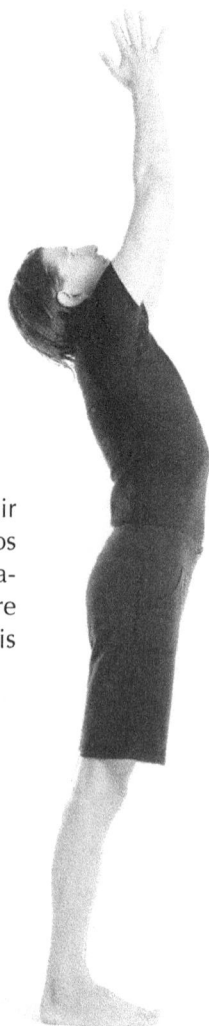

3. Flexión hacia delante (Uttanasana)

Inspire y levante los brazos sobre los costados para unir las palmas por encima de la cabeza, lleve el cuello hacia atrás y alce ligeramente la mirada. Inicie la espiración y flexione las piernas a la vez que lleva las palmas al suelo para apoyarlas a ambos lados de los pies e inclina la barbilla sobre el pecho. Inspire e incorpórese de nuevo mientras levanta los brazos sobre los costados para unir las palmas por encima de la cabeza. Repita la respiración y los movimientos cuatro veces y, a continuación, mantenga la flexión hacia delante durante seis respiraciones más. Después inspire, enderece la espalda y levante los brazos sobre los costados para unir las palmas por encima de la cabeza. Finalmente, espire y lleve las palmas juntas hacia el corazón.

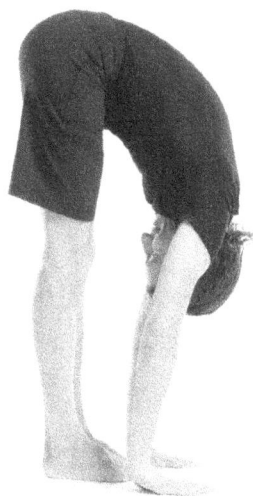

4. Postura de la silla (Utkatasana)

Permanezca de pie delante de la colchoneta, con los pies juntos y paralelos, los brazos en los costados y la mirada al frente. Inspire y levante los brazos sobre los costados y la cabeza, manteniendo las palmas separadas y paralelas, e incline la barbilla sobre el pecho. Espire y flexione las rodillas a la vez que baja las caderas, curva la espalda y lleva las manos al suelo (a). Apoye los talones en el suelo o coloque una manta debajo. Manteniendo las rodillas flexionadas, inspire y levante los brazos y el torso (b). Espire, curve la columna y lleve las manos al suelo. A continuación, inspire y empiece a incorporarse, levantando los brazos sobre la cabeza. Espire y lleve los brazos a los costados. Repita las respiraciones y los movimientos cuatro veces y mantenga la postura con las rodillas flexionadas, el pecho erguido y los brazos por encima de la cabeza durante seis respiraciones más. Inspire y estire las piernas, con los brazos sobre la cabeza, y finalmente espire, lleve los brazos a los costados y relájese.

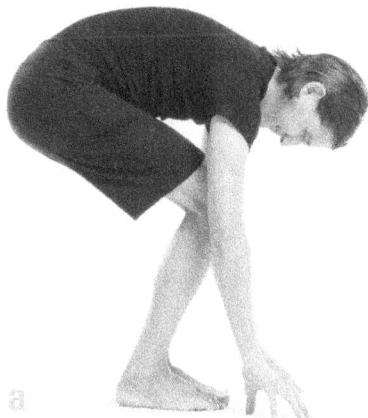

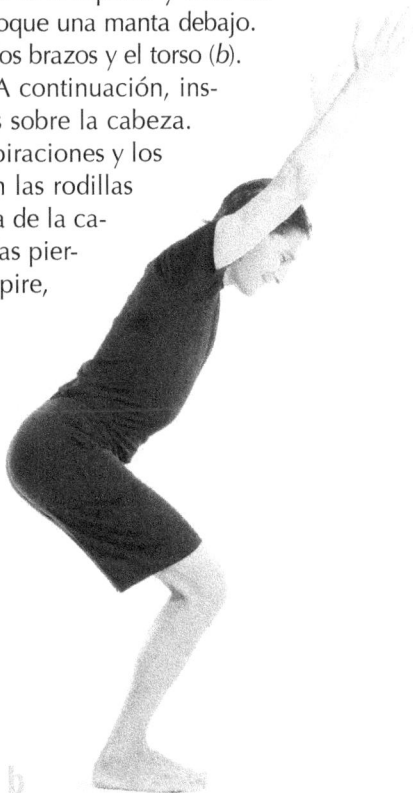

Serie intensa de entre 50 y 60 minutos

5. Saludo al sol con zancada

Ejecute el saludo al sol con zancada siguiendo las indicaciones de las páginas 54-56 del capítulo 3.

6. De guerrero I (Virabhadrasana) a guerrero II (Virabhadrasana II), triángulo (Trikonasana), ángulo lateral extendido (Utthita Parsva Konasana), medialuna (Ardha Chandrasana), flexión hacia delante sobre un costado (Parsva Uttanasana) y guerrero III (Virabhadrasana III)

Póngase de pie delante de la colchoneta, con los pies paralelos y alineados con las caderas, los brazos en los costados y la vista al frente. Mientras inspira, levante los brazos sobre los costados para unir las palmas por encima de la cabeza y levante ligeramente la mirada (a). Espire y flexione las rodillas, a la vez que apoya las palmas en el suelo a ambos lados de los pies (b). En la pausa posterior a la espiración, lleve el pie derecho hacia atrás, dando una gran zancada, y colóquelo en un ángulo de cuarenta y cinco grados (c).

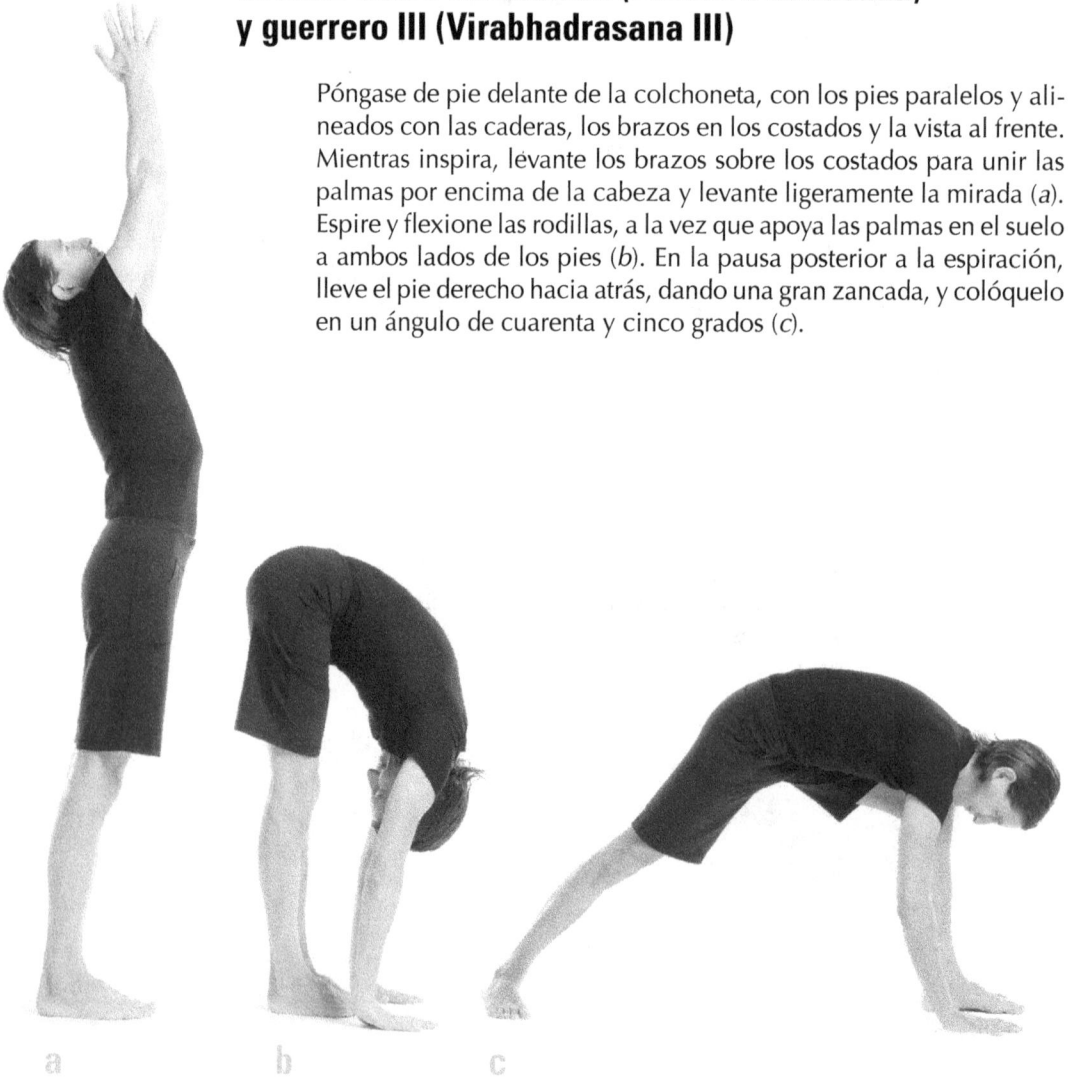

a   b   c

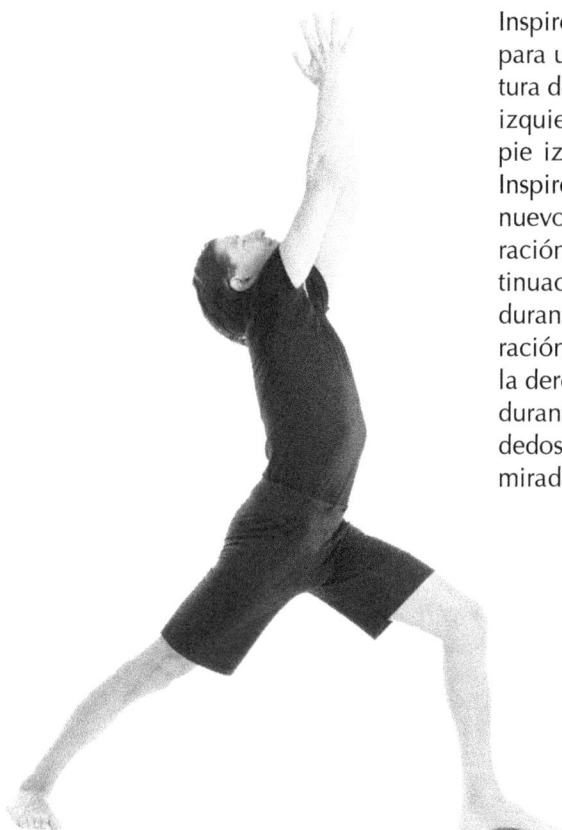

Inspire y levante los brazos sobre los costados para unirlos por encima de la cabeza en la postura del guerrero I (*d*). Espire y flexione la pierna izquierda, vuelva a apoyar las manos junto al pie izquierdo y relaje el cuello por completo. Inspire, enderece la espalda para adoptar de nuevo la postura del guerrero I y repita la respiración y los movimientos cuatro veces. A continuación, mantenga la postura del guerrero I durante seis respiraciones más. En la sexta espiración, expanda los brazos y los hombros hacia la derecha y adopte la postura del guerrero II (*e*) durante seis respiraciones, con los brazos y los dedos extendidos, las palmas hacia abajo y la mirada al frente.

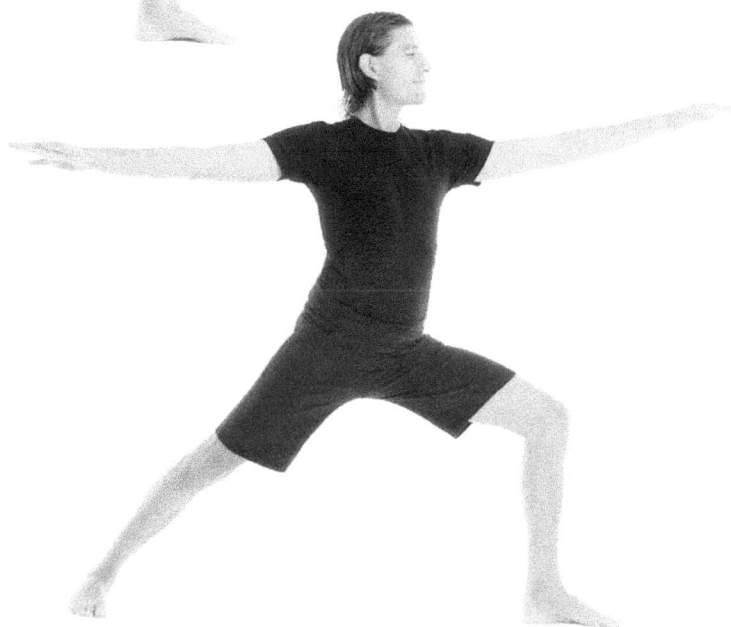

Serie intensa de entre 50 y 60 minutos

A continuación, inspire y enderece la pierna izquierda; después, espire y extienda la pierna izquierda para adoptar la postura del triángulo. Apoye la mano izquierda en la espinilla izquierda o en el pie izquierdo, levante el brazo derecho y mire hacia arriba (f). Mantenga la postura hasta seis respiraciones. Después, espire y flexione la rodilla izquierda. Inspire mientras lleva el brazo derecho por encima de la oreja derecha hasta la postura de ángulo lateral extendido, o utthita parsva konasana (g). Mantenga esta posición seis respiraciones más, con la mano izquierda apoyada en la cara exterior del pie izquierdo o sobre un bloque, mirando directamente hacia arriba.

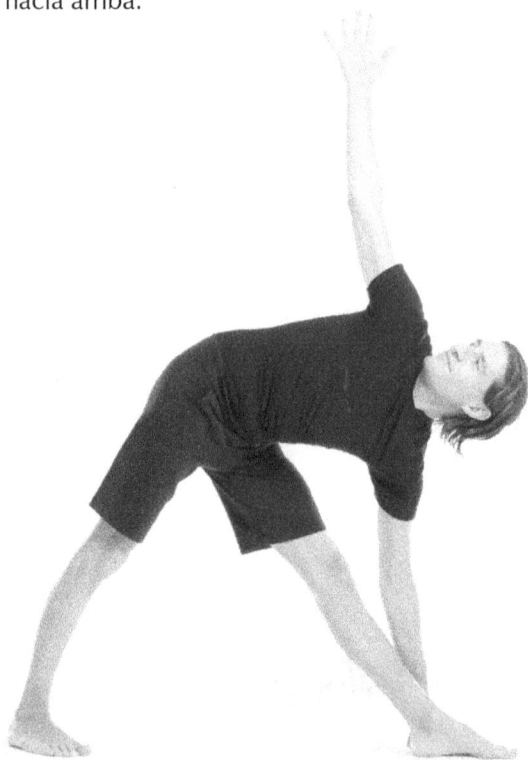

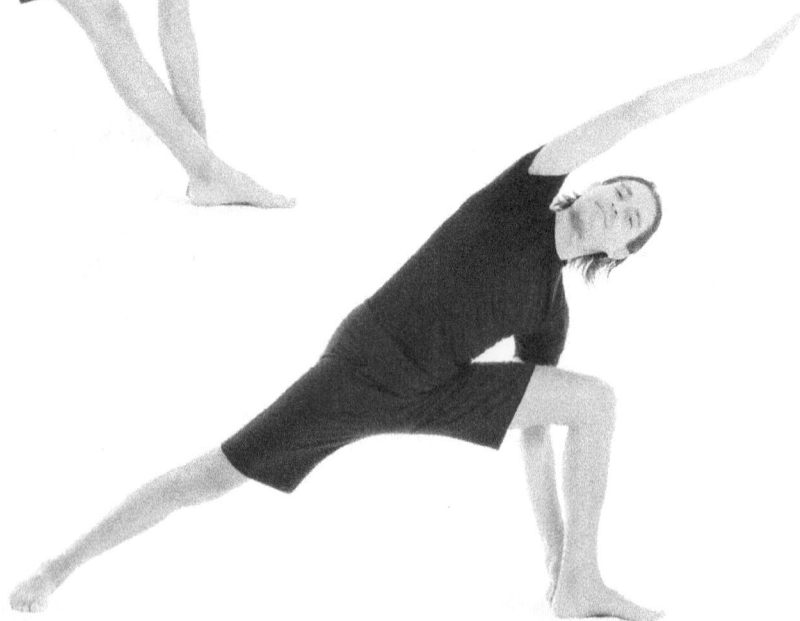

f

g

Para realizar la flexión hacia delante sobre un costado, o parsa uttanasana, apoye las manos en el suelo a ambos lados del pie izquierdo. Inspire, estire la columna y lleve las caderas y los hombros hacia delante. A continuación espire, estire la pierna izquierda en parsva uttanasana (*h*) y mantenga la postura durante seis respiraciones. Para adoptar la postura del guerrero III, lleve las manos a las caderas y flexione ligeramente la pierna izquierda. Inspire y levante la pierna derecha, manteniéndola paralela al pecho y de forma que el pie derecho y las caderas estén perpendiculares al suelo. Después, espire mientras estira la pierna izquierda e inspire mientras extiende los brazos por delante del cuerpo. Mantenga la postura del guerrero III (*i*) durante seis respiraciones. En la sexta inspiración, empiece a incorporarse y levante los brazos por encima de la cabeza mientras lleva el pie derecho al suelo para reunirlo con el izquierdo. Finalmente, espire y lleve las palmas juntas hacia el corazón. Repita la vinyasa completa sobre el otro costado.

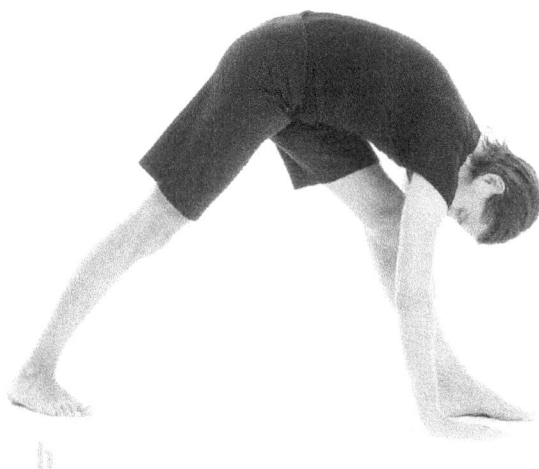

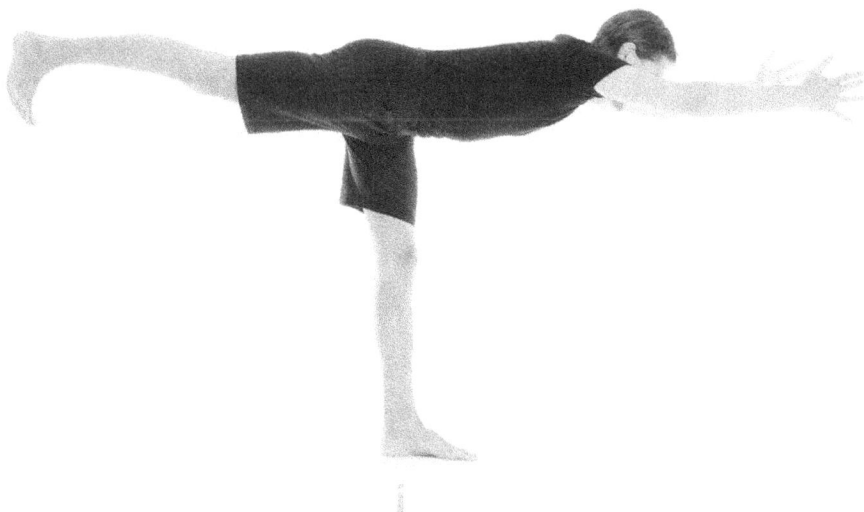

Serie intensa de entre 50 y 60 minutos

7. Triángulo con torsión (Parivrtti Trikonasana)

Póngase de pie sobre la colchoneta, con las piernas separadas y los pies paralelos. Inspire y levante los brazos sobre los costados (*a*). Espire y ejecute la torsión, apoyando la mano izquierda en la parte exterior del pie derecho a la vez que levanta el brazo derecho y se mira la mano derecha. Inspire y regrese al centro, extendiendo los brazos. Espire y gire hacia la izquierda, apoye la mano derecha en la cara exterior del pie izquierdo, levante el brazo izquierdo y mírese la mano izquierda (*b*). A continuación, inspire mientras extiende los brazos y regresa al centro. Repita la torsión cuatro veces en cada lado y, en la cuarta repetición, mantenga la postura durante seis respiraciones más. Inspire y regrese al centro, extendiendo los brazos y, finalmente, espire y lleve los brazos a los costados.

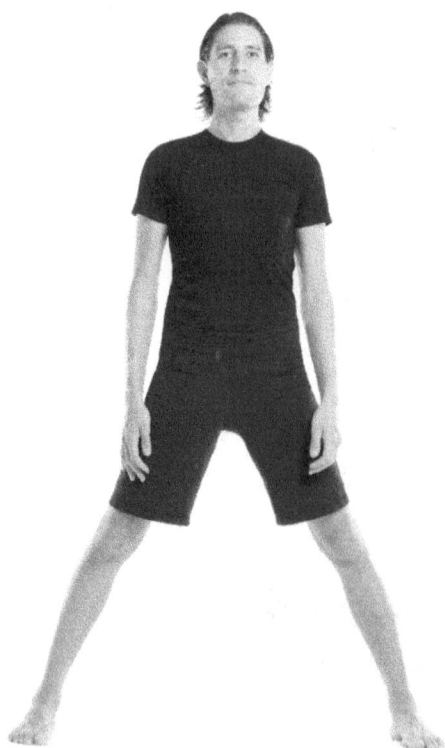

a

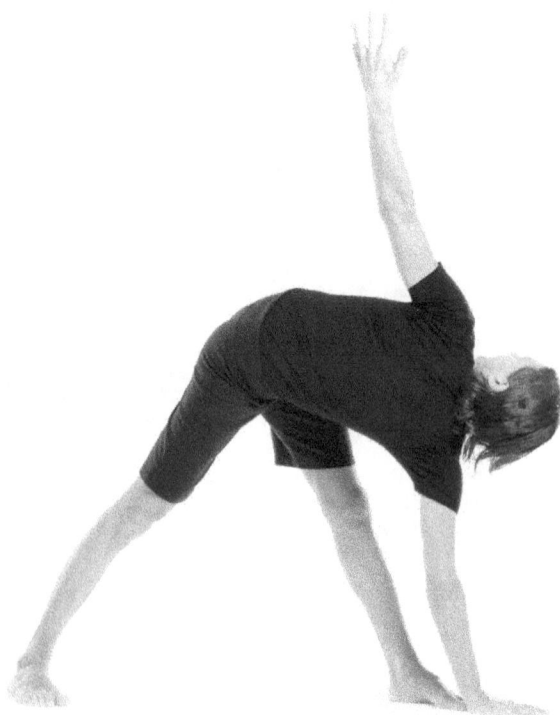

b

8. De la postura del árbol (Vrksasana) a extensión de manos a pies (Utthita Hasta Padagusthasana) y postura del señor de la danza (Natarajasana)

Póngase de pie delante de la colchoneta, con los brazos en los costados, los pies juntos y la mirada al frente. Lleve la mano derecha a la cadera derecha, apoye el pie izquierdo en la cara interior del muslo derecho y lleve la rodilla hacia fuera. Estírese hacia arriba sobre la pierna derecha, fije la mirada en un punto situado delante de su cuerpo y junte las palmas delante del corazón (*a*). Inspire y levante los brazos por encima de la cabeza con las palmas juntas (*b*). Mantenga la postura del árbol durante cinco respiraciones. En la quinta espiración, relaje las palmas de nuevo delante del corazón. Manténgase apoyado sobre la pierna derecha, lleve la rodilla izquierda al pecho y sujétese el dedo gordo del pie izquierdo con los dedos pulgar e índice de la mano izquierda. Inspire y adopte la postura de utthita hasta padagusthasana extendiendo la pierna izquierda por delante del cuerpo (*c*) durante cinco respiraciones.

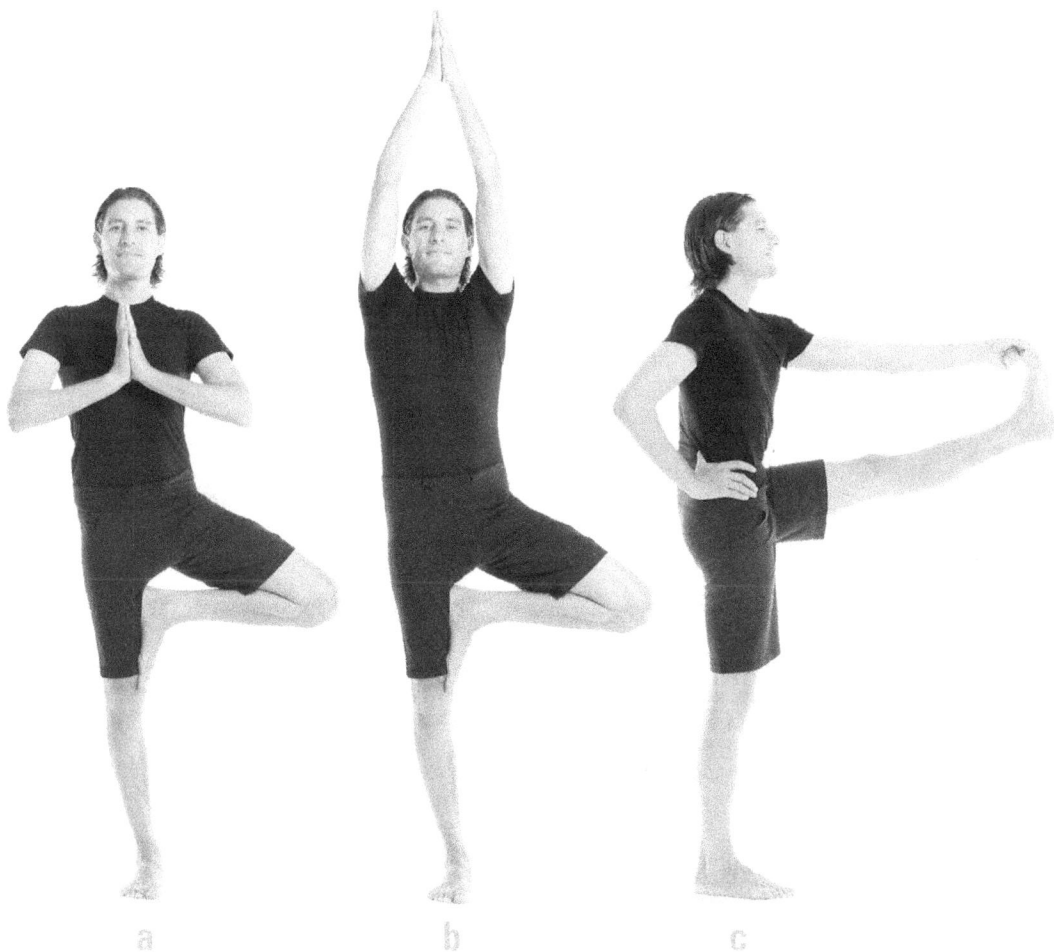

a   b   c

Serie intensa de entre 50 y 60 minutos

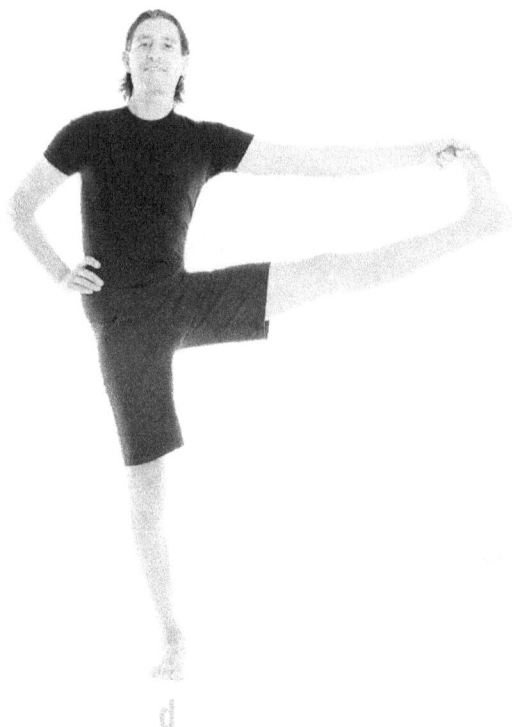

En la última inspiración, abra la cadera izquierda, lleve la pierna izquierda extendida hacia el costado (d) y mantenga la postura durante cinco respiraciones. En la última espiración lleve la pierna izquierda hacia delante. Inspire y espire. Sujetándose aún el dedo gordo del pie, lleve la cabeza hacia la rodilla izquierda (e) y mantenga la postura cinco respiraciones. Para adoptar la postura de natarajasana, o el señor de la danza, inspire, eleve el tórax, libere el dedo gordo del pie y sujete la cara interior del pie izquierdo. A continuación espire, flexione la rodilla izquierda y gire el hombro izquierdo para llevar la pierna izquierda por detrás del cuerpo (f). Inspire, levante el brazo derecho por encima de la cabeza y eleve el tórax durante cinco respiraciones. En la última espiración suelte el pie izquierdo, apóyelo en el suelo y relaje los brazos llevándolos a los costados. Repítalo sobre el otro costado.

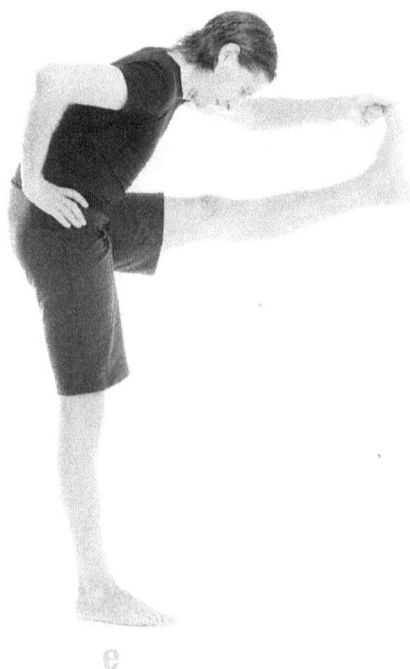

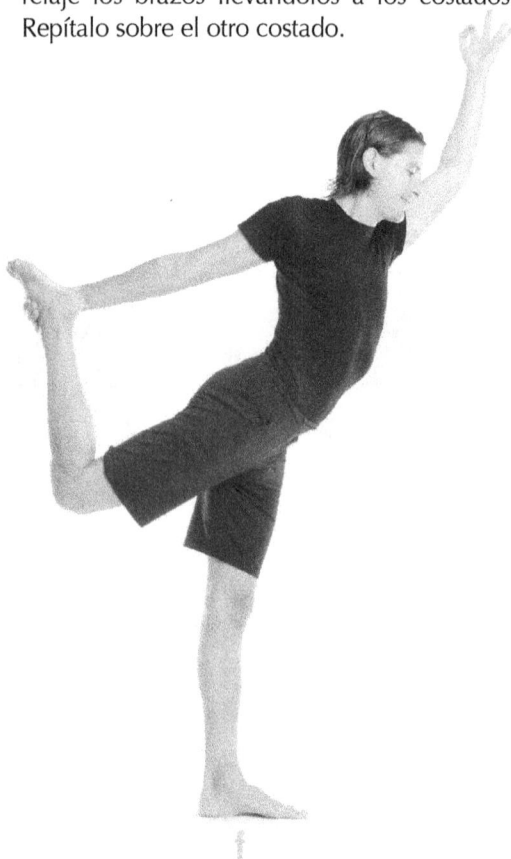

d

e

f

9. Equilibrio sobre un brazo (Vasisthasana)

Póngase de pie delante de la colchoneta, con los pies juntos, los brazos en los costados y la mirada al frente. Inspire mientras levanta la mirada y alza los brazos para unir las palmas por encima de la cabeza (*a*). Inicie la espiración y flexione las rodillas, a la vez que lleva las manos al suelo y las apoya a ambos lados de los pies (*b*). Inspire mientras estira la columna y levanta el pecho. Después, espire a la vez que intensifica la flexión hacia delante y relaja las rodillas. Conteniendo la respiración, dé un pequeño salto hacia atrás para realizar una flexión de brazos y adoptar la postura del palo, o chataranga dandasana, flexionando los dedos de los pies (*c*). Para realizar bien el ejercicio, lleve los hombros hacia atrás y mantenga el cuerpo a unos centímetros del suelo y los codos próximos al cuerpo.

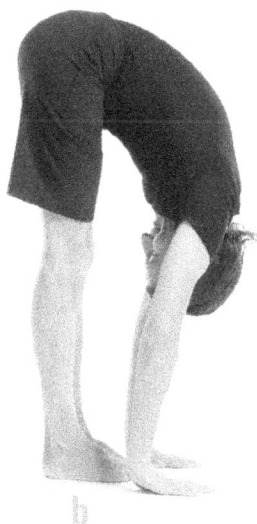

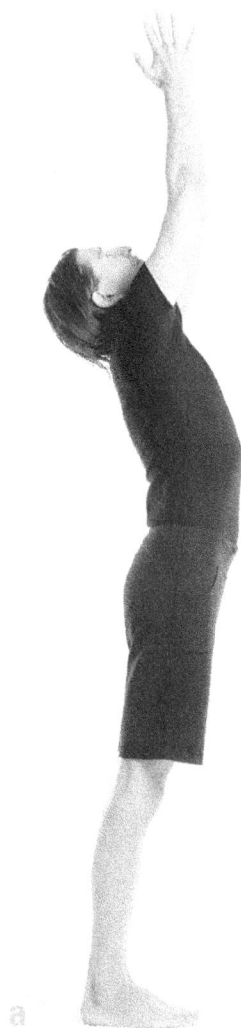

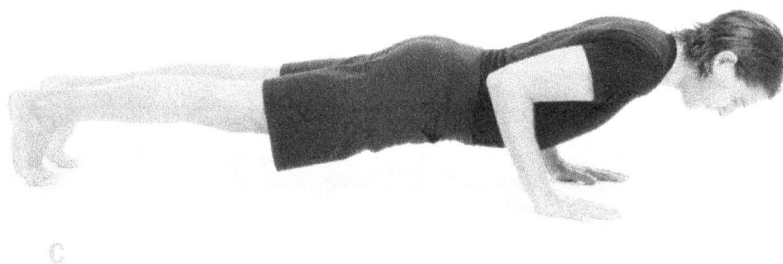

Serie intensa de entre 50 y 60 minutos

Inspire y deslícese hacia delante para adoptar la postura del perro boca arriba (*d*). A continuación, espire para adoptar la postura del perro boca abajo (*e*) y manténgala durante cinco respiraciones. Flexione los dedos de los pies e inspire, mientras se desliza hacia delante para adoptar la postura de la tabla, con los brazos rectos y estirando el cuerpo desde el torso hasta los tobillos (*f*). Después, manténgase en equilibrio sobre la mano izquierda, coloque el pie derecho encima del izquierdo y apoye la mano derecha en la cadera derecha. Espire y estabilice la base del cuerpo a través del mula bandha. Acto seguido, inspire y levante el brazo derecho, con la palma abierta, para ejecutar la vasisthasana (*g*). Mírese la mano que tiene levantada y mantenga la postura durante cinco respiraciones.

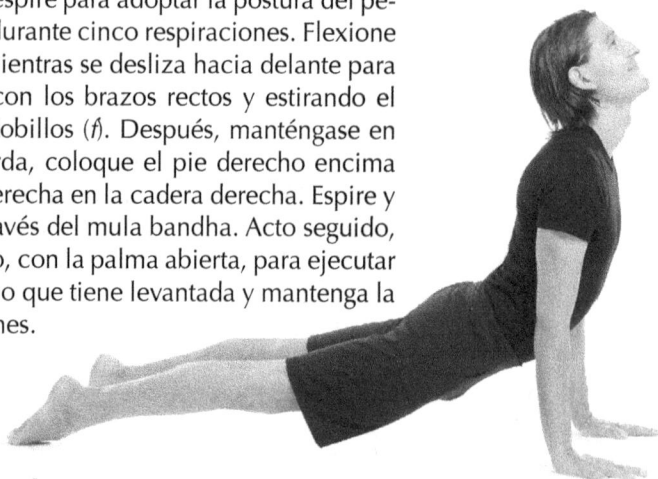

d

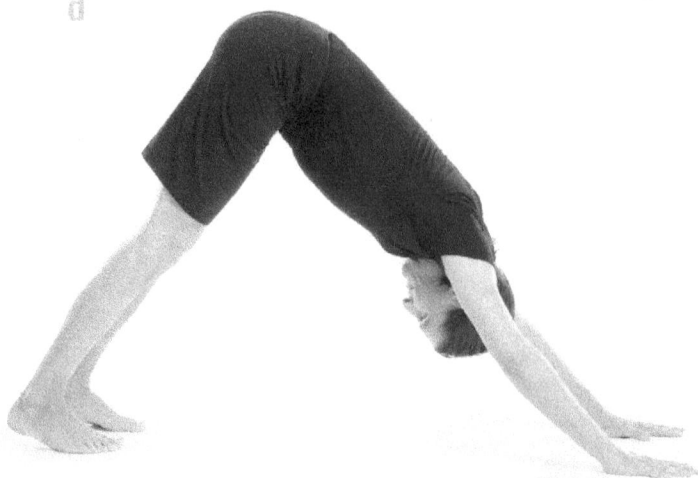

e

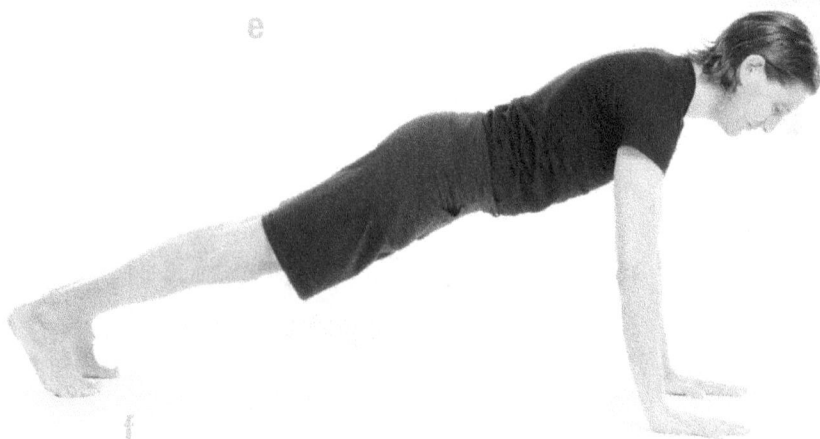

f

A continuación espire, lleve la mano derecha al suelo y adopte de nuevo la postura de la tabla (*f*). Inspire y ejecute de nuevo la postura del perro boca arriba (*d*), y espire mientras realiza otra vez la postura del perro boca abajo (*e*). Inspire y apóyese sobre las manos y las rodillas, eleve el tórax y mire ligeramente hacia arriba. Espire una vez más para adoptar la postura del niño (*h*) y descansar unos instantes. Después, inspire y vuelva a apoyarse sobre las manos y las rodillas, y espire mientras adopta de nuevo la postura del perro boca abajo (*e*) durante cinco respiraciones más. A continuación, inspire y deslícese hacia delante para adoptar la postura de la tabla (*g*). Vuelva a ejecutar la vasisthasana (*g*), manteniendo el equilibrio sobre la mano derecha y extendiendo el brazo izquierdo durante cinco respiraciones (*h*). Finalmente, inspire y después espire, mientras flexiona los codos y desciende hacia el suelo.

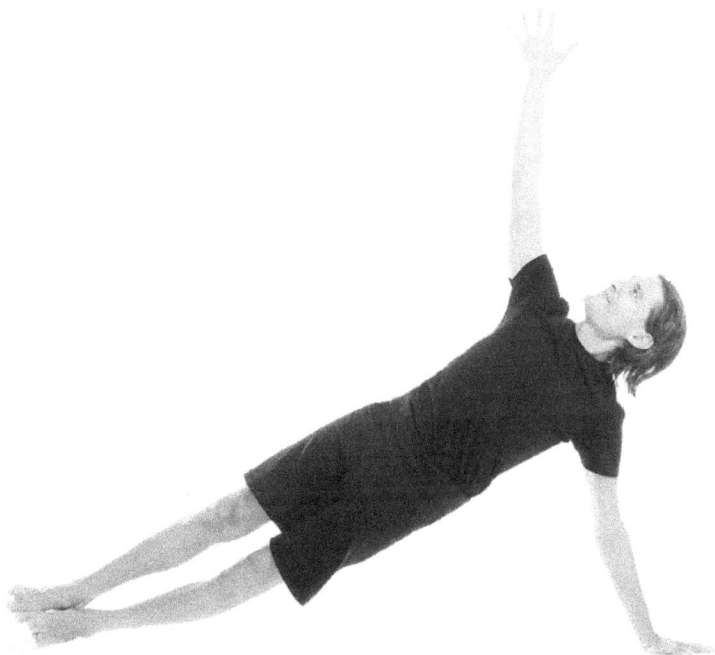

g

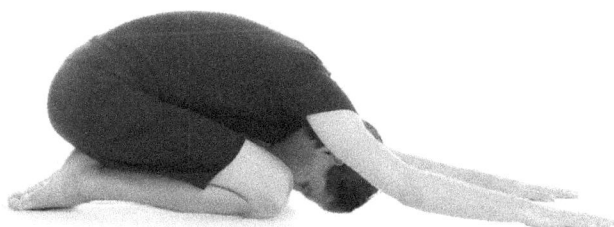

h

Serie intensa de entre 50 y 60 minutos

10. De la postura de la cobra (Bhujangasana) a la postura del niño (Balasana) y la postura erguida sobre las rodillas

Túmbese en el suelo boca abajo, con las manos junto a las costillas y los codos hacia arriba. Inspire y levante la cabeza, el cuello y el pecho para adoptar la postura de la cobra (a). Espire y ejecute la postura del niño (b), extendiendo los brazos por delante del cuerpo. A continuación, inspire e incorpórese sobre las rodillas, levante los brazos por encima de la cabeza y eleve el tórax (c). Espire, apóyese en el suelo para volver a adoptar la postura del niño y extienda los brazos por delante del cuerpo. Inspire y deslícese hacia delante para adoptar la postura de la cobra y espire mientras lleva la frente y el pecho al suelo. Repita la secuencia seis veces. En la última repetición, mantenga la postura de la cobra durante seis respiraciones más y concluya el ejercicio tumbado boca abajo.

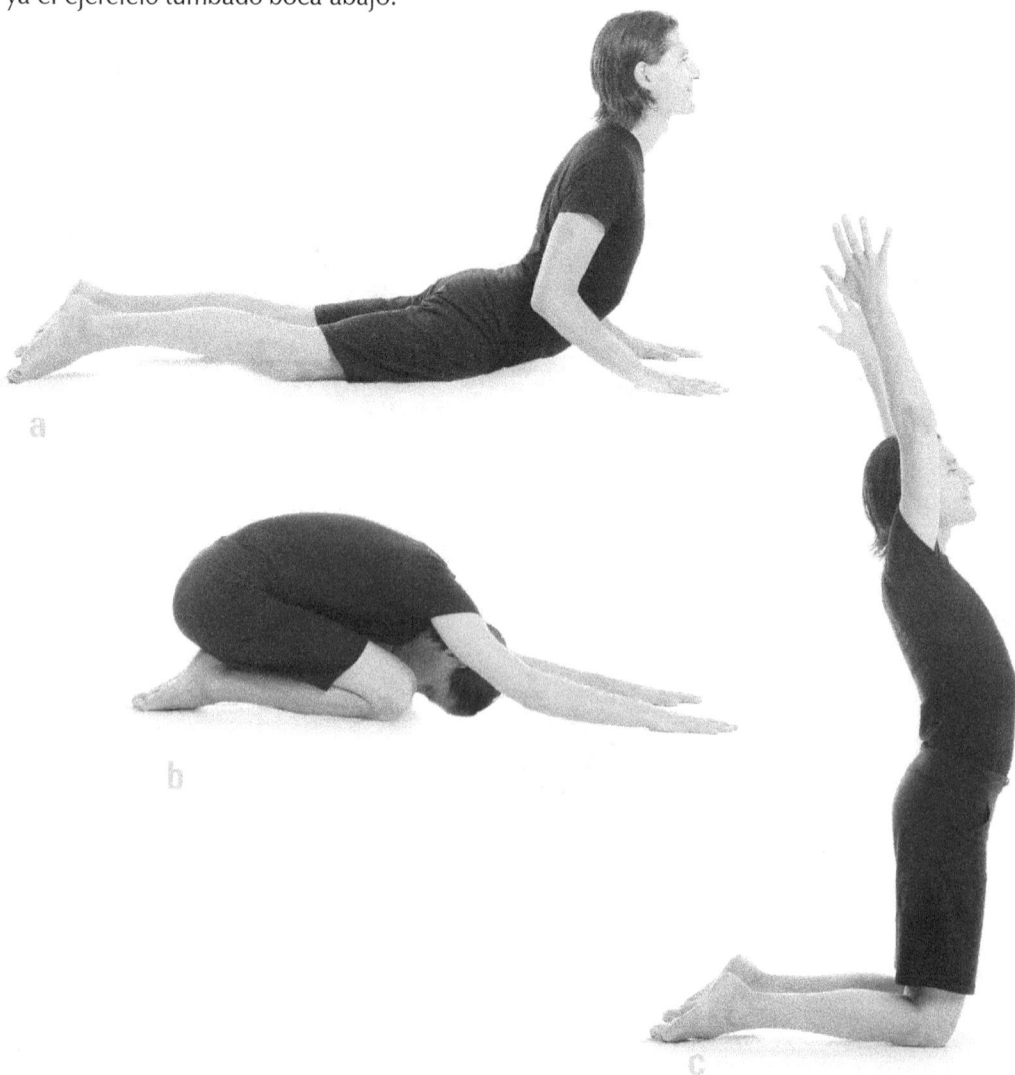

a

b

c

11. Flexión hacia atrás (Dhanurasana)

Sujete las piernas por los tobillos. Levante la cabeza, el pecho y las piernas, a la vez que los hombros van hacia atrás. Mantenga la flexión hacia atrás durante ocho respiraciones. En la última espiración, descienda hacia el suelo y suéltese los tobillos. Apoye las manos junto a las costillas y adopte la postura del niño para relajarse.

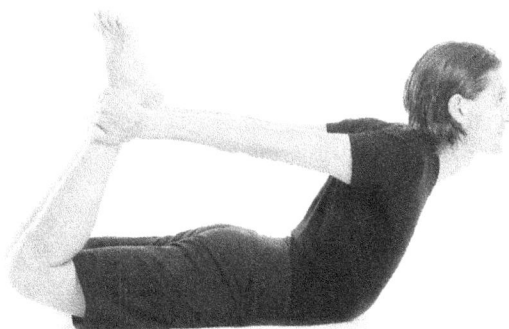

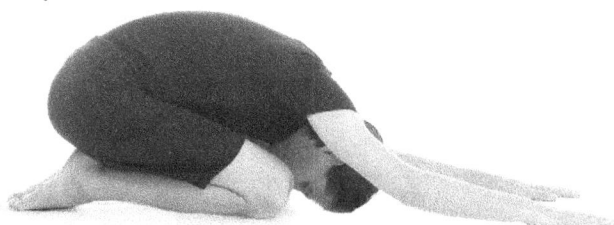

12. Postura del camello (Ustrasana)

Adopte la postura del niño y extienda los brazos por delante del cuerpo (*a*). Inspire e incorpórese para alzarse sobre las rodillas, a la vez que levanta los brazos por encima de la cabeza (*b*). Permanezca sobre las rodillas y espire, a la vez que lleva los brazos a los tobillos. Inspire, expanda el abdomen y active las piernas (*c*). Espire, relaje la cabeza llevándola hacia atrás y mantenga la postura del camello durante seis respiraciones. Inspire mientras se suelta los tobillos y levanta la cabeza y los brazos. Finalmente, espire y recupere la postura del niño para descansar.

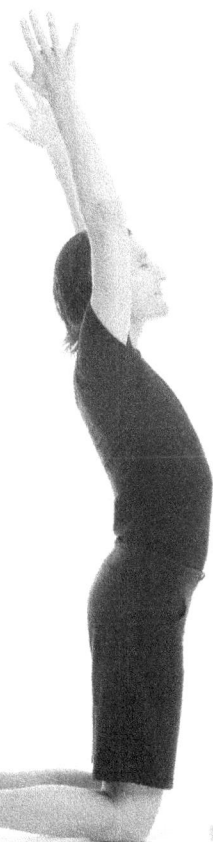

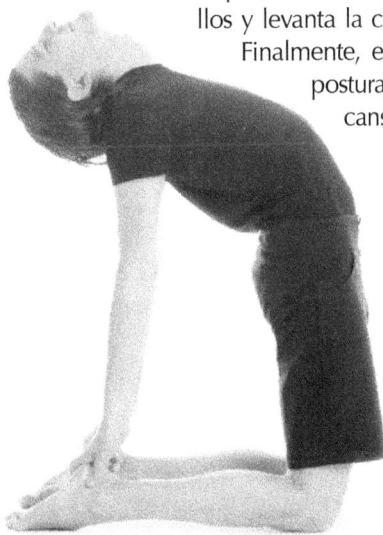

Serie intensa de entre 50 y 60 minutos

13. Postura invertida sobre la cabeza (Sirsasana)

Apóyese sobre las manos y las rodillas, dejando una separación de aproximadamente la medida de un antebrazo entre ambos codos, y entrecruce los dedos para protegerse la cabeza. Apoye la parte posterior de la cabeza en el suelo, entre los dedos entrelazados. Flexione los dedos de los pies, levante las caderas y lleve los pies hacia los codos, hasta que las caderas queden por encima del torso (*a*). Manteniendo el equilibrio sobre las manos y los antebrazos, y ejerciendo muy poca presión sobre la cabeza, flexione las rodillas para llevarlas hacia el pecho (*b*) e inspire, a la vez que levanta las piernas. Mantenga la postura invertida sobre la cabeza (*c*) durante doce respiraciones. A continuación, espire y lleve las piernas rectas hacia el suelo. Flexione las rodillas, separe las manos de la cabeza y, finalmente, adopte la postura del niño para descansar. Las primeras veces, puede practicar esta postura contra la pared para tener un apoyo adicional.

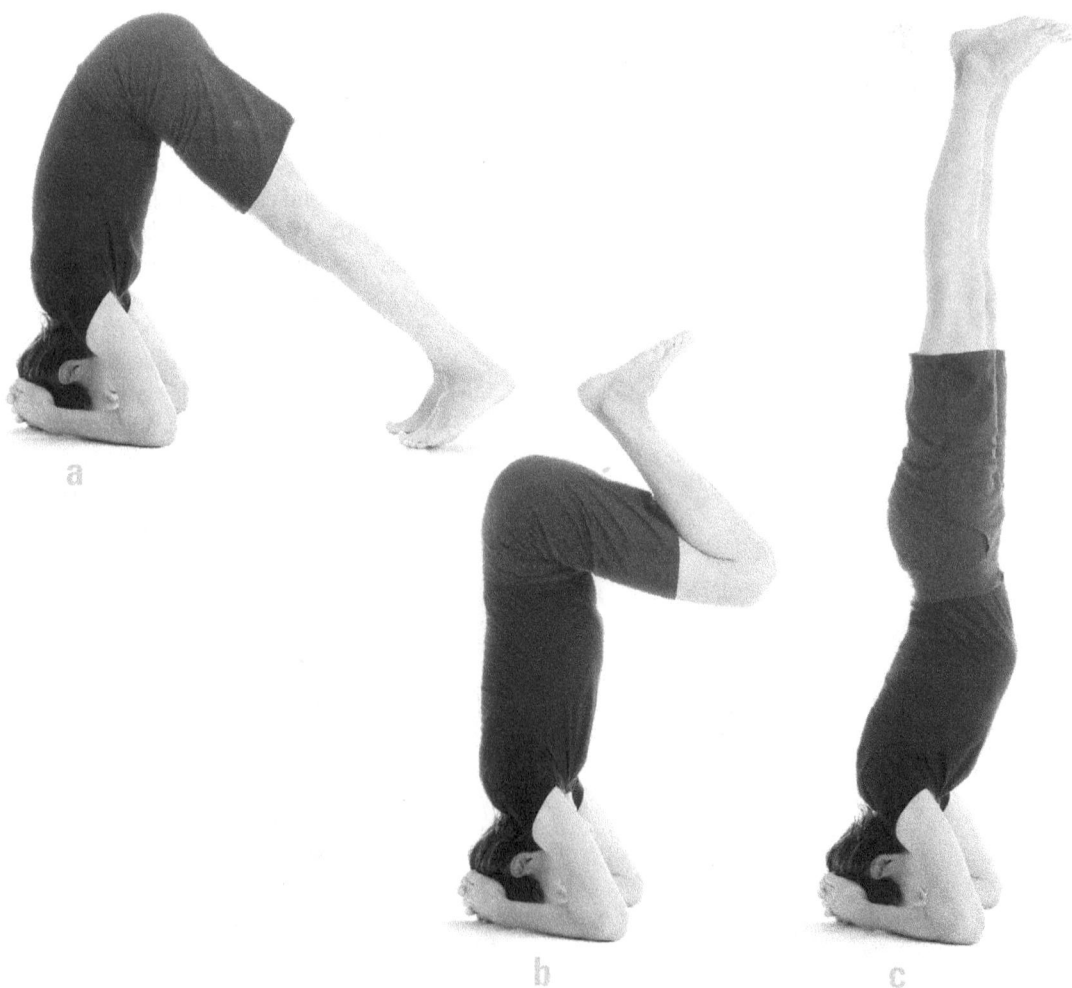

a

b

c

14. Postura invertida sobre los antebrazos (Pincha Mayurasana)

Partiendo de la postura del niño, incorpórese ligeramente y apoye las palmas, los antebrazos y los codos en el suelo. Mire hacia delante, estire bien los brazos, ponga rectas las piernas y lleve los pies hacia delante hasta que las caderas queden por encima del torso. Inspire y levante la pierna derecha. Después espire, inspire de nuevo y levante también la pierna izquierda para adoptar la postura invertida sobre los antebrazos. Mantenga la postura durante doce respiraciones y, después, espire, lleve las piernas al suelo y descanse en la postura del niño.

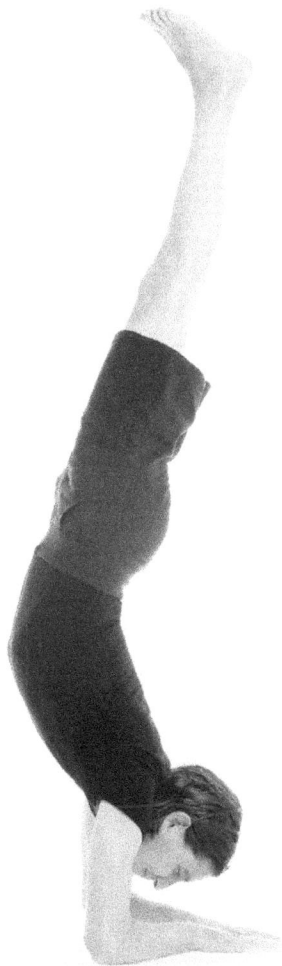

15. Postura sobre los hombros (Sarvangasana)

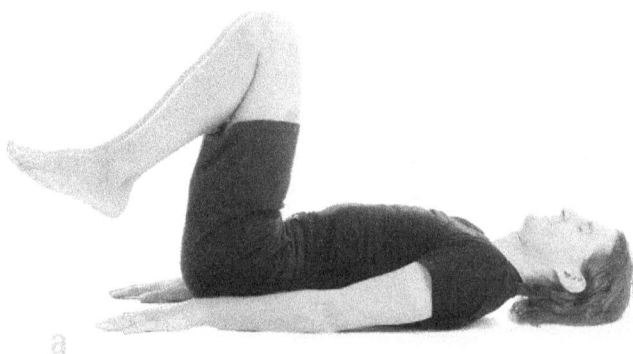

Túmbese sobre la espalda con las rodillas flexionadas, los brazos en los costados y las palmas hacia abajo (*a*). Inspire y espire mientras apoya los pies en el suelo por detrás de la cabeza (*b*). Flexione los codos y apoye las manos en la espalda, con las palmas planas y los codos cerca del cuerpo. Inspire y lleve las piernas hacia el techo para ejecutar la postura sobre los hombros (*c*). Manténgala durante doce respiraciones, estirando bien los pies y las piernas y flexionando únicamente los dedos de los pies.

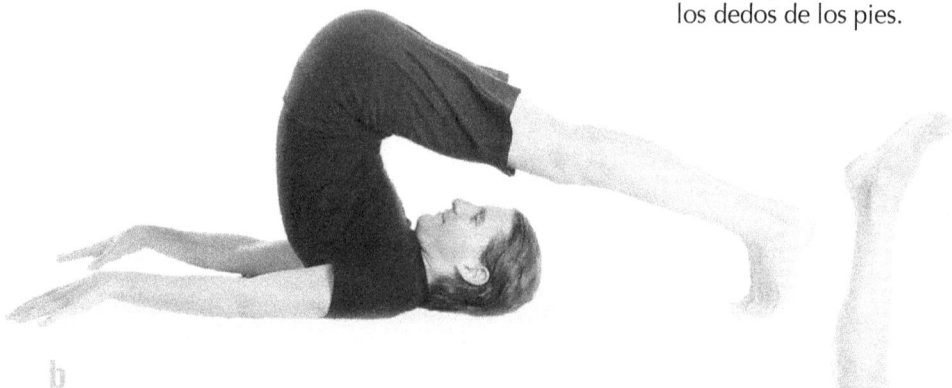

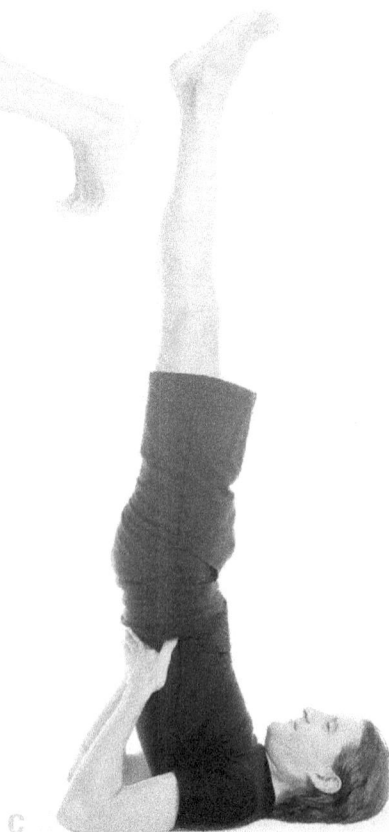

16. Transición al puente con una pierna

Partiendo de la postura sobre los hombros, inspire y lleve el pie derecho al suelo, por delante del cuerpo, y mantenga la pierna izquierda levantada. Permanezca en esta posición cuatro respiraciones. A continuación, inspire y lleve el pie izquierdo al suelo. Espire, levante de nuevo la pierna derecha y mantenga la posición durante cuatro respiraciones más. Inspire y baje de nuevo la pierna derecha, de forma que ambos pies queden paralelos sobre la colchoneta. Mantenga la postura durante cuatro respiraciones. Finalmente, retire las palmas de la espalda y espire, a la vez que lleva las caderas al suelo.

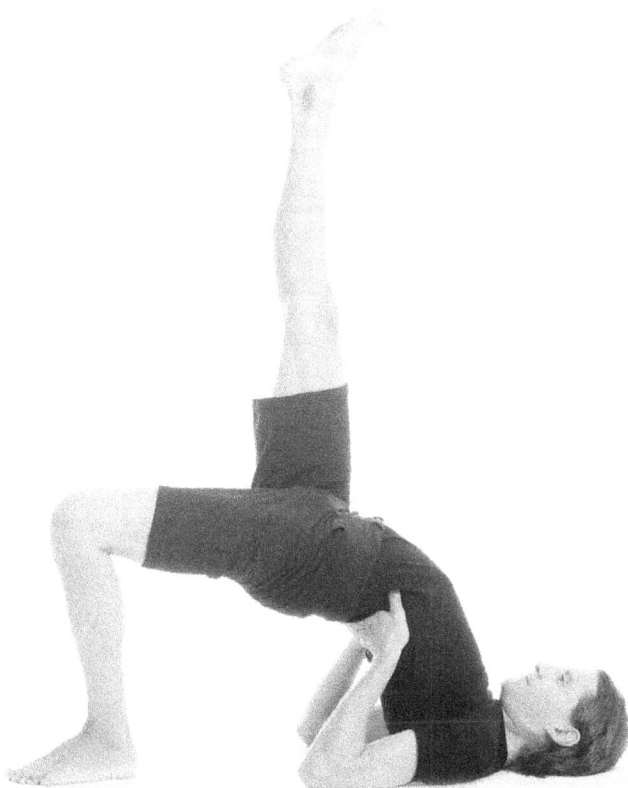

Serie intensa de entre 50 y 60 minutos

17. El arco boca arriba (Urdva Danurasana)

Túmbese sobre la espalda, con los pies paralelos y alineados con las caderas. Apoye las palmas junto a las orejas, de forma que los dedos señalen hacia el cuerpo (*a*). Inspire y a continuación espire, estirando los brazos y las piernas e incorporándose para adoptar la postura del arco boca arriba (*b*). Mantenga la posición durante ocho respiraciones, apoyando bien los pies en el suelo, expandiendo el abdomen y relajando el cuello. En la última espiración, lleve la barbilla al pecho y regrese al suelo para relajarse. Dedique unos momentos a descansar y, a continuación, ejecute el arco boca arriba de nuevo. Finalmente, abrácese las rodillas para relajar la región lumbar.

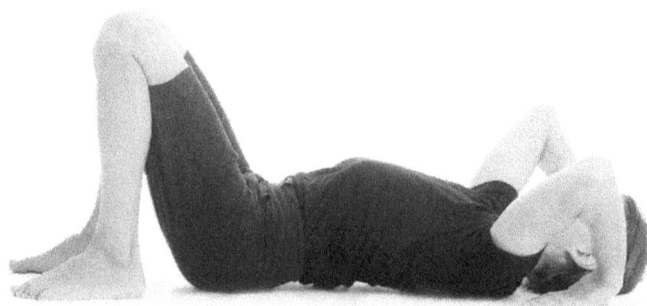

a

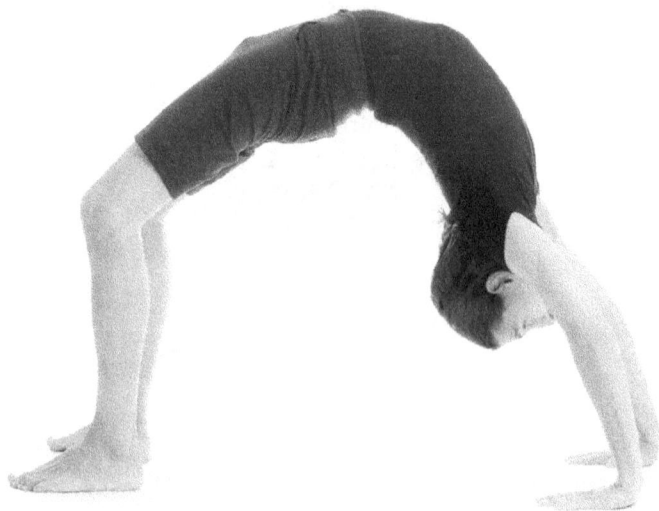

b

18. Postura del pez (Matsyasana)

Túmbese sobre la espalda, estire bien las piernas y coloque los brazos debajo del cuerpo, con las palmas boca abajo y a la altura de las caderas. Inspire y eleve el torso, ejerciendo presión sobre los codos. Espire y lleve la cabeza al suelo, formando un arco con la espalda. Mantenga la postura del pez durante seis respiraciones, estirando bien el pecho y ejerciendo muy poca presión sobre la cabeza. En la última espiración, mantenga el arco en la espalda, separe las piernas del suelo y estire bien los pies.

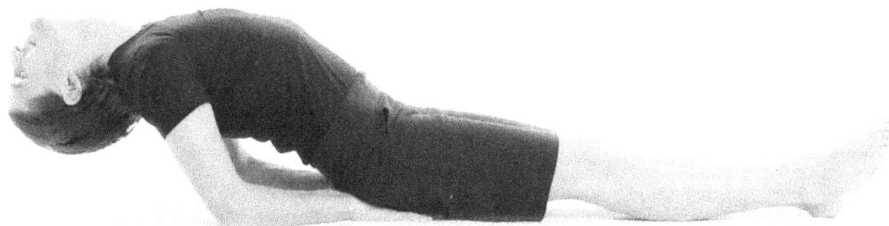

19. Postura del barco (Navasana)

Levante las piernas para pasar de la postura del pez a la del barco. Inspire y levante la cabeza, a la vez que lleva la barbilla al pecho y retira las manos de debajo del cuerpo. Espire y alce los brazos, llevándolos hacia las piernas extendidas. Mantenga la postura del barco durante seis respiraciones y, a continuación, inspire, lleve las piernas al suelo, levante el tronco para sentarse y apoye las manos en las caderas.

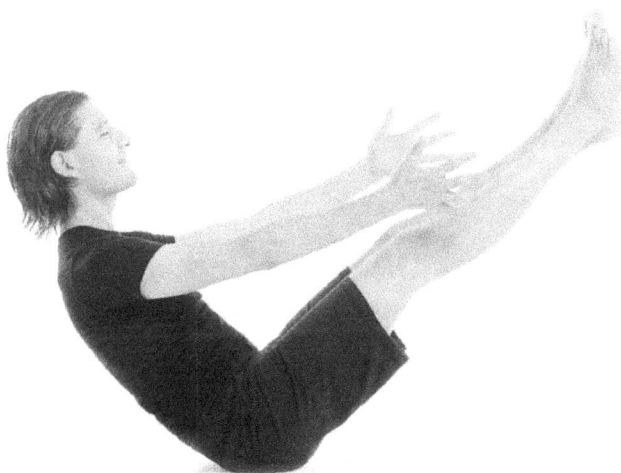

Serie intensa de entre 50 y 60 minutos

20. Flexión hacia delante sentado (Pascimatanasana)

Siéntese con las dos piernas extendidas hacia delante y las manos junto a las caderas. Inspire mientras levanta los brazos por encima de la cabeza (a) y espire a la vez que flexiona las piernas y apoya las manos en la parte superior de los pies (b). Mantenga la postura durante ocho respiraciones. Después, inspire y empiece a enderezar la espalda, a la vez que levanta los brazos por encima de la cabeza. Espire y relaje los brazos llevándolos al suelo.

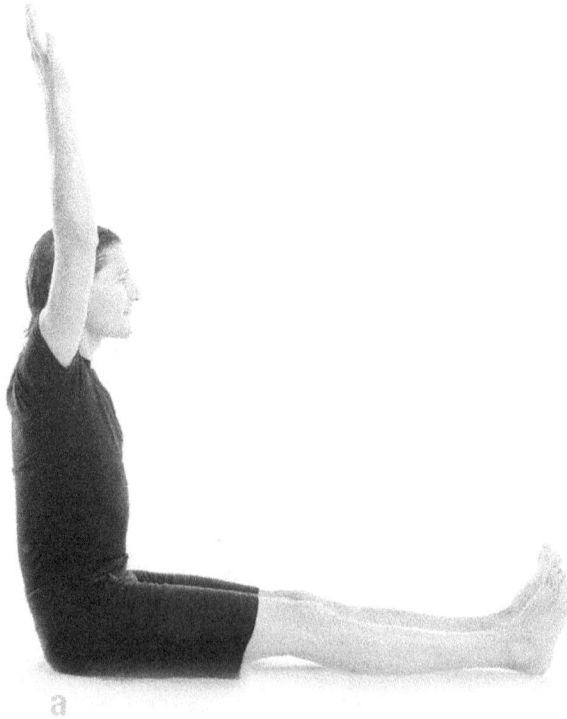

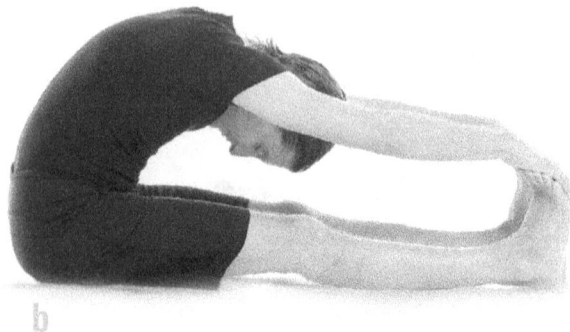

a

b

21. Torsión sentada con gesto de manos (Ardha Matsyendrasana con Mudra)

Apoye el pie derecho en la parte exterior del muslo izquierdo y flexione la pierna derecha llevándola hacia el cuerpo. Apoye la cara exterior del brazo en la parte exterior del muslo derecho y forme un mudra (un gesto con las manos) con los dedos índice y pulgar. Rodee el cuerpo con el brazo derecho y apoye la mano derecha en la cara interior del muslo izquierdo. Gire la cabeza hacia la derecha para dirigir la atención hacia su interior. Inspire mientras estira la columna y espire a la vez que intensifica la torsión y contrae el estómago durante seis respiraciones. A continuación, relaje la torsión y repita la asana sobre el otro costado.

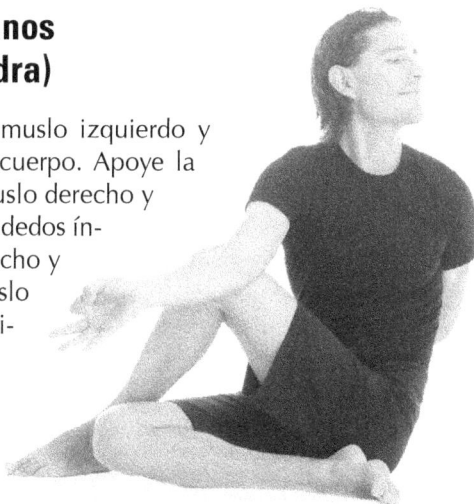

22. Postura del leño ardiente (Agnistambhasana)

Siéntese con la espalda recta, coloque la pierna derecha delante del cuerpo y flexione la rodilla de forma que la pantorrilla derecha quede mirando hacia el tronco. A continuación, lleve la pierna izquierda sobre la derecha, apoye el pie izquierdo sobre la cara exterior de la rodilla derecha y alinee la rodilla izquierda con el pie derecho para formar un triángulo con las piernas y las caderas (a). Apoye las manos en el suelo delante del cuerpo. Inspire para expandir el abdomen y, a continuación, espire, curvando la columna sobre las piernas (b). Mantenga la posición durante seis respiraciones. Después inspire, enderece de nuevo el tronco, libere las piernas y cambie de pierna para repetir la postura sobre el otro costado.

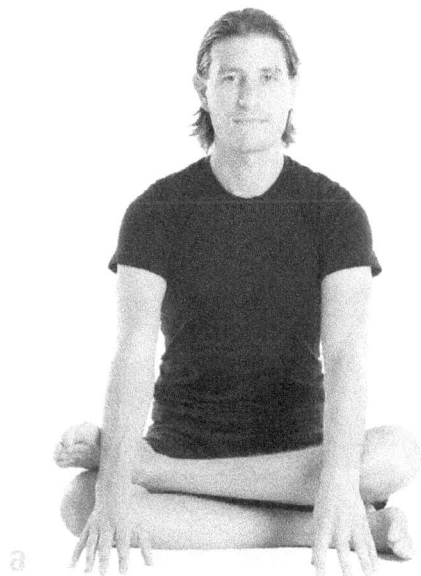

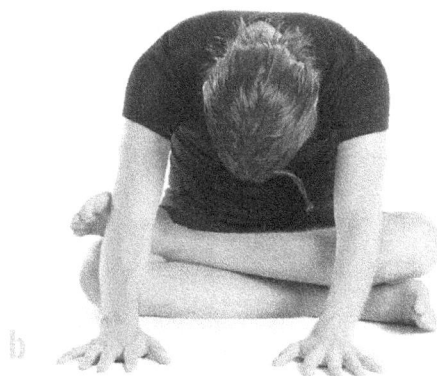

Serie intensa de entre 50 y 60 minutos

23. Respiración del océano en posición sentada (Ujjayi Pranayama) con Bandha

Siéntese en una posición cómoda, extienda los brazos, apoye las manos en las rodillas con las palmas hacia arriba y eleve el pecho. Cierre los ojos y forme un mudra, o gesto energético, uniendo el dedo índice y el pulgar y extendiendo el resto de dedos de ambas manos. Inspire durante ocho segundos usando la respiración del océano y, a continuación, lleve la barbilla hacia el pecho y retenga el aliento en su interior durante cinco segundos. Mantenga la columna estirada y espire durante ocho segundos, contrayendo el estómago. Baje la barbilla de nuevo, levante el pecho y contenga la respiración durante cinco segundos. Repita esta secuencia durante cuatro respiraciones y prolongue a doce segundos la siguiente inspiración, retenga el aliento en su interior durante ocho segundos y prolongue la espiración a doce segundos. En la pausa posterior a la espiración, baje la barbilla, levante el pecho y contraiga el estómago para iniciar udayana bandha y experimentar mula y jalandhara bandha juntos durante ocho segundos. Relaje el diafragma, el abdomen y la garganta ligeramente antes de la siguiente inspiración. Repita esta técnica durante diez respiraciones más y recupere la secuencia inicial (inspirar durante ocho segundos, hacer una pausa de cinco segundos, espirar durante ocho segundos y hacer otra pausa de cinco segundos) durante otras cuatro respiraciones. Para finalizar el pranayama, respire libremente durante unos minutos, hasta que el aliento entre y salga con facilidad. Disfrute de sus sensaciones antes de iniciar la jornada.

24. Invocación con las manos en el corazón

Siéntese con las piernas cruzadas, junte las palmas delante del corazón y cierre los ojos. Inspire y levante los brazos sobre los costados, para reunir las palmas por encima de la cabeza. Espire y lleve las palmas juntas hacia el corazón. Repita la respiración y los movimientos tres veces para aportar una sensación de sinceridad y receptividad al comenzar el día.

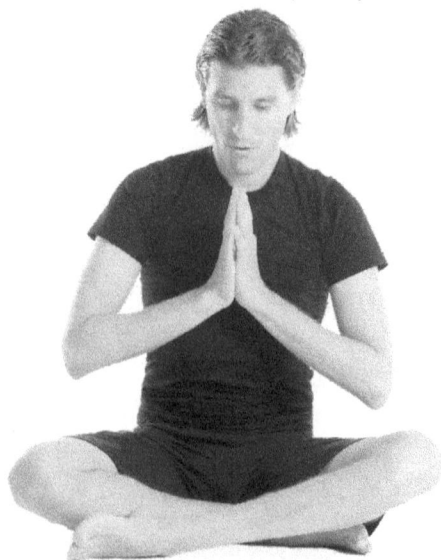

Guía para la serie intensa de entre 50 y 60 minutos *(continúa)*

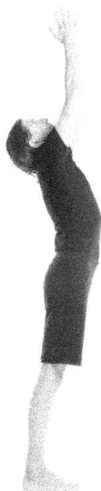

**Preparativos.
para la respiración.
Postura de la montaña**

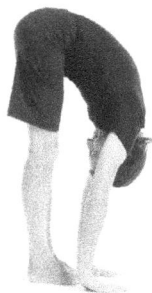

Flexión hacia delante

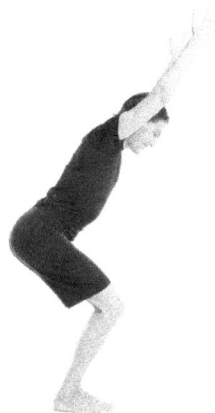

Postura de la silla

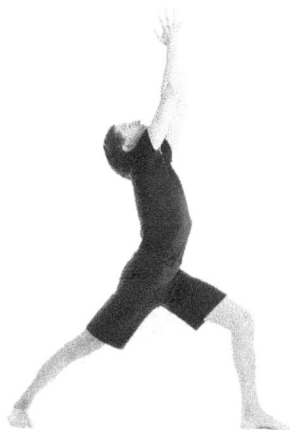

**Saludo al sol con zancada
(Véanse páginas 56-59)**

**Vinyasa del guerrero I.
Repetir sobre el otro costado**

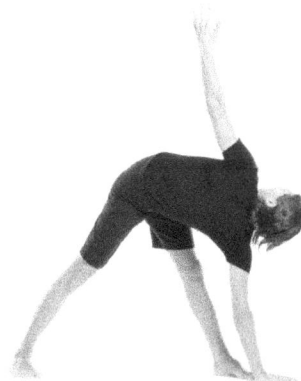

Triángulo con torsión

Guía para la serie intensa de entre 50 y 60 minutos

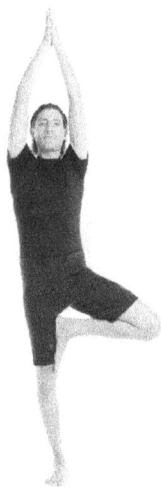

**Vinyasa de la postura
del árbol.
Repetir sobre el otro costado**

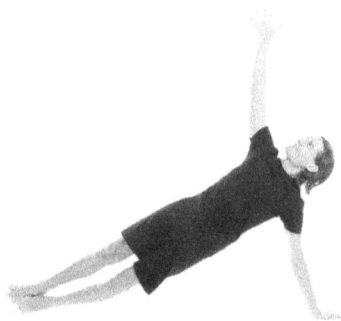

Equilibrio sobre un brazo

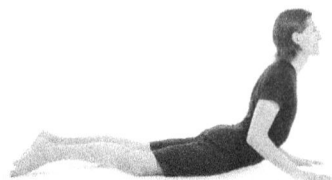

**Vinyasa de la postura
de la cobra.
Repetir seis veces**

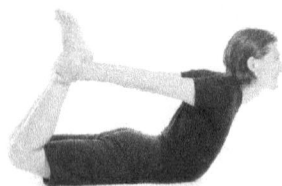

Flexión hacia atrás

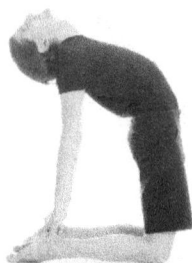

Postura del camello

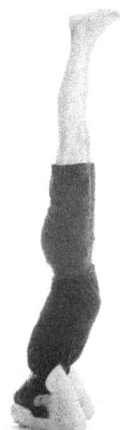

**Postura invertida
sobre la cabeza**

Guía para la serie intensa de entre 50 y 60 minutos

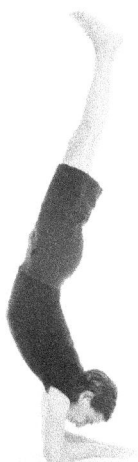

**Postura invertida
sobre los antebrazos**

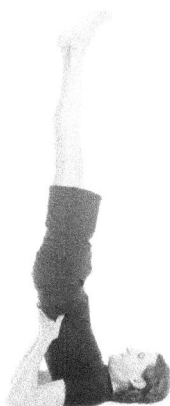

Postura sobre los hombros

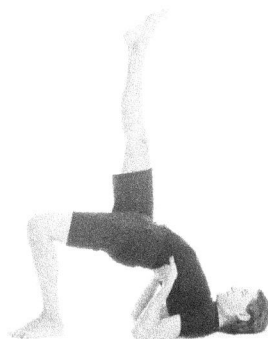

**Transición al puente
con una pierna**

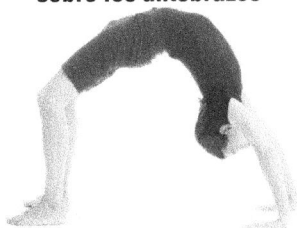

El arco boca arriba

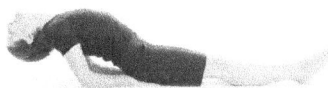

Postura del pez

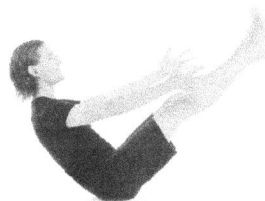

Postura del barco

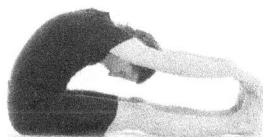

**Flexión hacia delante
sentado**

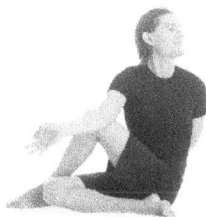

**Torsión sentada
con gesto de manos**

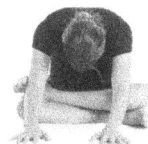

Postura del leño ardiente

**Respiración del océano en
posición sentada con bandha
(Véase página 216)**

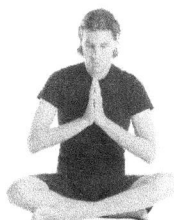

**Invocación con las manos
en el corazón**

7

Visualización y meditación

Las principales prácticas que se presentan en esta obra son las asanas, las vinyasas y los pranayamas simples. Estos últimos son ejercicios de respiración específicos que se realizan al final de la sesión para relajarse y centrarse mentalmente. En mi opinión, estas herramientas son las más accesibles y útiles para la mayoría de la gente, siempre y cuando se practiquen de forma regular. Sin embargo, la tradición del yoga es rica, diversa y milenaria. Existen muchas prácticas, herramientas y métodos que se asocian con la tradición yóguica y que tienen el propósito de ayudarnos a desarrollar todo nuestro potencial para llevar vidas útiles, saludables y satisfactorias. Además de describir las posturas físicas y los ejercicios respiratorios que conforman la mayoría de los programas de yoga matutinos, me gustaría presentar el uso de los mantras (sonidos), los yantras (geometría yóguica), la visualización creativa y la simple observación de la experiencia, como una forma de profundizar y acceder a un nivel de percepción consciente más sutil.

Mediante el sonido y la visualización, el yoga puede reflejar nuestra expresión creativa personal y permitirnos ser conscientes de nuestra visión interna. No considero que estas prácticas sean religiosas ni contrarias a ningún tipo de creencia personal. Los mantras (sonidos semilla), los yantras (geometría yóguica) y la visualización meditativa pueden ayudar a cualquier persona a conectar de una forma más completa con su naturaleza inherente y a integrar el espíritu de estas prácticas con cualquier idea filosófica o religiosa en la que crea.

Mantras y sonido

Vamos a hablar sobre el uso de los mantras simples en las asanas, los pranayamas y la meditación. Los mantras están en sánscrito, una antigua lengua docta de la India utilizada para transmitir las enseñanzas yóguicas oralmente, de profesor a alumno, durante generaciones, antes de que existiera el primer texto escrito sobre yoga. Los antiguos yoguis, a través de sus prácticas de meditación, elaboraron este idioma de forma que cada sílaba y sonido raíz, o *bija mantra*, contuviera lo que ellos consideraban que era la esencia del universo. Estos mantras tienen ciertos efectos vibratorios que, al entornarse, resultan agradables y ejercen un poderoso efecto sobre el cuerpo, la mente y el espíritu. Además, contribuyen a despejar la mente, pues el cántico en sí es una actividad que fomenta la concentración. El hecho de entonar mantras durante la práctica del yoga, ya sea mientras nos ejercitamos o como práctica complementaria posterior, aporta claridad mental y una sensación de sinceridad. Existen tantos mantras que, en realidad, constituyen una rama completa del yoga por sí solos. En este capítulo sólo nos centraremos en aquellos que resultan relevantes para la práctica matinal de yoga.

El mantra principal es *Om*. Está representado por el símbolo de la figura 7.1, con el que muchos de nosotros nos sentimos familiarizados. El mantra Om simboliza el conjunto infinito del universo: el inicio, el punto medio y el final de todas las cosas. Con este sencillo mantra reconocemos nuestra conexión con la inconcebible inmensidad del universo y el lugar que ocupamos en él. Los antiguos yoguis consideraban que, al entonar «Om», una persona podía desbloquear cualquier obstáculo que le impidiera experimentar de forma completa su naturaleza infinita.

Otro manta que utilizamos es *Sohum*, que se traduce como «Yo soy eso». En combinación con Om significa: «Yo soy eso que es todo» o «Yo soy uno con el

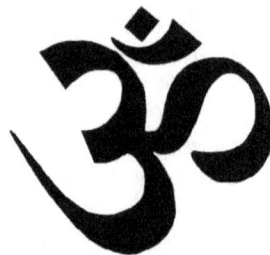

FIGURA 7.1   Símbolo para *Om*.

universo». A continuación, vamos a realizar un sencillo ejercicio, acompañado de movimientos, para aprender a utilizar estos dos mantras durante nuestra práctica de yoga.

1. Siéntese con las piernas cruzadas, eleve el tórax y una las palmas delante del corazón. Inspire.

2. Mientras entona «Om», levante los brazos sobre los costados y una las palmas por encima de la cabeza. Mire ligeramente hacia arriba y, a continuación, inspire.

3. Empiece a entonar «Sohum» y junte las palmas delante del corazón a la vez que inclina la barbilla hacia el pecho.

4. Repita los cánticos y los movimientos tres veces y, a continuación, descanse, manteniendo las palmas delante del corazón.

5. Finalmente, lleve las manos a las rodillas para relajarlas, gire las palmas para que miren hacia arriba y junte el dedo índice de cada mano con el pulgar. Cierre los ojos y realice otras seis respiraciones entonando «Om» mentalmente mientras inspira y después «Sohum» en silencio mientras espira.

Para invocar las cualidades del sol usamos el mantra *Surya,* que en sánscrito significa «sol». Se trata de una agradable adición, puesto que nuestra práctica de yoga tiene lugar por la mañana, un momento del día en que unirnos de forma consciente a la energía que nos aportan la vida y el calor del sol resulta especialmente positivo. Repita el ejercicio anterior, pero en esta ocasión utilice el mantra Surya en vez de Sohum. El significado de «Om Surya» es «Yo soy todo lo que es el sol» o «Reconozco la naturaleza del sol en mi ser».

Existen muchos otros bija mantras que constituyen un saludo al sol verbal, o surya namascar. Cada uno de ellos está compuesto por una sección de la cadena vocálica del sánscrito y representa un aspecto distinto del espectro de color que proporciona la luz del sol. Estos mantras, que son *Hram, Hrim, Hrum, Hraim, Hraum* y *Hraha,* se pueden unir a otros movimientos específicos del saludo al sol arrodillado, entonando un mantra en cada uno y respirando entre este y el siguiente. El próximo ejercicio le enseñará a entornar bija mantras durante la práctica yóguica.

1. Coloque una manta en el centro de la colchoneta y apóyese sobre las manos y las rodillas. Inspire a la vez que mira hacia arriba y eleva el tórax.

2. Mientras entona «Hram», desplace las caderas hacia delante para adoptar una postura moderada del perro boca arriba. A continuación, inspire.

3. Mientras entona «Hrim», flexione los dedos de los pies y levante las caderas para adoptar la postura del perro boca abajo. Inspire.

4. Mientras entona «Hrum», vuelva a apoyarse sobre las manos y las rodillas, levante el pecho y mire hacia arriba. Inspire.

5. Mientras entona «Hraim», apoye las caderas en los tobillos y la frente en el suelo, para adoptar la postura del niño. A continuación, inspire.

6. Mientras entona «Hraum», incorpórese hasta quedar arrodillado a la vez que levanta los brazos por encima de la cabeza. A continuación, inspire mientras permanece de rodillas.

7. Mientras entona «Hraha», regrese al suelo para adoptar de nuevo la postura del niño.

8. Inspire y apóyese sobre las manos y las rodillas para iniciar de nuevo la secuencia. Luego, repita el cántico y los movimientos seis veces más.

El último mantra del que hablaremos en este apartado es *Shanti*, que significa paz. Considero que la paz interior y la sensación de libertad son los principales objetivos del yoga. Si somos capaces de introducir en nuestro ser estas cualidades a través de la práctica, utilizando para ello las herramientas que se describen en este libro, es muy probable que también contribuyamos a incrementar la paz en los demás y, como resultado, aumentemos el nivel de paz de la sociedad en su conjunto. Esta transformación positiva comienza en el mismo instante en que cada uno de nosotros expande su consciencia a través de actividades de desarrollo personal, como el yoga. Después de practicar las asanas y los pranayamas, intente entonar «Om Shanti» tres veces, ya sea en voz alta o en silencio, antes de levantarse de la esterilla de yoga. Este mantra le ayudará a conceder intención y conciencia de paz al resto de su jornada.

Yantras y visualizaciones

Para percibir la relación existente entre la forma física y las corrientes energéticas que discurren dentro de nosotros y en el mundo externo podemos usar el reino de la visión interior, el color y la luz. Estos elementos nos permiten incorporar de forma creativa una dimensión adicional al yoga y a la meditación. La visualización del color, la luz y la forma ejerce un efecto energético beneficioso en nuestros sentidos. Unas formas específicas, que en las artes védicas se conocen como *yantras*, tienen el propósito de describir cómo se manifiesta la energía en la naturaleza y en nuestro sistema. El yantra más simple y, a la vez, el más útil, es la intersección perfecta de dos triángulos equiláteros, que representan el equilibrio de las polaridades, tanto en nosotros como en la naturaleza en su conjunto. El triángulo que apunta hacia arriba representa a *Shiva*, o la energía masculina, mientras que su opuesto es una imagen de *Shakti*, o la energía terrestre femenina (véase figura 7.2).

En el hatha yoga, la práctica de las asanas y los pranayamas pretende ser una participación consciente y una búsqueda del equilibrio en la interacción de estas dos energías que existen en nuestro organismo. La energía de Shiva arraiga, además de ser penetrante y estabilizadora, mientras que la de Shakti, aunque igual de fuerte, es animada, expansiva y fluye con libertad. La energía de Shiva

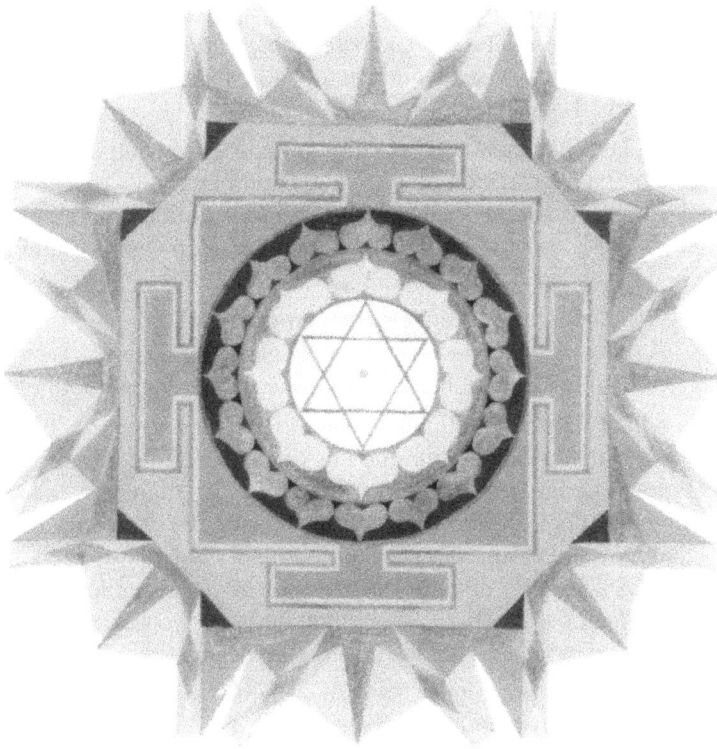

FIGURA 7.2   Los triángulos que representan a Shiva y Shakti.
Ilustración de Melissa Forbes.

tiene que ser contrarrestada por la de Shakti para evitar su rigidez inherente y su tendencia controladora. Del mismo modo, la energía de Shakti ha de equilibrarse con la de Shiva porque puede ser poderosamente incontrolable y potencialmente destructiva, como un huracán. Shiva y Shanti bailan juntos en una unión y un equilibrio perfectos, y por esta razón, el yantra es la intersección perfecta de dos triángulos equiláteros. En el punto central de esta unión, donde las dos energías conviven en perfecto equilibrio, se encuentra el *bindu*. Aquí es donde se sitúa la visualización del color. Para una práctica de yoga matinal correcta, este bindu tiene que ser de color naranja o amarillo brillante, como la luz del sol. Vamos a realizar un sencillo ejercicio de meditación usando este yantra.

1. Siéntese cómodamente con las piernas cruzadas, las manos en las rodillas, la columna recta, los brazos estirados y las palmas hacia arriba. Una los dedos índice y pulgar de cada mano.

2. Cierre los ojos y dirija la concentración hacia su interior.

3. Visualice un círculo perfecto que englobe un perímetro vertical alrededor de todo su ser, desde la cabeza hasta los dedos de los pies.

4. Ahora visualice, en el interior del círculo, un triángulo que apunte hacia abajo, que representará a Shakti o la energía terrestre femenina. Ejecute cuatro largos ujjayi, visualizando el triángulo invertido en conjunción con sus prolongadas inspiraciones.

5. Añada a la visualización del círculo un triángulo que apunte hacia arriba y realice una intersección perfecta con el primer triángulo. Realice cuatro ujjayis más, visualizando ahora el triángulo invertido en conjunción con la fuerza de la espiración, que deberá iniciar contrayendo el bajo vientre hacia dentro y arriba.

6. Ahora visualice los dos triángulos en perfecto equilibrio, dentro del círculo que los rodea, y conceda a cada uno de ellos el mismo énfasis y concentración durante las siguientes cuatro inspiraciones y espiraciones.

7. Deje salir el aliento y continúe meditando, mientras visualiza los dos triángulos del interior del círculo que engloban el perímetro de su ser físico. Incorpore el bindu en el centro del círculo y los triángulos, pues éste es el punto que corresponde al pecho o a la región del corazón. Visualice ese punto en un color amarillo o naranja brillante y expansivo, como el sol. Permanezca sentado durante varios minutos, visualizando la energía del sol en la región del corazón y el bindu en el centro del círculo, el punto de equilibrio perfecto entre los dos triángulos que forman el yantra.

8. Cuando se sienta preparado, libere la visualización y apoye la base de las palmas en los ojos. Ejerciendo una presión muy ligera, relaje su rostro y centre su percepción en él, prestando atención a todos los colores y formas que pueda haber en su visión interior, detrás de los párpados.

9. Mantenga la presión durante unos momentos, para observar y disfrutar del juego de colores y formas de su visión interior, libremente y sin esfuerzo.

10. A continuación, baje los brazos para relajarlos y abra los ojos.

Los ejercicios simples que usan tanto el sonido como la meditación ofrecen una mayor profundidad creativa a las prácticas que se describen en este libro. Siéntase libre de jugar con ellos, sin considerarlos una imposición o una necesidad, pues la verdadera magia del yoga está en disfrutar de su práctica y de los muchos beneficios que comporta.

Meditación de la observación de la respiración

Posiblemente, la práctica más desafiante y gratificante que podamos incorporar a nuestra sesión de yoga matinal sea la meditación de la observación de la respiración. Para practicarla, sólo tiene que sentarse en silencio en una postura que le resulte cómoda (con las piernas cruzadas, arrodillado sobre una manta, un bloque o un cojín, o incluso en una silla si debe permanecer inmóvil durante cierto tiempo). En cuanto esté sentado o arrodillado, enderece la espalda, apoye las manos en el regazo ahuecando las palmas, levante la mirada, relaje el rostro y utilice cualquiera de los métodos de respiración que se han descrito en este libro. Sentado con los ojos cerrados o mirando suavemente hacia delante, dirija su percepción hacia aquellas áreas del cuerpo que estén tensas y permita que se relajen a través del simple reconocimiento. A continuación, dirija sus pensamientos hacia el flujo natural de la respiración, centrándose en cada espiración e inspiración a medida que se sucedan. Continúe así durante unos minutos, siendo consciente de la tendencia que tiene la mente a escapar en varias direcciones con los pensamientos que se mueven en la consciencia. Después, vuelva a centrar la atención en la respiración. Las primeras veces, realice este ejercicio durante aproximadamente un minuto. Con la práctica descubrirá que permanece sentado más tiempo y que cada vez disfruta más de estos momentos. Practicar este tipo de meditación puede ayudarle a relajarse y a energizar por completo su estado de ánimo mediante una conexión abierta con la simplicidad del momento presente.

Unir todos los aspectos

Las meditaciones de la observación de la respiración, el sonido y la visión aportan una gratificante capa de significado y profundidad espiritual a nuestras sesiones matinales de yoga. El hecho de usar el sonido y la visión para evocar los matices de la mente y, además, ser consciente de la respiración y del cuerpo, puede ayudarnos a cultivar una apacible sensación de fortalecimiento que nos permitirá desarrollar compasión por nosotros mismos y los demás. Mediante la práctica regular del yoga aprenderemos a ser conscientes de que la salud de nuestro cuerpo se integra en la naturaleza de nuestros pensamientos y en nuestra capacidad de respirar suavemente durante los muchos desafíos que nos presenta la vida. Comenzar la jornada con la meditación activa del cuerpo, la respiración, la mente y el espíritu transformará de forma positiva nuestras vidas y beneficiará a las personas que nos rodean de una forma preciosa e imprevista.

Índice de asanas

Asanas sentadas

Asanas erguidas

Asanas en decúbito prono

Asanas en decúbito supino

Asanas que utilizan los brazos

Asanas arrodilladas

Asanas invertidas

Índice analítico

Sobre el autor

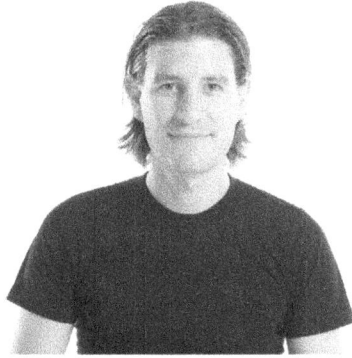

Zack Kurland es terapeuta yóguico y vive en Nueva York con su esposa y su hijo. Es miembro del personal docente del centro de yoga OM, donde enseña terapia de yoga a los profesores. Está titulado por la Heart of Yoga Association y es miembro de la Yoga Alliance y de la International Association of Yoga Therapists. Además, Kurland sigue formándose en terapia del yoga y ayurveda en Estados Unidos y la India. Ha escrito para las revistas *Fit Yoga* y *Yoga Journal*, que también han publicado artículos sobre él.

Para tener más información sobre la terapia del yoga de Zark Kurkand, sus próximas publicaciones y sus cursos de terapia, visite la página www.zackkurland. com.

www.ingramcontent.com/pod-product-compliance
Lightning Source LLC
Chambersburg PA
CBHW080644270326
41928CB00017B/3188